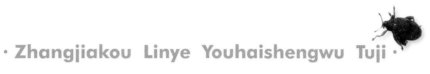

· Zhangjiakou Linye Youhaishengwu Tuji ·

张家口林业有害生物图集

姚圣忠　翟金玲　徐志华　主编

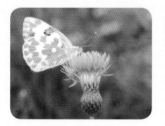
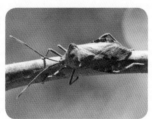
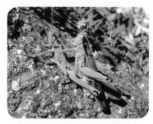
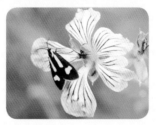
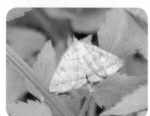
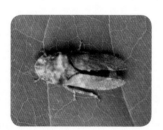

中国林业出版社

图书在版编目（CIP）数据

张家口林业有害生物图集 / 姚圣忠，翟金玲，徐志华主编 . -- 北京：中国林业出版社，2018.12

ISBN 978-7-5038-9833-4

Ⅰ．①张… Ⅱ．①姚…②翟…③徐… Ⅲ．①林业-有害动物-张家口-图集 Ⅳ．① R184.3-64

中国版本图书馆 CIP 数据核字（2018）第 255020 号

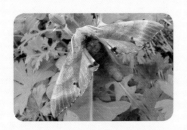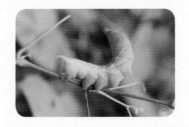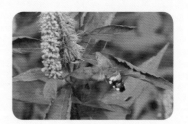

策划编辑	徐小英	
责任编辑	徐小英　张　璠	
美术编辑	张　璠	

出　　版	中国林业出版社（100009 北京西城区刘海胡同 7 号）	
	http://lycb.forestry.gov.cn	
	E-mail:forestbook@163.com　电话：(010)83143515	
发　　行	中国林业出版社	
制　　版	北京捷艺轩彩印制版技术有限公司	
印　　刷	北京中科印刷有限公司	
版　　次	2018 年 12 月第 1 版	
印　　次	2018 年 12 月第 1 次	
开　　本	215mm×280mm	
字　　数	835 千字　图片约 2230 幅	
印　　张	18.5	
定　　价	280.00 元	

《张家口林业有害生物图集》
编写领导小组

主　　任：白凤鸣　　王海东
副主任：康成富　　高　斌　　徐海占　　喻　鹏　　张俊峰　　姚圣忠
委　　员：刘晓卫　　王迎春　　程文秀　　武云峰　　韩春明　　翟金玲　　倪海河
　　　　　石艳琴　　张建国　　李泽军　　徐志华

《张家口林业有害生物图集》
编写组

主　　编：姚圣忠　　翟金玲　　徐志华
编　　著：姚圣忠　　翟金玲　　徐志华　　赵高鑫　　宋熙龙　　尚国亮　　郭素莲
　　　　　李　硕　　张　鹏　　高泽敏　　谢　升　　刘　臣　　岳燕杰　　刘　恋
　　　　　宋淑霞　　凌　佳　　李　洁　　乔建军　　顾忠贵　　牛玉柱　　崔　文
　　　　　何建斌　　刘利峰　　魏　薇　　刘丽华　　马建雄　　刘合智　　闫　东
　　　　　李文启　　赵志刚　　崔建军　　韩献华　　李红霞　　王　爱　　赵　兵
　　　　　范秀琴　　郑玉峰　　史献明　　崔辉仁　　周　松
摄　　影：徐志华　　姚圣忠　　翟金玲　　崔　文　　何建斌　　赵志刚　　崔建军
校　　审：徐志华

前　言

　　摸清林业有害生物的底码，是有效开展其监测、检疫、防控工作的基础和前提，是制订有害生物防控策略、措施的科学依据。该书主编长期在张家口地区从事、主管森防工作，他们及其编著者对该区域林业有害生物的种类、分布及为害进行了认真的调查和研究，积累了大量的第一手资料，结合张家口市 2014 ～ 2016 年全国林业有害生物的普查成果，编写了这本《张家口林业有害生物图集》，以期为维护森林的健康，保护生态安全，实行大地园林化，建设金山银山和今后的林业有害生物防控工作提供参考。

　　张家口市位于河北省西北部，东经 113° 50′ ～ 116° 30′，北纬 39° 30′ ～ 42° 10′，南北长 289.2km，东西宽 216.2km。东临北京、河北承德，西连山西，北靠内蒙古，南与河北保定接壤，为内蒙古高原向华北平原的过渡地带。阴山余脉大马群山横贯东西，把整个区域分为坝上、坝下两种截然不同的地貌景观。坝上地区海拔 1300 ～ 1600m，南高北低，丘陵、湖淖相间分布，呈波状高原景观。坝下地区海拔 1000 ～ 2800m，太行山、燕山、恒山交汇，山峦起伏，沟谷纵横，为亚高山中低山盆地丘陵地貌。张家口河流水系属海河流域，分属永定河、潮白河、大清河、滦河和内陆河水系。其中永定河水系干流有洋河、桑干河，主要支流有东洋河、西洋河、南洋河、清水河、洪塘河、壶流河等；潮白河水系主要河流有白河、黑河；大清河、滦河水系分别位于东南和东北，沽源县内的闪电河为滦河的发源地；内陆河水系在坝上地区，基本上为季节性河流和淖泊湿地，主要有安固里淖、大青沟淖及察汗淖、囫囵淖等。土壤类型，坝上地区主要为栗钙土和部分草甸土，土层较薄；坝下地区的丘陵山区多为褐土，土层瘠薄，保水保土保肥性差，河川地带多为潮土，较肥沃。张家口市气候属温带大陆性季风气候，四季分明，雨热同季，昼夜温差大。年均温 6℃左右，年均降水 330mm，属半干旱地区。

　　张家口市行政区划总面积 3.68 万 km²，人口 460 万，辖 10 县（张北、尚义、康保、沽源、蔚县、阳原、怀安、怀来、涿鹿、赤城）、6 个市辖区（桥西、桥东、下花园、宣化、万全、崇礼）。境内有 2 个管理区，1 个经济开发区；国家自然保护区 2 个、省级自然保护区 1 个；国家级森林公园 3 个、省级森林公园 18 个；国家级湿地公园（含试点）8 个、省级湿地公园 8 个。全市林业用地面积为 2816.1 万亩，占国土面积的 51.33%。截至 2017 年底，全市森林面积达到 2378 万亩，林木绿化率 43%，森林蓄积量 2490 万立方米，林业总产值 140 亿元。

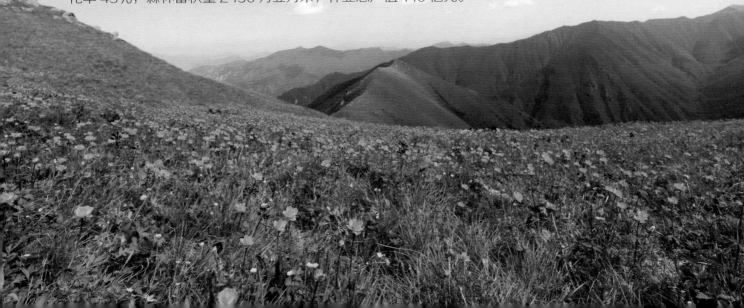

张家口市的动物地理区划属于古北界东北亚界华北区，与中亚细亚亚界接壤，是东北区与华中区的过渡地带，动物分布类型较为复杂。该区林业有害生物虽然种类较多，但对林果造成危害（指危害程度在 ++ 以上）的种类相对较少，尤其是危险性的有害生物传入较慢，目前河北省发生较普遍的美国白蛾，张家口尚未发现。本书共收录了 1237 种林业有害生物（泛指以林木果树花卉药用植物为寄主的生物）。基本上涵盖了张家口市范围内林果花药主要发生的有害生物种类。

　　书中篇的设置，"第一篇""第二篇""第三篇"为传统意义上的病虫害的绝大部分，第一篇为病害，第二篇为虫害，第三篇为其他生物灾害，而将缺乏营养元素等非生物灾害及其所附图片，并入第四篇生态防控中阐述。

　　书中有害生物的名称（中文名、拉丁名），病害部分的图片对应的是这种菌物在寄主上的表现症状，寄主受害后的状况，而非菌物的显微形态；虫害部分的图片，则对应的是真实形态，个别为被害状。个别有害生物图片缺失，待修订时再补上。

　　书中有害生物分布，"坝上"指张北、尚义、康保、沽源四县；"坝下"指其余的县、区；"市区"特指桥东区、桥西区。

　　编著本书得到张家口市林业局、有关专家同行徐梅卿、葛清晨、关慧元等的支持和帮助，参阅有关文献资料，尤其是中国林业出版社徐小英编审提出了很多宝贵意见，谨向他们和文献作者表示诚挚的谢意。书中缺憾、失误处欢迎提出批评指正。

主编

2018 年 11 月

于塞外山城张家口

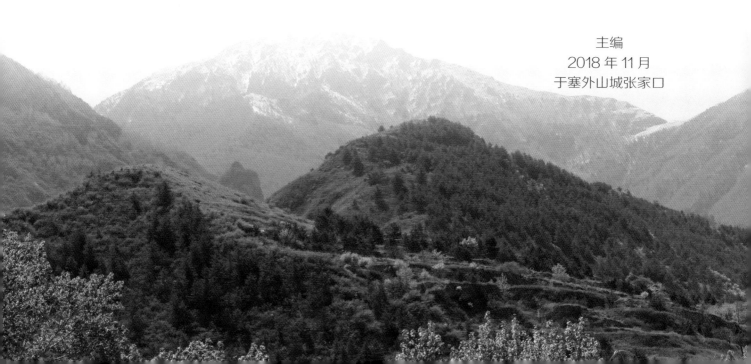

目 录

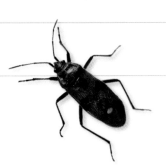

第一篇　有害生物：病害　/1

第一章　管毛生物　/2
1.1 腐霉多种　/2
1.2 白锈菌一种　/2
1.3 旋花白锈菌　/2
1.4 寄生疫霉　/2
1.5 疫霉一种　/3
1.6 蔷薇霜霉菌　/3
1.7 恶疫霉　/3
1.8 葡萄生单轴霉　/3

第二章　真菌　/4
第一节　子囊菌　/4
2.1 败育假密环菌　/4
2.2 小密环菌　/4
2.3 多孢穆氏多节壳菌　/4
2.4 禾布氏白粉菌　/4
2.5 茶藨子葡萄座腔菌　/4
2.6 落叶松葡萄座腔菌　/5
2.7 座腔菌一种　/5
2.8 葡萄座腔菌　/5
2.9 葡萄座腔菌一种　/5
2.10 葡萄座腔菌一种　/6
2.11 杨薄盘菌　/6
2.12 蓼白粉菌　/6
2.13 叉丝壳菌一种　/6
2.14 子囊菌一种　/6
2.15 子囊菌一种　/6
2.16 苍耳单丝壳　/7
2.17 白粉菌一种　/7
2.18 白叉丝单囊壳菌　/7
2.19 绣线菊叉丝单囊壳　/7
2.20 叉丝单囊壳菌一种　/7
2.21 叉丝单囊壳菌一种　/8
2.22 柿白粉菌　/8
2.23 白粉菌一种　/8
2.24 钩状钩丝壳菌　/8
2.25 桤叉丝壳　/8
2.26 榛叉丝壳　/9
2.27 山田叉丝壳菌　/9
2.28 核桃球针壳菌　/9

2.29 桦球壳菌　/9
2.30 核果黑腐皮壳　/9
2.31 孔策黑腐皮壳菌　/9
2.32 柳腐皮壳菌　/10
2.33 黑腐皮壳菌　/10
2.34 苹果黑腐皮壳菌　/10
2.35 梨黑腐皮壳菌　/11
2.36 核桃黑盘壳菌　/11
2.37 嗜果枝孢菌　/11
2.38 樱桃球腔菌　/11
2.39 果生链核盘菌　/11
2.40 松针散斑壳菌　/12
2.41 杏疔座菌　/12
2.42 槭斑痣盘菌　/12
2.43 斑痣盘菌一种　/12
2.44 链核盘菌　/12
2.45 核果褐腐菌　/12
2.46 果生链核盘菌　/13
2.47 柿叶球腔菌　/13
2.48 梨腔菌　/13
2.49 樱桃球腔菌　/13
2.50 日本落叶松球腔菌　/13
2.51 东北球腔菌　/13
2.52 梨腔菌　/14
2.53 红斑小丝壳菌　/14
2.54 竹赤霉菌　/14
2.55 围小从壳菌　/14
2.56 三指叉丝单囊壳菌　/14
2.57 桃单壳丝菌　/14
2.58 梨生囊孢壳　/15
2.59 梨黑星菌　/15
2.60 杨黑星菌　/15
2.61 李疔座霉菌　/15

第二节　担子菌　/16
2.62 毛木耳　/16
2.63 彩绒革盖菌　/16
2.64 黄檗鞘锈菌　/16
2.65 花椒锈菌　/16
2.66 木蹄层孔菌　/16
2.67 暗黄层孔菌　/16

2.68 截孢层孔菌　/16
2.69 柳生非褶菌　/17
2.70 栓菌一种　/17
2.71 孢孔菌一种　/17
2.72 东方胶锈菌　/17
2.73 落叶松杨栅锈菌　/18
2.74 马格栅锈菌　/18
2.75 栅锈菌多种　/18
2.76 向日葵锈菌　/18
2.77 美味侧耳　/18
2.78 卧孔菌一种　/18
2.79 隔担子菌多种　/18
2.80 隔担子菌一种　/19
2.81 裂褶菌　/19
2.82 香栓菌一种　/19
2.83 口蘑一种　/19

第三节　接合菌　/20
2.84 黑根霉　/20
2.85 根霉一种　/20

第四节　有丝分裂孢子真菌　/20
2.86 粗链格孢　/20
2.87 链格孢霉　/20
2.88 粉红单端孢霉　/20
2.89 串球链格孢霉　/21
2.90 青霉菌多种　/21
2.91 拟青霉　/21
2.92 头孢霉　/21
2.93 细链格孢　/21
2.94 苹果丝孢菌强毒株系　/21
2.95 苹果链格孢霉　/22
2.96 链格孢霉一种　/22
2.97 链格孢霉一种　/22
2.98 链格孢霉一种　/22
2.99 小穴壳一种　/22

2.100 束梗孢一种 /22
2.101 菊花壳二孢 /23
2.102 芦荟壳二孢霉 /23
2.103 胶孢炭疽菌 /23
2.104 有丝分裂真菌 /23
2.105 灰葡萄孢霉 /24
2.106 刺盘孢菌一种 /25
2.107 杨尾孢霉 /26
2.108 枣叶橄榄色盾壳霉 /26
2.109 枣叶盾壳霉 /26
2.110 枸杞尾孢霉 /26
2.111 花椒尾孢霉 /26
2.112 束梗尾孢 /26
2.113 大斑尾孢菌 /26
2.114 核果尾孢霉 /26
2.115 金黄壳菌 /27
2.116 木樨生尾孢菌 /27
2.117 朝鲜槐尾孢霉 /27
2.118 尾孢霉一种 /27
2.119 尾孢霉一种 /27
2.120 白腐壳霉 /27
2.121 嗜果刀孢霉 /28
2.122 核果尾孢霉 /28
2.123 多枝孢霉 /28
2.124 链格孢霉 /28
2.125 出芽短梗霉 /28
2.126 炙壳小圆孢 /28
2.127 大枝孢 /28
2.128 仙人掌炭疽菌 /28
2.129 蔷薇生尾孢霉 /29
2.130 蔷薇生尾孢霉 /29
2.131 千屈菜尾孢霉 /29
2.132 柿尾孢菌 /29
2.133 煤炱菌 /29
2.134 蔷薇小壳霉 /29
2.135 盾壳霉 /29
2.136 叶橄榄色盾壳霉 /30
2.137 枣叶盾壳霉 /30
2.138 嗜果刀孢霉 /30
2.139 胡桃壳囊孢菌 /30
2.140 聚生小穴壳菌 /30
2.141 聚生小穴壳菌 /30
2.142 表丝联球霉 /31
2.143 黄色镰刀菌 /31
2.144 禾谷镰刀菌 /31
2.145 燕麦镰刀菌 /31
2.146 木贼镰刀菌 /31
2.147 异孢镰刀菌 /31
2.148 梨孢镰刀菌 /31
2.149 尖孢镰刀菌 /32
2.150 镰刀菌一种 /32
2.151 镰刀菌一种 /32
2.153 有丝分裂真菌一种 /32
2.154 仁果煤污菌 /33
2.155 灰丛梗孢霉 /33
2.156 茎点菌一种 /33
2.157 链格孢霉一种 /33
2.158 大丽花叶点霉 /33

2.159 蜀葵褐斑叶点霉 /34
2.160 蜀葵褐斑叶点霉 /34
2.161 叶点霉一种 /34
2.162 尾孢霉一种 /34
2.163 圆长孢霉一种 /34
2.164 蔷薇叶点霉 /34
2.165 叶点霉一种 /34
2.166 柿黑星孢 /35
2.167 细盾壳霉 /35
2.169 轮纹大茎点霉 /35
2.170 矩圆黑盘孢 /35
2.171 胡桃黑盘孢 /35
2.172 苹果盘二孢菌 /36
2.173 杨盘二孢菌 /36
2.174 假尾孢霉一种 /36
2.175 坏死假尾孢 /36
2.176 葡萄假尾孢霉 /36
2.177 扩展青霉菌 /37
2.178 意大利常现青霉菌 /37
2.179 常现青霉菌 /37
2.180 冰岛青霉菌 /37
2.181 圆弧青霉菌 /37
2.182 壳青霉菌 /37
2.183 青霉菌 /37
2.184 叶点霉一种 /37
2.185 叶点霉 /38
2.186 拟茎点菌 /38
2.187 拟盘多毛孢 /38
2.188 茄丝核菌 /38
2.189 稻枯斑丝核菌 /38
2.190 玉米丝核菌 /38
2.191 葡萄痂圆孢 /40
2.192 杨壳多隔孢 /40
2.193 杨生壳针孢 /40
2.194 杨壳针孢 /40
2.195 金银木壳针孢 /40
2.196 沙枣壳针孢 /40
2.197 壳针孢 /41
2.198 拟黑根霉一种 /41
2.199 花枯锁霉 /41

第三章 原核生物 /42
第一节 细菌 /42
3.1 野杆菌 /42
3.2 毛根野杆菌 /42
3.3 野油菜黄单胞菌秋海棠致病型 /42
3.4 黄单胞杆菌一种 /42
3.5 软腐欧文氏柯罗杆菌 /42
3.7 噬枣欧文氏杆菌 /42
3.8 木麻黄青枯菌 /43
3.9 癌肿野杆菌 /43
3.10 甘蓝黑腐黄单胞杆菌桃穿孔致病型 /45
3.11 甘蓝黑腐单胞杆菌核桃黑斑致病型 /45
3.12 单胞杆菌一种 /45
3.13 胡萝卜软腐欧文氏杆菌胡萝卜软腐致病型 /45
3.14 菊苣假单胞菌 /46

3.15 假单胞菌一种 /46
3.16 桑假单胞杆菌 /46
3.17 欧氏杆菌一种 /46

第二节 病毒 /47
3.18 苹果花叶病毒 AMV /47
3.19 黄瓜花叶病毒 CMV /47
3.20 番茄斑萎病毒 /47
3.21 病毒一种 (1) /47
3.22 病毒一种 (2) /47
3.23 病毒一种 (3) /48
3.24 病毒一种 (4) /48
3.25 病毒一种 (5) /48
3.26 病毒一种 (6) /48
3.27 病毒一种 (7) /48
3.28 病毒一种 (8) /48
3.29 病毒一种 (9) /49
3.30 病毒一种 (10) /49
3.31 病毒一种 (11) /49
3.32 病毒一种 (12) /49
3.33 病毒一种 (13) /49
3.34 病毒 DMV /49
3.35 病毒 TSV /49
3.36 病毒 TSWV /49
3.37 马铃薯 X 病毒组水仙花叶病毒 /50
3.38 马铃薯 Y 病毒组水仙黄条病毒 /50
3.39 水仙潜隐病毒 /50
3.40 黄瓜花叶病毒 /50
3.41 烟草花叶病毒 /50
3.42 烟草脆裂病毒 /50
3.43 马铃薯 Y 病毒 /50
3.44 鸢尾微斑花叶病毒 IMMV /51
3.45 芜菁花叶病毒 TuMV /51
3.46 菜豆黄斑花叶病毒 BYMV /51
3.47 月季花叶病毒 RMV /51
3.48 苹果花叶病毒 AMV /51
3.49 南芥菜花叶病毒 ArMV /51
3.50 枣树花叶病毒 /52
3.51 苹果锈果类病毒 /52
3.52 番茄斑萎病毒 TSWV /52
3.53 葡萄卷叶相关黄化病毒 GLRaV I-V 型 /53
3.54 葡萄扇叶病毒 GFV /53

第三节 植原体 /54
3.55 落叶松丛枝病 /54
3.56 枣疯病病原植原体 /54
3.57 紫穗槐带化植原体 /54
3.58 槐树带化植原体 /54
3.59 植原体一种 (1) /54
3.60 植原体一种 (2) /54
3.61 植原体一种 (3) /54
3.62 植原体一种 (4) /54
3.63 植原体一种 (5) /55
3.64 植原体一种 (6) /55

第二篇　有害生物：虫害　/56

第四章　昆虫　/58
　第一节　直翅目　/58
　　4.1 短额负蝗　/58
　　4.2 山稻蝗　/58
　　4.3 棉蝗　/58
　　4.4 鼓翅皱膝蝗　/58
　　4.5 红翅皱膝蝗　/59
　　4.6 东亚飞蝗　/59
　　4.7 黄胫小车蝗　/59
　　4.8 亚洲小车蝗　/60
　　4.9 云斑车蝗　/60
　　4.10 隆额网翅蝗　/60
　　4.11 黑翅雏蝗　/60
　　4.12 宽翅曲背蝗　/60
　　4.13 条纹鸣蝗　/60
　　4.14 中华剑角蝗　/61
　　4.15 大垫尖翅蝗　/61
　　4.16 华北蝼蛄　/61
　　4.17 非洲蝼蛄　/61
　　4.18 北京油葫芦　/61
　　4.19 油葫芦　/61
　　4.20 棺头蟋蟀　/62

　第二节　半翅目　/62
　　4.21 斑头蝉　/62
　　4.22 斗蟋蟀　/62
　　4.23 乌苏里国螽　/62
　　4.24 蚱蝉　/63
　　4.25 螗蛄　/63
　　4.26 梨蝉　/63
　　4.27 延安红脊角蝉　/63
　　4.28 黑圆角蝉　/64
　　4.29 白带尖胸沫蝉　/64
　　4.30 女贞沫蝉　/64
　　4.31 柳肋尖胸沫蝉　/64
　　4.32 松尖胸沫蝉　/64
　　4.33 大青叶蝉　/65
　　4.34 小青叶蝉　/65
　　4.35 八字纹肖顶带叶蝉　/65
　　4.36 葡萄斑叶蝉　/65
　　4.37 桑斑叶蝉　/65
　　4.38 中华拟菱纹叶蝉　/65
　　4.39 凹缘菱纹叶蝉　/65
　　4.40 窗耳叶蝉　/66
　　4.41 斑衣蜡蝉　/66
　　4.42 透翅疏广蜡蝉　/66
　　4.43 白背飞虱　/67
　　4.44 稗白背飞虱　/67
　　4.45 白脊飞虱　/67
　　4.46 褐飞虱　/67
　　4.47 中国梨木虱　/67
　　4.48 槐木虱　/67

　　4.49 文冠果隆脉木虱　/67
　　4.50 炯粉虱　/67
　　4.51 白粉虱　/68
　　4.52 落叶松球蚜　/68
　　4.53 松球蚜　/69
　　4.54 苹果绵蚜　/69
　　4.55 杨枝瘿绵蚜　/69
　　4.56 杨柄叶瘿绵蚜　/69
　　4.57 纳瘿绵蚜　/70
　　4.58 秋四脉绵蚜　/70
　　4.59 三堡瘿绵蚜　/70
　　4.60 榆绵蚜　/71
　　4.61 榆四脉绵蚜　/71
　　4.62 杨平翅绵蚜　/71
　　4.63 麻栎刻蚜　/71
　　4.64 柏长足大蚜　/72
　　4.65 居松长足大蚜　/72
　　4.66 松长足大蚜　/72
　　4.67 油杉长足大蚜　/72
　　4.68 长足大蚜一种　/72
　　4.69 柳瘤大蚜　/72
　　4.70 白皮松长足大蚜　/73
　　4.71 白毛蚜　/73
　　4.72 白杨毛蚜　/73
　　4.73 柳黑毛蚜　/74
　　4.74 柳粉毛蚜　/74
　　4.75 杠柳蚜　/74
　　4.76 棉蚜　/74
　　4.77 松大蚜　/75
　　4.78 绣线菊蚜　/75
　　4.79 刺槐蚜　/75
　　4.80 柳蚜　/75
　　4.81 中国槐蚜　/75
　　4.82 艾蚜　/75
　　4.83 酸模蚜　/75
　　4.84 萝藦蚜　/75
　　4.85 高粱蚜　/75
　　4.86 桃粉大尾蚜　/76
　　4.87 禾谷缢管蚜　/76
　　4.88 柳二尾蚜　/76
　　4.89 梨黄粉蚜　/76
　　4.90 梨二叉蚜　/76
　　4.91 橘二叉蚜　/76
　　4.92 萝卜蚜　/77
　　4.93 桃瘤头蚜　/77
　　4.94 苹果瘤蚜　/77
　　4.95 梅瘤蚜　/77
　　4.96 樱桃卷叶蚜　/78
　　4.97 桃蚜　/78
　　4.98 豌豆蚜　/78
　　4.99 月季长管蚜　/78
　　4.100 紫薇长斑蚜　/79
　　4.101 牛蒡指管蚜　/79

　　4.102 康氏粉蚧　/79
　　4.103 柿绵粉蚧　/79
　　4.104 白蜡绵粉蚧　/79
　　4.105 柿绒蚧　/80
　　4.106 明旌蚧　/80
　　4.107 褐软蚧　/80
　　4.108 草履蚧　/80
　　4.109 绵蚧一种　/80
　　4.110 杨绵蚧　/81
　　4.111 榆蛎盾蚧　/81
　　4.112 月季白轮盾蚧　/81
　　4.113 槐蛎盾蚧　/81
　　4.114 橙褐圆盾蚧　/81
　　4.115 柳蛎盾蚧　/81
　　4.116 日本长白盾蚧　/81
　　4.117 杨盾蚧　/82
　　4.118 考氏白盾蚧　/82
　　4.119 糠片盾蚧　/82
　　4.120 刺槐黑盔蚧　/82
　　4.121 桑盾蚧　/83
　　4.122 圆盾蚧　/83
　　4.123 皱大球蚧　/83
　　4.124 瘤坚大球蚧　/83
　　4.125 日本龟蜡蚧　/84
　　4.126 杏球坚蚧　/84
　　4.127 桃木坚蚧　/84
　　4.128 水木坚蚧　/85
　　4.129 石榴绒蚧　/85
　　4.130 三点盲蝽　/85
　　4.131 绿盲蝽　/85
　　4.132 赤须盲蝽　/85
　　4.133 细足赭缘蝽　/85
　　4.134 梨冠网蝽　/86
　　4.135 中国螳瘤蝽　/86
　　4.136 波赭缘蝽　/86
　　4.137 斑背安缘蝽　/87
　　4.138 红背安缘蝽　/87
　　4.139 点蜂缘蝽　/87
　　4.140 广腹同缘蝽　/88
　　4.141 双痣圆龟蝽　/88
　　4.142 长点边土蝽　/88
　　4.143 金绿宽盾蝽　/88
　　4.144 驼蝽　/89
　　4.145 扁盾蝽　/89
　　4.146 斑须蝽　/89
　　4.147 褐片蝽　/89
　　4.148 弯角蝽　/89
　　4.149 珀蝽　/90
　　4.150 紫蓝曼蝽　/90
　　4.151 褐真蝽　/90
　　4.152 金绿真蝽　/90
　　4.153 红足真蝽　/90
　　4.154 耳蝽　/90

4.155 赤条蝽 /91
4.156 全蝽 /91
4.157 麻皮蝽 /91
4.158 菜蝽 /91
4.159 横纹菜蝽 /92
4.160 华麦蝽 /92
4.161 珠蝽 /92
4.162 异色蝽 /92
4.163 紫翅果蝽 /92
4.164 稻绿蝽 /92
4.165 茶翅蝽 /93
4.166 宽肩直同蝽 /93
4.167 直同蝽 /93
4.168 宽铗同蝽 /93
4.169 短壮异蝽 /93

第三节 鞘翅目 /94
4.170 皱纹琵琶甲 /94
4.171 网目沙潜 /94
4.172 沙潜 /94
4.173 绿边芫菁 /94
4.174 绿芫菁 /95
4.175 暗头豆芫菁 /95
4.176 小黑芫菁 /95
4.177 中国黑芫菁 /96
4.178 红头黑芫菁 /96
4.179 眼斑芫菁 /97
4.180 腋斑芫菁 /97
4.181 苹斑芫菁 /97
4.182 小斑芫菁 /98
4.183 阔胸犀金龟 /98
4.184 华北大黑鳃金龟 /98
4.185 暗黑鳃金龟 /98
4.186 东北大黑鳃金龟 /98
4.187 毛黄鳃金龟 /99
4.188 小黄鳃金龟 /99
4.189 大云斑鳃金龟 /99
4.190 小云斑鳃金龟 /99
4.191 灰粉鳃金龟 /100
4.192 小灰粉鳃金龟 /100
4.193 黑绒鳃金龟 /100
4.194 阔胫鳃金龟 /101
4.195 小阔胫鳃金龟 /101
4.196 黑星长脚鳃金龟 /101
4.197 戴单爪鳃金龟 /101
4.198 黄绿单爪鳃金龟 /101
4.199 黑皱鳃金龟 /101
4.200 斑单爪鳃金龟 /101
4.201 粗绿丽金龟 /102
4.202 琉璃弧丽金龟 /102
4.203 中华弧丽金龟 /102
4.204 豆蓝弧丽金龟 /102
4.205 无斑弧丽金龟 /102
4.206 黄褐异丽金龟 /103
4.207 铜绿丽金龟 /103
4.208 蒙古丽金龟 /103
4.209 斑喙丽金龟 /103

4.210 普发丽金龟 /103
4.211 苹毛丽金龟 /103
4.212 弓斑丽金龟 /104
4.213 虎皮斑金龟 /104
4.214 白星花金龟 /104
4.215 小青花金龟 /104
4.216 褐锈花金龟 /104
4.217 黄斑短突花金龟 /105
4.218 细胸叩甲 /105
4.219 沟叩甲 /105
4.220 杨锦纹截尾吉丁虫 /105
4.221 山杨截尾吉丁虫 /105
4.222 翡翠吉丁虫 /105
4.223 六星吉丁虫 /105
4.224 桦双尾吉丁虫 /106
4.225 蓝负泥虫 /106
4.226 枸杞负泥虫 /106
4.227 蓝翅距甲 /106
4.228 豆蓝叶甲 /106
4.229 麦颈叶甲 /106
4.230 皱背叶甲 /107
4.231 杨梢叶甲 /107
4.232 东北杨梢叶甲 /107
4.233 中华萝藦叶甲 /107
4.234 中华钳叶甲 /108
4.235 二点钳叶甲 /108
4.236 光背锯角叶甲 /108
4.237 梨光叶甲 /108
4.238 黑额光叶甲 /108
4.239 褐足角胸叶甲 /108
4.240 榆隐头叶甲 /109
4.241 酸枣隐头叶甲 /109
4.242 槭隐头叶甲 /109
4.243 柳隐头叶甲 /109
4.244 斑腿隐头叶甲 /109
4.245 胡枝子隐头叶甲 /109
4.246 齿腹隐头叶甲 /110
4.247 斑额隐头叶甲 /110
4.248 艾蒿隐头叶甲 /110
4.249 绿蓝隐头叶甲 /110
4.250 杨叶甲 /110
4.251 白杨叶甲 /111
4.252 柳椭圆跳甲 /111
4.253 柳蓝叶甲 /111
4.254 薄翅萤叶甲 /111
4.255 柳萤叶甲 /111
4.256 二纹柱萤叶甲 /111
4.257 榆紫叶甲 /112
4.258 榆绿叶甲 /112
4.259 榆黄叶甲 /112
4.260 核桃扁叶甲 /112
4.261 弧斑叶甲 /113
4.262 柳二十斑叶甲 /113
4.263 柳十八斑叶甲 /113
4.264 薄荷金叶甲 /113
4.265 葡萄十星叶甲 /113
4.266 红翅伪叶甲 /114

4.267 波氏栉甲 /114
4.268 甜菜龟甲 /114
4.269 黄褐前凹锹甲 /114
4.270 马铃薯瓢虫 /114
4.271 茄二十八星瓢虫 /115
4.272 黑点粉天牛 /115
4.273 曲牙锯天牛 /115
4.274 锯天牛 /116
4.275 薄翅锯天牛 /116
4.276 中华锯花天牛 /116
4.277 芫天牛 /116
4.278 松幽天牛 /116
4.279 褐幽天牛 /117
4.280 黑缘花天牛 /117
4.281 黄胫宽花天牛 /117
4.282 曲纹花天牛 /117
4.283 十二斑花天牛 /117
4.284 云杉大墨天牛 /118
4.285 栗山天牛 /118
4.286 橡黑天牛 /118
4.287 血翅纵天牛 /118
4.288 赤杨褐天牛 /118
4.289 家茸天牛 /118
4.290 刺角天牛 /118
4.291 桃红颈天牛 /119
4.292 杨红颈天牛 /119
4.293 黄带蓝天牛 /119
4.294 红缘天牛 /119
4.295 帽斑天牛 /119
4.296 阿尔泰天牛 /120
4.297 冷杉虎天牛 /120
4.298 桑虎天牛 /120
4.299 槐绿虎天牛 /120
4.300 六斑绿虎天牛 /120
4.301 杨柳绿虎天牛 /120
4.302 双条杉天牛 /121
4.303 红肩丽虎天牛 /121
4.304 四星栗天牛 /121
4.305 栋蓝天牛 /121
4.306 密条草天牛 /121
4.307 光肩星天牛 /121
4.308 星天牛 /122
4.309 双带粒翅天牛 /122
4.310 苜蓿多节天牛 /122
4.311 麻天牛 /122
4.312 白带坡天牛 /122
4.313 青扬楔天牛 /122
4.314 双条楔天牛 /122
4.315 锈斑楔天牛 /123
4.316 金绿楔天牛 /123
4.317 培甘弱脊天牛 /123
4.318 菊小筒天牛 /123
4.319 黑角瘤筒天牛 /123
4.320 日本筒天牛 /124
4.321 双簇污天牛 /124
4.322 四点象天牛 /124
4.323 八星粉天牛 /124

4.324 双斑锦天牛 /124
4.325 金绿树叶象 /125
4.326 榛象 /125
4.327 柞栎象 /125
4.328 红背绿象 /125
4.329 金足绿象 /125
4.330 西伯利亚绿象 /125
4.331 圆锥绿象 /125
4.332 短带长毛象 /126
4.333 中华长毛象 /126
4.334 大灰象 /126
4.335 蒙古土象 /126
4.336 隆胸球胸象 /126
4.337 大球胸象 /126
4.338 中国方喙象 /126
4.339 波纹斜纹象 /127
4.340 雀斑筒喙象 /127
4.341 油菜筒喙象 /127
4.342 松树皮象 /127
4.343 豹纹盘斑象 /127
4.344 沟眶象 /127
4.345 臭椿沟眶象 /128
4.346 山杨绿卷象 /128
4.347 长臂卷象 /128
4.348 梨虎象 /129
4.349 杏虎象 /129
4.350 苹绿卷象 /129
4.351 桦绿卷象 /129
4.352 核桃锐卷象 /129
4.353 榆锐卷象 /129
4.354 杨潜叶跳象 /130
4.355 纵坑切梢小蠹 /130
4.356 横坑切梢小蠹 /130
4.357 脐腹小蠹 /130
4.358 柏肤小蠹 /131
4.359 红脂大小蠹 /131
4.360 多毛小蠹 /131
4.361 六齿小蠹 /132
4.362 角胸小蠹 /132
4.363 三刺小蠹 /132
4.364 小小蠹 /132
4.365 黄色梢小蠹 /132
4.366 建庄油松梢小蠹 /132
4.367 红皮臭梢小蠹 /133
4.368 梢小蠹 /133
4.369 双齿长蠹 /133
4.370 落叶松八齿小蠹 /133
4.371 四斑露尾甲 /133

第四节 鳞翅目 /134
4.372 蒙古木蠹蛾 /134
4.373 东方木蠹蛾 /134
4.374 沙棘木蠹蛾 /134
4.375 小褐木蠹蛾 /134
4.376 柳干木蠹蛾 /134
4.377 多斑豹蠹蛾 /135
4.378 梨豹蠹蛾 /135

4.379 枣豹蠹蛾 /135
4.380 菊潜叶蛾 /135
4.381 杨白纹潜蛾 /135
4.382 桃潜蛾 /136
4.383 杨银潜蛾 /136
4.384 金纹细蛾 /136
4.385 柳细蛾 /136
4.386 华北落叶松鞘蛾 /136
4.387 苹果雕蛾 /136
4.388 核桃举肢蛾 /137
4.389 柿举肢蛾 /137
4.390 菜蛾 /137
4.391 苹果巢蛾 /137
4.392 稠李巢蛾 /138
4.393 卫矛巢蛾 /138
4.394 禾尖蛾 /138
4.395 黑带麦蛾 /138
4.396 黑星麦蛾 /138
4.397 褐星麦蛾 /138
4.398 胡枝子麦蛾 /138
4.399 绣线菊麦蛾 /139
4.400 苹果卷叶木蛾 /139
4.401 黑足草蛾 /139
4.402 青海草蛾 /139
4.403 榆织蛾 /139
4.404 桃蛀果蛾 /139
4.405 沙果细卷蛾 /140
4.406 牛蒡细卷蛾 /140
4.407 河北褐纹细卷蛾 /140
4.408 黄斑长翅卷蛾 /140
4.409 榆白长翅卷蛾 /140
4.410 榆棕长翅卷蛾 /140
4.411 蚊子草长翅卷蛾 /140
4.412 柳凹长翅卷蛾 /140
4.413 棉褐带卷蛾 /141
4.414 梨黄卷蛾 /141
4.415 苹黄卷蛾 /141
4.416 桦黄卷蛾 /141
4.417 山楂黄卷蛾 /141
4.418 云杉黄卷蛾 /141
4.419 后黄卷蛾 /142
4.420 黄色卷蛾 /142
4.421 棉双斜卷蛾 /142
4.422 忍冬双斜卷蛾 /142
4.423 樱桃双斜卷蛾 /142
4.424 榛褐卷蛾 /142
4.425 桃褐卷蛾 /142
4.426 醋栗褐卷蛾 /142
4.427 暗褐卷蛾 /143
4.428 苹褐卷蛾 /143
4.429 松褐卷蛾 /143
4.430 南川卷蛾 /143
4.431 落叶松卷蛾 /143
4.432 鼠李镰翅小卷蛾 /143
4.433 杨柳小卷蛾 /143
4.434 松实小卷蛾 /144
4.435 荔枝异形小卷蛾 /144

4.436 国槐小卷蛾 /144
4.437 李小食心虫 /144
4.438 梨小食心虫 /144
4.439 苹小食心虫 /145
4.440 油松球果小卷蛾 /145
4.441 柞新小卷蛾 /145
4.442 栎新小卷蛾 /145
4.443 银实小卷蛾 /145
4.444 弯月小卷蛾 /145
4.445 桃白小卷蛾 /145
4.446 芽白小卷蛾 /145
4.447 苹白小卷蛾 /146
4.448 草小卷蛾 /146
4.449 冷杉芽小卷蛾 /146
4.450 菜花小卷蛾 /146
4.451 蓟花小卷蛾 /146
4.452 云杉毯小卷蛾 /146
4.453 黑翅小卷蛾 /146
4.454 桦叶小卷蛾 /146
4.455 杨叶小卷蛾 /147
4.456 松针小卷蛾 /147
4.457 褐叶小卷蛾 /147
4.458 松皮小卷蛾 /147
4.459 松瘿小卷蛾 /147
4.460 大豆食心虫 /147
4.461 夏梢小卷蛾 /147
4.462 松梢小卷蛾 /148
4.463 直带小卷蛾 /148
4.464 葡萄羽蛾 /148
4.465 甘薯羽蛾 /148
4.466 条螟 /148
4.467 四斑绢野螟 /148
4.468 大禾螟 /149
4.469 菊髓斑螟 /149
4.470 豆荚斑螟 /149
4.471 松果梢斑螟 /149
4.472 松梢斑螟 /149
4.473 松球果螟 /149
4.474 云杉梢斑螟 /150
4.475 红云杉斑螟 /150
4.476 梨云翅斑螟 /150
4.477 缀叶丛螟 /150
4.478 伊锥歧角螟 /150
4.479 蜂巢螟 /150
4.480 紫斑谷螟 /150
4.481 棉水螟 /151
4.482 紫苏野螟 /151
4.483 甜菜白带野螟 /151
4.484 夏枯草展须野螟 /151
4.485 扶桑四点野螟 /151
4.486 枇杷卷叶野螟 /151
4.487 棉卷叶野螟 /152
4.488 葡萄卷叶野螟 /152
4.489 黄翅缀叶野螟 /152
4.490 桃蛀螟 /152
4.491 豆蚀叶野螟 /153
4.492 瓜绢野螟 /153

4.493 桑绢野螟 /153
4.494 黄杨绢野螟 /153
4.495 尖锥额野螟 /153
4.496 旱柳原野螟 /153
4.497 贯众伸喙野螟 /154
4.498 黄伸喙野螟 /154
4.499 元参棘趾野螟 /154
4.500 菜野螟 /154
4.501 麦牧野螟 /154
4.502 伞锥额野螟 /154
4.503 网锥额野螟 /155
4.504 艾锥额野螟 /155
4.505 楸蠹野螟 /155
4.506 茴香薄翅野螟 /155
4.507 大丽花螟蛾 /155
4.508 金黄镰翅野螟 /155
4.509 亚洲玉米螟 /156
4.510 二化螟 /156
4.511 菜心野螟 /156
4.512 塘水螟 /156
4.513 褐萍水螟 /156
4.514 朴叶小斑螟 /156
4.515 杨黄卷叶螟 /157
4.516 桃白条紫斑螟 /157
4.517 皮暗斑螟 /157
4.518 白杨透翅蛾 /157
4.519 杨大透翅蛾 /157
4.520 小蓑蛾 /158
4.521 碧皑蓑蛾 /158
4.522 杏叶斑蛾 /158
4.523 梨叶斑蛾 /158
4.524 榆叶斑蛾 /158
4.525 依叶斑蛾 /158
4.526 柞树叶斑蛾 /159
4.527 葡萄叶斑蛾 /159
4.528 大叶黄杨长毛斑蛾 /159
4.529 褐边绿刺蛾 /159
4.530 中国绿刺蛾 /159
4.531 双齿绿刺蛾 /159
4.532 桑褐刺蛾 /160
4.533 黄刺蛾 /160
4.534 枣奕刺蛾 /160
4.535 梨娜刺蛾 /160
4.536 荚蒾钩蛾 /160
4.537 古钩蛾 /160
4.538 三线钩蛾 /160
4.539 迹银纹刺蛾 /161
4.540 扁刺蛾 /161
4.541 榆凤蛾 /161
4.542 青冈树钩蛾 /161
4.543 锚尺蛾 /161
4.544 女贞尺蛾 /161
4.545 青辐射尺蛾 /161
4.546 黄辐射尺蛾 /161
4.547 直脉青尺蛾 /162
4.548 蝶青尺蛾 /162
4.549 菊四目绿尺蛾 /162

4.550 红足青尺蛾 /162
4.551 红腰绿尺蛾 /162
4.552 枯斑翠尺蛾 /162
4.553 萝藦艳青尺蛾 /162
4.554 枥绿尺蛾 /162
4.555 紫条尺蛾 /163
4.556 亚枯叶尺蛾 /163
4.557 麻岩尺蛾 /163
4.558 距岩尺蛾 /163
4.559 杨姬尺蛾 /163
4.560 三线银尺蛾 /163
4.561 小蜻蜓尺蛾 /163
4.562 蜻蜓尺蛾 /163
4.563 黑带波尺蛾 /164
4.564 苹花波尺蛾 /164
4.565 散花波尺蛾 /164
4.566 葎草洲尺蛾 /164
4.567 四星尺蛾 /164
4.568 核桃目尺蛾 /164
4.569 柿星尺蛾 /164
4.570 木橑尺蛾 /165
4.571 梳角枝尺蛾 /165
4.572 山枝子尺蛾 /165
4.573 忍冬尺蛾 /165
4.574 醋栗尺蛾 /165
4.575 丝棉木金星尺蛾 /166
4.576 榛金星尺蛾 /166
4.577 缘点尺蛾 /166
4.578 草莓尺蛾 /166
4.579 桦褐叶尺蛾 /166
4.580 葡萄迥纹尺蛾 /166
4.581 焦边尺蛾 /166
4.582 雪尾尺蛾 /167
4.583 大造桥虫 /167
4.584 苹果烟尺蛾 /167
4.585 槭烟尺蛾 /167
4.586 桦霜尺蛾 /167
4.587 枞灰尺蛾 /168
4.588 桦尺蛾 /168
4.589 华北双齿尺蛾 /168
4.590 四月尺蛾 /168
4.591 尘尺蛾 /168
4.592 青突尾尺蛾 /169
4.593 华秋枝尺蛾 /169
4.594 外斑埃尺蛾 /169
4.595 网目尺蛾 /169
4.596 榆津尺蛾 /169
4.597 桑尺蛾 /169
4.598 槐尺蛾 /170
4.599 锯翅尺蛾 /170
4.600 皱霜尺蛾 /170
4.601 白点焦尺蛾 /170
4.602 李尺蛾 /170
4.603 落叶松尺蛾 /171
4.604 春尺蛾 /171
4.605 梨尺蛾 /171
4.606 桑褶翅尺蛾 /171

4.607 水蜡尺蛾 /171
4.608 针叶霜尺蛾 /171
4.609 掌尺蛾 /171
4.610 双肩霜尺蛾 /172
4.611 枣尺蛾 /172
4.612 浩波纹蛾 /172
4.613 沤泊波纹蛾 /172
4.614 黑蕊尾舟蛾 /172
4.615 核桃美舟蛾 /172
4.616 冠舟蛾 /172
4.617 杨二尾舟蛾 /173
4.618 黑带二尾舟蛾 /173
4.619 杨白剑舟蛾 /173
4.620 腰带燕尾舟蛾 /173
4.621 束带燕尾舟蛾 /173
4.622 茅莓蚁舟蛾 /174
4.623 苹蚁舟蛾 /174
4.624 龙眼蚁舟蛾 /174
4.625 肖黄掌舟蛾 /174
4.626 苹掌舟蛾 /174
4.627 刺槐掌舟蛾 /175
4.628 黄掌舟蛾 /175
4.629 榆掌舟蛾 /175
4.630 灰舟蛾 /175
4.631 榆白边舟蛾 /175
4.632 仿白边舟蛾 /175
4.633 晕风舟蛾 /175
4.634 枥纷舟蛾 /176
4.635 枥枝背舟蛾 /176
4.636 黄斑舟蛾 /176
4.637 云舟蛾 /176
4.638 黄二星舟蛾 /176
4.639 银二星舟蛾 /176
4.640 怪舟蛾 /176
4.641 枥蚕舟蛾 /176
4.642 亚梨威舟蛾 /177
4.643 红羽舟蛾 /177
4.644 槐羽舟蛾 /177
4.645 灰羽舟蛾 /177
4.646 富金舟蛾 /177
4.647 艳金舟蛾 /177
4.648 锈玫舟蛾 /177
4.649 柳扇舟蛾 /177
4.650 分月扇舟蛾 /177
4.651 杨扇舟蛾 /178
4.652 短扇舟蛾 /178
4.653 漫扇舟蛾 /178
4.654 扇舟蛾 /178
4.655 锯纹林舟蛾 /178
4.656 角翅舟蛾 /178
4.657 杨小舟蛾 /179
4.658 结茸毒蛾 /179
4.659 茸毒蛾 /179
4.660 古毒蛾 /179
4.661 松丽毒蛾 /179
4.662 杨雪毒蛾 /180
4.663 灰斑古毒蛾 /180

4.664 角斑古毒蛾 /180
4.665 肾毒蛾 /180
4.666 白毒蛾 /180
4.667 雪毒蛾 /181
4.668 盗毒蛾 /181
4.669 榆黄足毒蛾 /181
4.670 舞毒蛾 /181
4.671 模毒蛾 /182
4.672 肘纹毒蛾 /182
4.673 栎毒蛾 /182
4.674 侧柏毒蛾 /182
4.675 素毒蛾 /182
4.676 云星黄毒蛾 /182
4.677 漫星黄毒蛾 /183
4.678 梯带黄毒蛾 /183
4.679 折带黄毒蛾 /183
4.680 幻带黄毒蛾 /183
4.681 黄毒蛾 /183
4.682 美苔蛾 /184
4.683 四点苔蛾 /184
4.684 黄痣苔蛾 /184
4.685 亚麻篱灯蛾 /184
4.686 砌石篱灯蛾 /184
4.687 污灯蛾 /185
4.688 姬白污灯蛾 /185
4.689 淡黄污灯蛾 /185
4.690 尘污灯蛾 /185
4.691 人纹污灯蛾 /185
4.692 黄臀黑污灯蛾 /186
4.693 漆黑污灯蛾 /186
4.694 稀点雪灯蛾 /186
4.695 车前灯蛾 /186
4.696 花布丽灯蛾 /186
4.697 红缘灯蛾 /187
4.698 肖浑黄灯蛾 /187
4.699 点浑黄灯蛾 /188
4.700 排点灯蛾 /188
4.701 白雪灯蛾 /188
4.702 星白雪灯蛾 /188
4.703 斑灯蛾 /189
4.704 豹灯蛾 /189
4.705 蕾鹿蛾 /189
4.706 黑鹿蛾 /189
4.707 玫斑钻夜蛾 /190
4.708 一点钻夜蛾 /190
4.709 粉缘钻夜蛾 /190
4.710 戟剑纹夜蛾 /190
4.711 梨剑纹夜蛾 /190
4.712 桃剑纹夜蛾 /190
4.713 榆剑纹夜蛾 /191
4.714 桑剑纹夜蛾 /191
4.715 果剑纹夜蛾 /191
4.716 缤夜蛾 /191
4.717 紫黑扁身夜蛾 /191
4.718 蔷薇扁身夜蛾 /191
4.719 淡剑袭夜蛾 /191
4.720 角线寡夜蛾 /192

4.721 旋幽夜蛾 /192
4.722 甜菜夜蛾 /192
4.723 谐夜蛾 /192
4.724 旋皮夜蛾 /192
4.725 旋目夜蛾 /192
4.726 杨逸色夜蛾 /192
4.727 棉铃实夜蛾 /193
4.728 烟实夜蛾 /193
4.729 宽胫夜蛾 /194
4.730 毛眼夜蛾 /194
4.731 蚀夜蛾 /194
4.732 炫夜蛾 /194
4.733 三角鲁夜蛾 /194
4.734 消鲁夜蛾 /194
4.735 八字地老虎 /195
4.736 朽木夜蛾 /195
4.737 灰歹夜蛾 /195
4.738 翠色狼夜蛾 /195
4.739 小地老虎 /195
4.740 大地老虎 /195
4.741 黄地老虎 /196
4.742 三叉地夜蛾 /196
4.743 白边切夜蛾 /196
4.744 甘蓝夜蛾 /196
4.745 白肾灰夜蛾 /196
4.746 桦灰夜蛾 /196
4.747 红棕灰夜蛾 /197
4.748 网夜蛾 /197
4.749 围连环夜蛾 /197
4.750 女贞首夜蛾 /197
4.751 黄紫美冬夜蛾 /197
4.752 美冬夜蛾 /197
4.753 核桃豹夜蛾 /197
4.754 姬夜蛾 /197
4.755 苹美皮夜蛾 /198
4.756 稻螟蛉夜蛾 /198
4.757 粉斑夜蛾 /198
4.758 秀夜蛾 /198
4.759 锦夜蛾 /198
4.760 黑点银纹夜蛾 /198
4.761 中金弧夜蛾 /198
4.762 稻金翅夜蛾 /199
4.763 紫金翅夜蛾 /199
4.764 印铜夜蛾 /199
4.765 银锭夜蛾 /199
4.766 瘦银锭夜蛾 /199
4.767 牟肾长须夜蛾 /199
4.768 斜纹夜蛾 /199
4.769 异纹夜蛾 /200
4.770 红腹裳夜蛾 /200
4.771 淘裳夜蛾 /200
4.772 柳裳夜蛾 /200
4.773 缟裳夜蛾 /200
4.774 杨裳夜蛾 /200
4.775 栎光裳夜蛾 /200
4.776 光裳夜蛾 /200
4.777 肖毛翅夜蛾 /201

4.778 石榴巾夜蛾 /201
4.779 玫瑰巾夜蛾 /201
4.780 奚毛胫夜蛾 /201
4.781 毛胫夜蛾 /201
4.782 小造桥夜蛾 /201
4.783 桥夜蛾 /201
4.784 棘翅夜蛾 /201
4.785 枯叶夜蛾 /202
4.786 涂闪夜蛾 /202
4.787 客来夜蛾 /202
4.788 筱客来夜蛾 /202
4.789 苹梢鹰夜蛾 /202
4.790 柿梢鹰夜蛾 /202
4.791 壶夜蛾 /202
4.792 嘴壶夜蛾 /203
4.793 残夜蛾 /203
4.794 苹眉夜蛾 /203
4.795 蓝条夜蛾 /203
4.796 斜额夜蛾 /203
4.797 葡萄修虎蛾 /203
4.798 松黑天蛾 /204
4.799 芝麻鬼脸天蛾 /204
4.800 白薯天蛾 /204
4.801 丁香天蛾 /204
4.802 霜天蛾 /204
4.803 白须天蛾 /205
4.804 女贞天蛾 /205
4.805 红节天蛾 /205
4.806 绒星天蛾 /205
4.807 小星天蛾 /205
4.808 星天蛾 /205
4.809 日本鹰翅天蛾 /206
4.810 鹰翅天蛾 /206
4.811 核桃鹰翅天蛾 /206
4.812 豆天蛾 /206
4.813 刺槐天蛾 /206
4.814 黄脉天蛾 /206
4.815 黄线天蛾 /207
4.816 甘蔗天蛾 /207
4.817 枣桃六点天蛾 /207
4.818 菩提六点天蛾 /207
4.819 黄边六点天蛾 /208
4.820 椴六点天蛾 /208
4.821 栗六点天蛾 /208
4.822 构月天蛾 /208
4.823 紫光盾天蛾 /208
4.824 盾天蛾 /208
4.825 北方蓝目天蛾 /208
4.826 蓝目天蛾 /208
4.827 杨目天蛾 /209
4.828 榆绿天蛾 /209
4.829 豹蠹天蛾 /209
4.830 锈胸黑边天蛾 /209
4.831 葡萄缺角天蛾 /209
4.832 小豆长喙天蛾 /209
4.833 葡萄天蛾 /210
4.834 白肩天蛾 /210

4.835 白环红天蛾 /210
4.836 红天蛾 /210
4.837 猫眼赛天蛾 /210
4.838 白条赛天蛾 /210
4.839 猪狭赛天蛾 /211
4.840 雀纹天蛾 /211
4.841 双线斜天蛾 /211
4.842 平背天蛾 /211
4.843 葡萄昼天蛾 /211
4.844 黄腰雀天蛾 /211
4.845 黄豹大蚕蛾 /211
4.846 野蚕蛾 /212
4.847 绿尾大蚕蛾 /212
4.848 合目大蚕蛾 /213
4.849 蒙蚕蛾 /213
4.850 樗蚕 /213
4.851 柞蚕 /213
4.852 樟蚕 /213
4.853 丁目大蚕蛾 /213
4.854 透目大蚕蛾 /214
4.855 银杏大蚕蛾 /214
4.856 波水蜡蛾 /214
4.857 黄褐箩纹蛾 /214
4.858 北李褐枯叶蛾 /214
4.859 杨褐枯叶蛾 /214

4.860 杉小枯叶蛾 /215
4.861 蒙古小枯叶蛾 /215
4.862 黄褐幕枯叶蛾 /215
4.863 绵山幕枯叶蛾 /216
4.864 杨黑枯叶蛾 /216
4.865 苹枯叶蛾 /216
4.866 赤松毛虫 /216
4.867 宁陕松毛虫 /217
4.868 马尾松毛虫 /217
4.869 明纹柏松毛虫 /217
4.870 落叶松毛虫 /217
4.871 油松毛虫 /217
4.872 黄斑波纹杂枯叶蛾 /217
4.873 大黄枯叶蛾 /218
4.874 竹纹枯叶蛾 /218
4.875 草纹枯叶蛾 /218
4.876 东北栎枯叶蛾 /218
4.877 榆枯叶蛾 /218
4.878 华北抚带蛾 /218

第五节　膜翅目 /219

4.879 落叶松腮扁叶蜂 /219
4.880 云杉腮扁叶蜂 /219
4.881 松阿扁叶蜂 /219
4.882 魏氏锉叶蜂 /219

4.883 杨黄褐锉叶蜂 /219
4.884 橄榄绿叶蜂 /219
4.885 柳厚壁叶蜂 /220
4.886 带岭新松叶蜂 /220
4.887 暗蓝三节叶蜂 /220
4.888 榆三节叶蜂 /220
4.889 玫瑰茎蜂 /220
4.890 蔷薇切叶蜂 /221
4.891 拟蔷薇切叶蜂 /221
4.892 风桦锤角叶蜂 /221
4.893 亚美棒锤角叶蜂 /221
4.894 多毛毛锤角叶蜂 /221
4.895 烟扁角树蜂 /221
4.896 泰加大树蜂 /221
4.897 槐树种子小蜂 /221
4.898 刺槐种子小蜂 /222
4.899 桃仁蜂 /222
4.900 槲柞瘿蜂 /222
4.901 柳叶蜂 /222

第六节　双翅目 /223

4.902 枣瘿蚊 /223
4.903 菊瘿蚊 /223
4.904 柳瘿蚊 /223
4.905 落叶松球果花蝇 /223

第三篇　其他生物灾害 /224

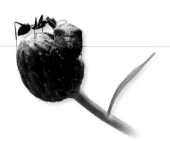

第五章　植物 /226

5.1 地衣 /226
5.2 中国菟丝子 /226
5.3 日本菟丝子 /226
5.4 啤酒花菟丝子 /226
5.5 槲寄生 /227
5.6 黄花列当 /227
5.7 黄花刺茄 /227

第六章　动物 /228

第一节　脊椎动物 /228

6.1 草兔 /228
6.2 岩松鼠 /228
6.3 花鼠 /228
6.4 达乌尔黄鼠 /229
6.5 隐纹花松鼠 /229
6.6 复齿鼯鼠 /229
6.7 五趾跳鼠 /229
6.8 褐家鼠 /230
6.9 社鼠 /230
6.10 小家鼠 /230
6.11 大林姬鼠 /230
6.12 黑线姬鼠 /230
6.13 巢鼠 /231
6.14 黑线仓鼠 /231

6.15 长尾仓鼠 /231
6.16 短尾仓鼠 /231
6.17 黑线毛足鼠 /231
6.18 小毛足鼠 /231
6.19 长爪沙鼠 /232
6.20 子午沙鼠 /232
6.21 草原鼢鼠 /232
6.22 东北鼢鼠 /233
6.23 中华鼢鼠 /233
6.24 布氏田鼠 /233
6.25 莫氏田鼠 /233
6.26 棕色田鼠 /233
6.27 狭颅田鼠 /233
6.28 棕背䶄 /234

第二节　其他节肢动物 /234

6.29 鼠妇 /234
6.30 马陆 /234
6.31 山楂叶螨 /235
6.32 苹果全爪螨 /235
6.33 二斑叶螨 /235
6.34 朱砂叶螨 /235
6.35 针叶小爪螨 /236
6.36 榆全爪螨 /236
6.37 大瘤瘿螨 /236
6.38 毛白杨瘿螨 /237

6.39 杨柳叶螨 /237
6.40 葡萄缺节瘿螨 /237
6.41 胡桃绒毛瘿螨 /238
6.42 柳瘿螨 /238
6.43 槭绒毛瘿螨 /238
6.44 梨叶肿瘿螨 /238
6.45 瘿螨一种 (1) /238
6.46 瘿螨一种 (2) /239
6.47 瘿螨一种 (3) /239
6.48 瘿螨一种 (4) /240
6.49 瘿螨一种 (5) /240

第三节　软体动物 环节动物 线虫 /240

6.50 蚯蚓 /240
6.51 野蛞蝓 /240
6.52 灰巴蜗牛 /241
6.53 根结线虫一种 (1) /241
6.54 根结线虫一种 (2) /241

第四篇　生态防控　/242

第七章　确诊　/244

第八章　防控原则　/244

第九章　经营措施　/245

　　第一节　科学设计　/245

　　第二节　植物选择　/245

　　第三节　选用抗有害生物品种　/247

　　第四节　精细施工　/248

　　第五节　管护　/248

第十章　防控措施　/254

　　第一节　认真做好预测预报　/254

　　第二节　生物防控　/254

　　第三节　人工除治　/254

　　第四节　诱杀和阻隔　/254

　　第五节　科学使用农药　/254

　　第六节　合理施药　/255

附录 1　全国林业检疫性有害生物　/256

附录 2　全国林业危险性有害生物　/256

附录 3　全国 506 种其他林业有害生物　/259

张家口林业有害生物中文名索引　/265

参考文献　/279

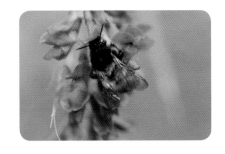
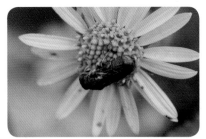
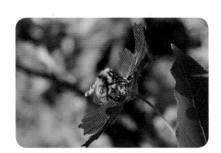

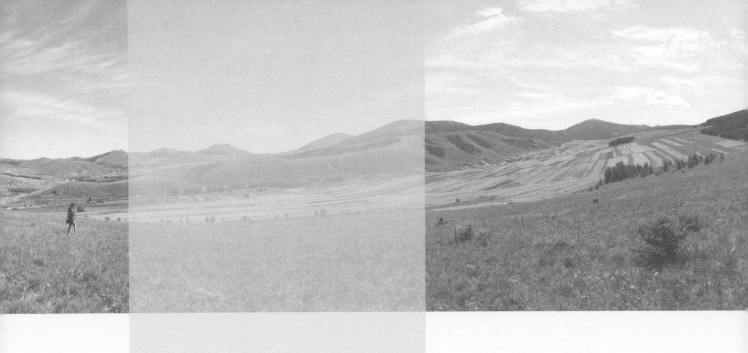

第一篇

有害生物：
病害

Diyipian
Youhaishengwu:
Binghai

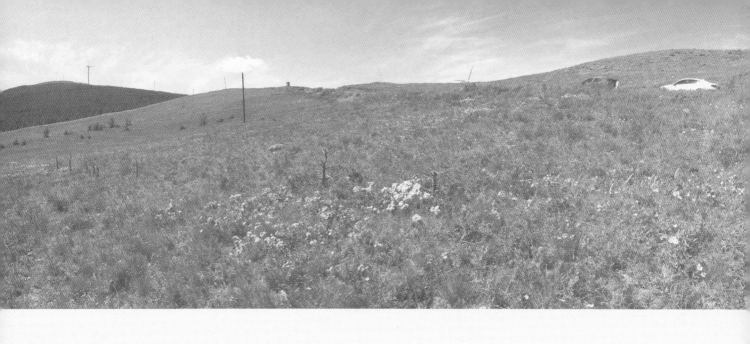

　　植物受到真菌、细菌、管毛生物、病毒、植原体等菌物的侵染后，会使其器官，如花、果、叶、枝、干、根部发生呼吸、代谢以至形态等一系列变化，从而降低其使用（食用）价值，甚至造成植株的死亡。本篇记述了发生在林木、果树、花卉、药用等植物上的常见病害271种。

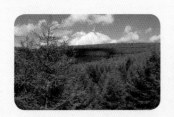 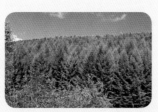 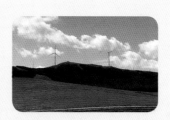

第一章 管毛生物

1.1

腐霉多种

Pythium spp.

【寄主】大花马齿苋、油松、落叶松等多种花林果药幼苗，引起猝倒病、立枯病；草坪禾草，引起油斑病、絮状疫病、禾草枯萎病。

【分布】各县、区。

【危害程度】+

1.2

白锈菌一种

Albugo sp.

【寄主】鸡冠花、圆叶牵牛等的叶片，引起鸡冠花白锈病。

【分布】市区。

【危害程度】+

1.3

旋花白锈菌

Albugoipomoeae panduranae (Chw.)Sw

【寄主】圆叶牵牛、小旋花等的叶片、嫩茎、花器等，引起白锈病。

【分布】市区、宣化、蔚县。

【危害程度】+

1.4

寄生疫霉

Phytophthora parasitica Dastur

【寄主】菊花，引起疫霉病。

【分布】宣化、市区。

【危害程度】+

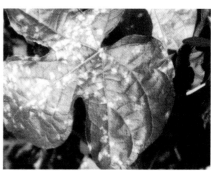

1.3 (c) 牵牛白锈病，示叶（正面）被害状

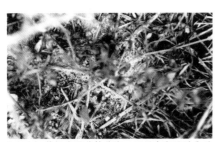

1.1 (a) 草坪腐霉菌枯萎病，示早春积雪融化后低温状态下的白色絮状菌丝体

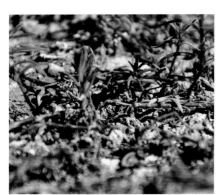

1.1 (b) 大花马齿苋立枯病

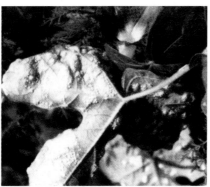

1.3 (a) 牵牛白锈病，示叶（背面）被害状

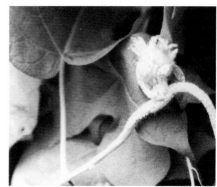

1.3 (d) 牵牛白锈病，示茎被害状

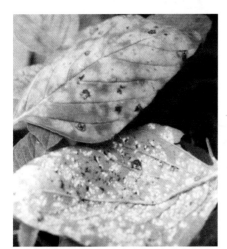

1.2 鸡冠花白锈病，示叶被害状。上为叶正面，下为叶背面

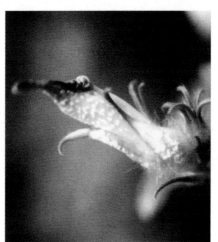

1.3 (b) 牵牛白锈病，示花蕾被害状

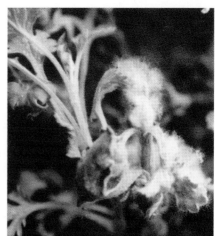

1.4 菊花疫霉病

1.5

疫霉一种

Phytophthora sp.

【寄主】福禄考叶片，引起福禄考疫霉病。

【分布】万全。

【危害程度】+

1.6

蔷薇霜霉菌

Peronospora sparsa Berk.

【寄主】月季，引起霜霉病。

【分布】坝下塑料大棚内。

【危害程度】+

1.7

恶疫霉

Phytophthora cactorum (Lebert et cohn) Schroter

【寄主】苹果，侵染其果实、根颈、叶，引起疫腐病。

【分布】各苹果栽培区。

【危害程度】+

1.8

葡萄生单轴霉

Plasmopara viticola (Berk et Curt)

【寄主】葡萄，引起霜霉病。

【分布】各葡萄栽培区。

【危害程度】+

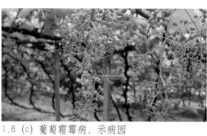

1.8 (c) 葡萄霜霉病，示病园

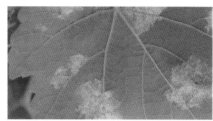

1.8 (d) 葡萄霜霉病，示病叶背面

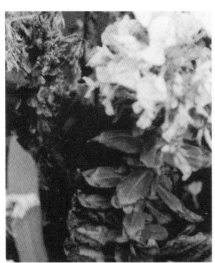

1.5 福禄考疫病

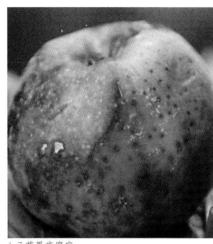

1.7 苹果疫腐病

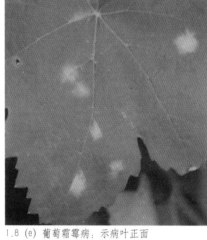

1.8 (e) 葡萄霜霉病，示病叶正面

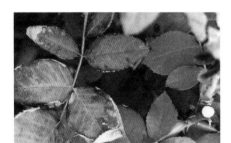

1.6 (a) 月季霜霉病，示病叶

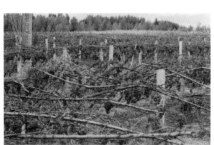

1.8 (a) 葡萄霜霉病，示龙眼葡萄园严重被害，叶提前落光，仅剩紫色果穗

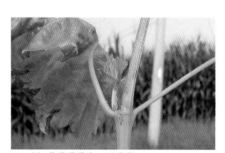

1.8 (f) 葡萄霜霉病，示病茎

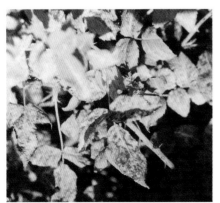

1.6 (b) 月季霜霉病，示病株

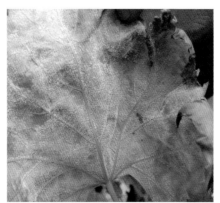

1.8 (b) 葡萄霜霉病，示病叶

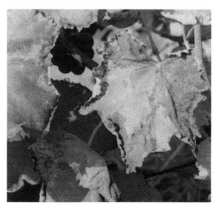

1.8 (g) 葡萄霜霉病，示重病叶

第二章 真菌

第一节 子囊菌

2.1
败育假密环菌
Armillariella tabescens (Saop. et Fr) Singer

【寄主】苹果，引起根朽病。

【分布】怀安等。

【危害程度】+

2.2
小密环菌
Armillariella mellea (Vahl. ex Fx.) Karst

【寄主】苹果，引起根朽病。

【分布】怀安等。

【危害程度】+

2.3
多孢穆氏多节壳菌
Arthrocladiella mougeotii (Lév.) Vassilk. var. *polysporae* Z.Y. Zhao

【寄主】枸杞，引起白粉病。

【分布】蔚县、怀来。

【危害程度】+

2.4
禾布氏白粉菌
Blumeria graminis (DC.) Golov. ex Speer.

【寄主】草坪草，引起叶片白粉病。

【分布】市区。

【危害程度】+

2.5
茶藨子葡萄座腔菌
Botryosphaeria ribis Gross. et Dugg.

【寄主】桃、碧桃、李、柳等，侵染枝干及果实，引起流胶病、疣皮病。

【分布】涿鹿、怀来。

【危害程度】+

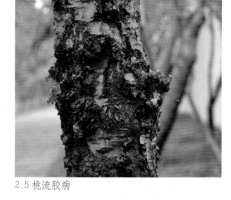

2.5 桃流胶病

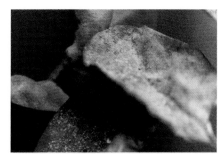

2.3 (a) 枸杞白粉病

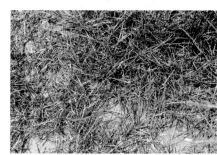

2.4 (a) 草坪草白粉病

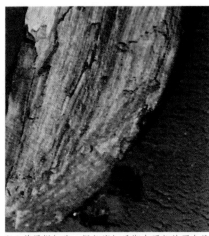

2.1 苹果根朽病：根部腐朽后期木质部的黑色线纹

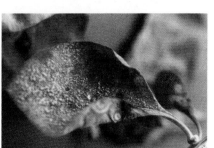

2.3 (b) 枸杞白粉病，示白粉病与瘿螨害复合侵染叶片状

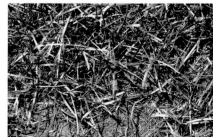

2.4 (b) 草坪草白粉病

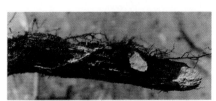

2.2 苹果根朽病：皮层和木质部之间的白色菌膜、菌索

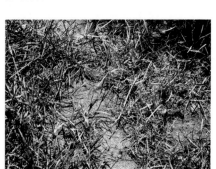

2.4 (c) 草坪草白粉病

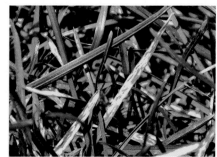

2.4 (d) 草坪白粉病

2.6

落叶松葡萄座腔菌

Botryosphaeria laricina (Sawada) Shang.

【寄主】华北落叶松等，引起落叶松枯梢病。

【分布】蔚县、涿鹿。

【危害程度】+

2.7

座腔菌一种

Botryosphaeria sp.

【寄主】落叶松，引起流胶病。

【分布】崇礼、怀安等。

【危害程度】+

2.8

葡萄座腔菌

Botryosphaeria dothidea (Moug. ex Fr.) Ces. & de Not.

【寄主】核桃，侵染枝干、主枝，引起溃疡病；梨，侵染梨枝干和果实，引起干腐病。

【分布】各核桃、梨栽培区。

【危害程度】+

2.9

葡萄座腔菌一种

Botryosphaeria sp. (1)

【寄主】杏、仁用杏、槐、龙爪槐等，引起枝干流胶病。

【分布】市区、蔚县、涿鹿、怀来。

【危害程度】+

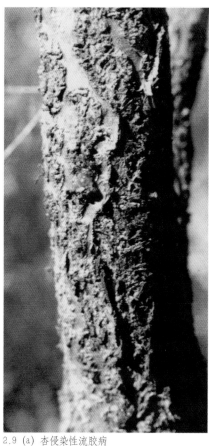

2.9 (a) 杏侵染性流胶病

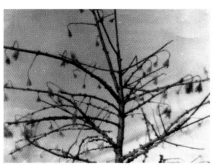

2.6 (a) 落叶松枯梢病，示华北落叶松幼树连年受害枝丛生状（冬态）

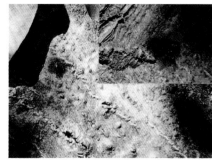

图 2.8 (a) 核桃溃疡病：左下水泡，右上水泡破裂

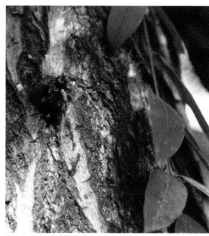

2.9 (b) 槐树流胶病

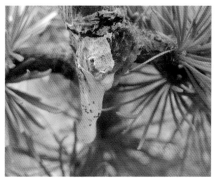

2.6 (b) 落叶松枯梢病

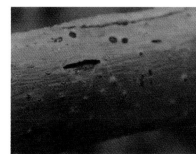

图 2.8 (b) 核桃溃疡病：示溃疡斑

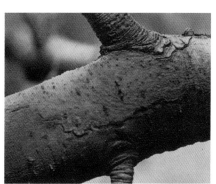

2.7 落叶松流胶病

图 2.8 (c) 梨干腐病

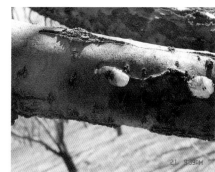

2.9 (c) 杏树流胶病

2.10

葡萄座腔菌一种

Botryosphaeria sp. (2)

【寄主】花椒，侵染枝干，引起流胶病。

【分布】怀来。

【危害程度】+

2.11

杨薄盘菌

Cenangium populneum (Pers.) Rehm

【寄主】旱柳、柳等，引起枝枯病。

【分布】各县、区。

【危害程度】+

2.12

蓼白粉菌

Erysiphe polygoni DC.

【寄主】大丽花，侵染叶片，引起白粉病。

【分布】市区、宣化。

【危害程度】+

2.13

叉丝壳菌一种

Microsphaera sp.

【寄主】槲栎、蒙古栎、麻栎，引起白粉病。

【分布】蔚县、涿鹿、赤城。

【危害程度】+

2.14

子囊菌一种

Oidiwm chrysanthemi Rabend

【寄主】菊花，与 *Erysiphe cichorarcearum* DC. 复合侵染引起菊花白粉病。

【分布】宣化。

【危害程度】+

2.15

子囊菌一种

Erysiphe cichorarcearum DC.

【寄主】菊花，与 *Oidiwm chrysanthemi* Rabend 复合侵染引起菊花白粉病。

【分布】宣化。

【危害程度】+

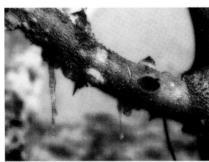

2.10 花椒流胶病

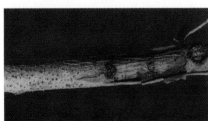

2.11 柳枝枯病

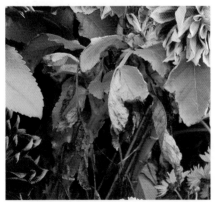

2.12 大丽花灰斑病

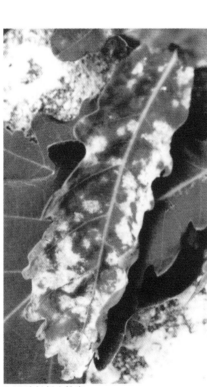

2.13 (a) 栎白粉病

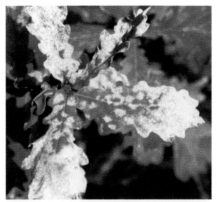

2.13 (b) 栎白粉病，示后期叶面白粉层中的子实体（黑色小粒点）

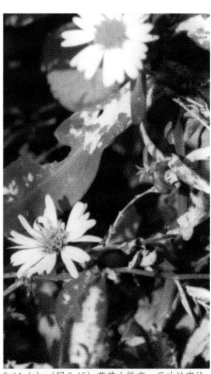

2.14 (a) （同 2.15）菊花白粉病，示叶被害状

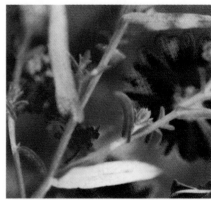

2.14 (b) （同 2.15）菊花白粉病，示荷兰菊叶、叶柄、新梢被害状

2.16

苍耳单丝壳

Sphaerotheca fuliginea (Schlecht.) Poll.

【寄主】向日葵，引起向日葵白粉病。

【分布】蔚县、市区。

【危害程度】+

2.17

白粉菌一种

Sphaerotheca sp.

【寄主】菊芋（洋姜）的叶片，致叶片枯萎皱病，严重时病株不开花引起菊芋白粉病。

【分布】怀来、涿鹿、宣化等。

【危害程度】+

2.18

白叉丝单囊壳菌

Podosphaera leucotricha (Ell. et Ev.)Salm.

【寄主】苹果，引起苹果嫩、梢叶片的白粉病。

【分布】怀来。

【危害程度】+

2.19

绣线菊叉丝单囊壳

Podosphaera minor How.

【寄主】多种绣线菊，引起白粉病。

【分布】涿鹿、蔚县、赤城。

【危害程度】+

2.20

叉丝单囊壳菌一种

Podospaera sp. (1)

【寄主】杏，侵染叶片，引起白粉病。

【分布】蔚县、涿鹿。

【危害程度】+

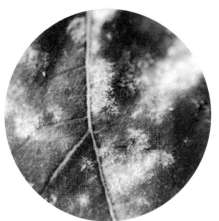

2.16 向日葵白粉病，示叶片被害状

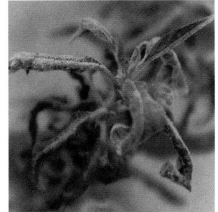

2.18 (a) 苹果白粉病：嫩梢被害状

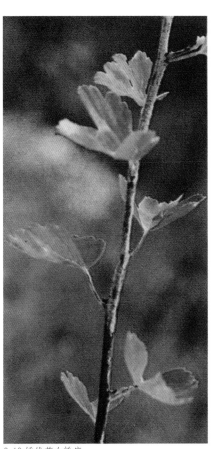

2.19 绣线菊白粉病

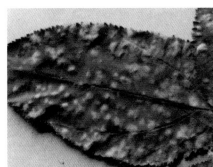

2.18 (b) 苹果白粉病：叶被害状

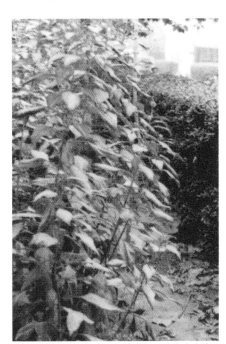

2.17 (a) 菊芋白粉病，示城市绿地的发生生态

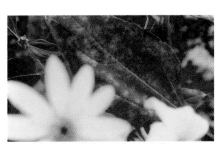

2.17 (b) 菊芋白粉病，示叶片被害状

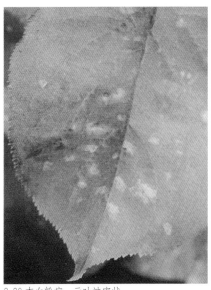

2.20 杏白粉病，示叶被害状

2.21

叉丝单囊壳菌一种

Podospaera sp.(2)

【寄主】李，引起白粉病。

【分布】蔚县、涿鹿。

【危害程度】+

2.22

柿白粉菌

Phyllactinia kakicola Sowada

【寄主】君迁子、柿，引起白粉病。

【分布】怀来。

【危害程度】+

2.23

白粉菌一种

Pleochaeta sp.

【寄主】深山柳，引起白粉病。

【分布】蔚县。

【危害程度】+

2.24

钩状钩丝壳菌

Uncinula abunca (Wallr.Fr.) Lev. var. mandshurlca C.N.

【寄主】多种杨树，引起叶片的白粉病。

【分布】蔚县、赤城、涿鹿。

【危害程度】+

2.25

桤叉丝壳

Microsphaera alni (Wallr.) Salm.

【寄主】栎类，引起叶片白粉病。

【分布】坝下各县、区。

【危害程度】+

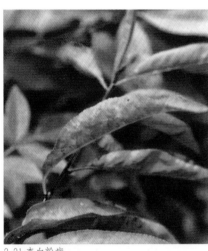

2.21 李白粉病

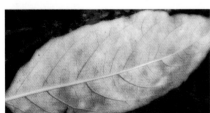

2.22 君迁子白粉病，示叶片背面白粉

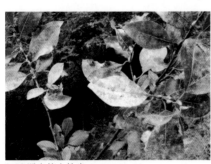

2.23 深山柳白粉病

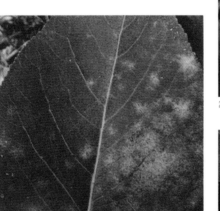

2.24(a) 杨白粉病：示叶面白色菌丝

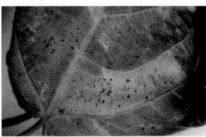

2.24(b) 杨白粉病：示叶背面黑色闭囊壳

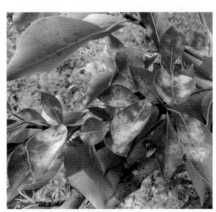

2.24 (c) 小叶杨白粉病

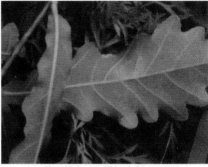

2.25 (a) 柞白粉病：示槲栎叶背面白粉病

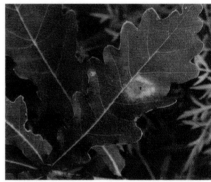

2.25 (b) 柞白粉病：示槲栎病叶背面白粉层对应的叶正面褪绿状

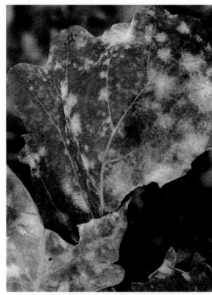

2.25 (c) 柞白粉病：示辽东栎被害状

2.26
榛叉丝壳
Microsphaera coryli Homma
【寄主】榛,引起白粉病。
【分布】蔚县、涿鹿、怀来、赤城、宣化。
【危害程度】+

2.27
山田叉丝壳菌
Microsphaera yamadai (Salm.) Syd.
【寄主】核桃,与 *Phyllactinia fraxini* (de Candolle) Homma 复合侵染,引起白粉病。
【分布】蔚县、涿鹿、怀来。
【危害程度】+

2.28
核桃球针壳菌
Phyllactinia fraxini (de Candolle) Homma
【寄主】核桃,与 *Microsphaera yamadai* (Salm.) Syd. 复合侵染,引起白粉病。
【分布】蔚县、涿鹿、怀来。
【危害程度】+

2.29
桦球壳菌
Nectria cinnabarina (Tode) Fr.
【寄主】桦,引起枝枯病。
【分布】蔚县、涿鹿、怀来、赤城、崇礼。
【危害程度】+

2.30
核果黑腐皮壳
Valsa leucostoma (Pers.) Fr.
【寄主】桃、李、杏、樱桃,侵染主干、主枝等,引起腐烂病。
【分布】坝下各县、区。
【危害程度】+

2.31
孔策黑腐皮壳菌
Valsa kunzei Nits.
【寄主】油松,引起油松烂皮病。
【分布】蔚县。
【危害程度】+

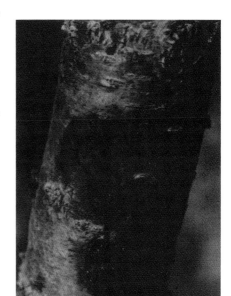
2.30 桃腐烂病

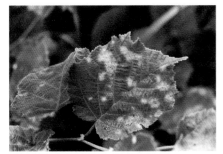
2.26 (a) 榛白粉病

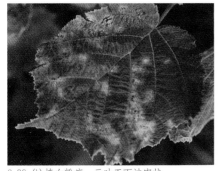
2.26 (b) 榛白粉病:示叶正面被害状

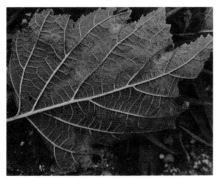
2.26 (c) 榛白粉病:示叶背面被害状

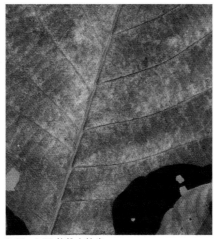
2.27、2.28 核桃白粉病

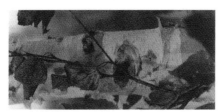
2.29 桦枝枯病

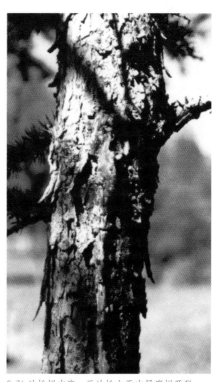
2.31 油松烂皮病,示油松主干皮层腐烂开裂

2.32

| 柳腐皮壳菌

Valsa salicina Pers. ex Fr.

【寄主】旱柳、垂柳。

【分布】各县、区。

【危害程度】+

2.33

| 黑腐皮壳菌

Valsa sordida Nit.

【寄主】各种杨、榆、接骨木等，引起干部和枝梢的烂皮病（腐烂病）。

【分布】张北、康保、沽源、尚义及坝下各县、区。

【危害程度】+++

2.34

| 苹果黑腐皮壳菌

Valsa mali Miyabe et Yamada

【寄主】苹果、桃、樱桃等枝干，引起腐烂病。

【分布】各栽培县、区。

【危害程度】+++

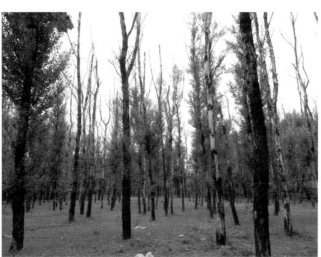

2.33 (a) 杨树腐烂病，示整株被害枯死状

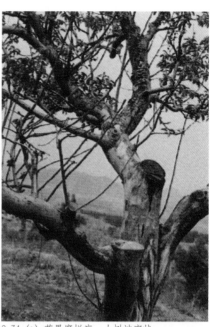

2.34 (a) 苹果腐烂病：大树被害状

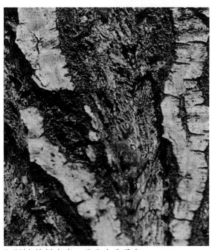

2.32(a)柳烂皮病：示分生孢子角

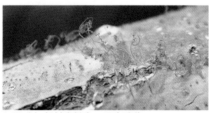

2.33 (b) 杨树腐烂病，示孢子菌

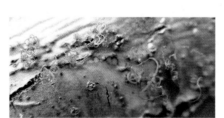

2.33 (c) 杨树腐烂病，示孢子菌

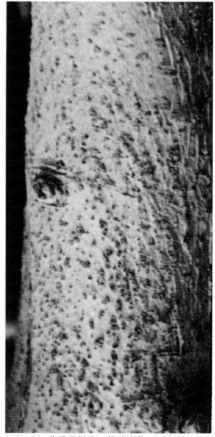

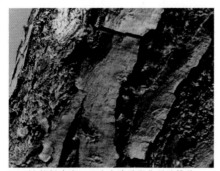

2.32(b)柳烂皮病：示分生孢子聚集呈胶堆状

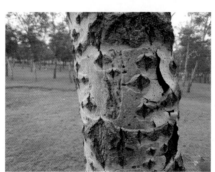

2.33 (d) 杨树腐烂病

2.34 (b) 苹果腐烂病：枝被害状

2.35
梨黑腐皮壳菌
Valsa ambiens (Pers.) Fr.

【寄主】梨，侵染枝、干、果实，引起腐烂病。

【分布】宣化等。

【危害程度】+

2.36
核桃黑盘壳菌
Melanconis juglandis (Ell. et Ev.) Groves

【寄主】核桃、核桃楸的干及枝条，引起枝枯病。

【分布】各栽培区。

【危害程度】+

2.37
嗜果枝孢菌
Cladosporium carpophilum (Thum) Oud.

【寄主】杏、仁用杏，侵染果实，引起黑星病。

【分布】蔚县。

【危害程度】+

2.38
樱桃球腔菌
Mycosphaerella cerasella Aderh.

【寄主】山樱桃，引起叶片褐斑穿孔病。

【分布】万全。

【危害程度】+

2.39
果生链核盘菌
Sclerotinia fructigena Aderh. et Ruhl.

【寄主】梨、苹果、桃、李、杏等，引起果实褐腐病。

【分布】各栽培区。

【危害程度】+

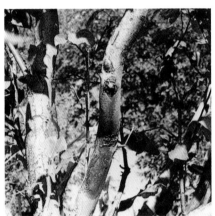

2.35 梨腐烂病

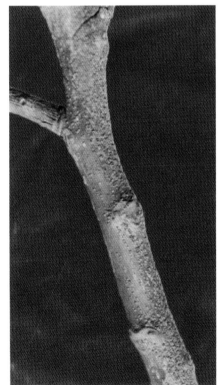

2.36 核桃枝枯病

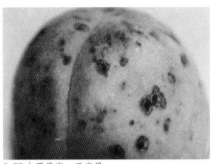

2.37 杏黑星病，示病果

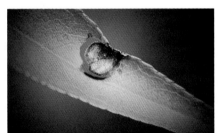

2.38 山樱桃褐斑穿孔病

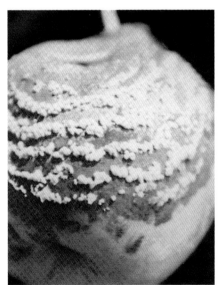

2.39(a) 梨褐腐病：示果实症状 I

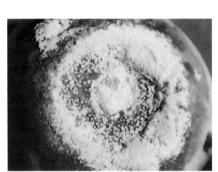

2.39(b) 梨褐腐病：示果实症状 II

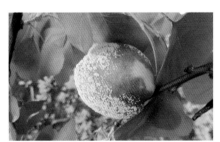

2.39 (c) 杏褐腐病

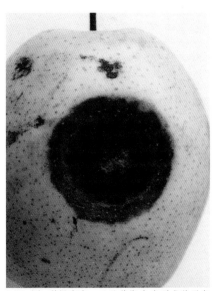

2.39 (d) 梨褐腐病：示贮藏期发病形成蓝黑色霉层的病斑

2.40

松针散斑壳菌

Lophodermium pinastri (Schrad.) Cheu

【寄主】油松等，引起松落针病。

【分布】各县、区。

【危害程度】+

2.41

杏疔座菌

Polystigma deformans Syd.

【寄主】杏、仁用杏，引起杏疔病。

【分布】蔚县、涿鹿、怀来、赤城、宣化、万全、怀安。

【危害程度】+

2.42

槭斑痣盘菌

Rhytisma acerinum (Pers.) Fr.

【寄主】五角枫、元宝枫等，引起叶片漆斑病。

【分布】蔚县、涿鹿、赤城、宣化。

【危害程度】+

2.43

斑痣盘菌一种

Rhytisma sp.

【寄主】北京丁香，引起叶片漆斑病。

【分布】蔚县。

【危害程度】+

2.44

链核盘菌

Monilinia fructicola (Wint.) Rehm.

【寄主】桃树，危害果实，引起褐腐病。

【分布】涿鹿、怀来、宣化。

【危害程度】+

2.45

核果褐腐菌

Monilinia laxa (Aderh. et Ruhl.) Honey.

【寄主】桃树，危害果实和花器，引起褐腐病。

【分布】涿鹿、怀来、宣化。

【危害程度】+

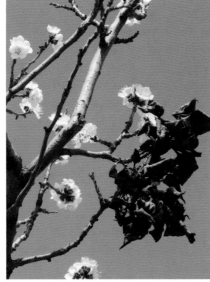

2.41 (a) 杏疔病，示越年病状

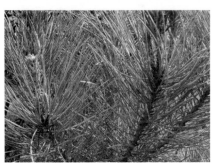

2.40 (a) 松落针病

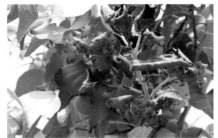

2.41 (b) 杏疔病，示当年症状后期

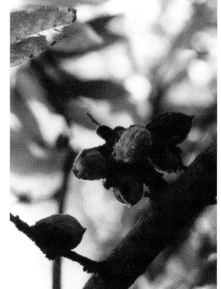

2.44 桃花褐腐病，示僵果

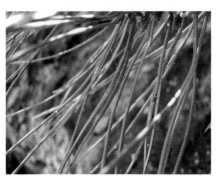

2.40 (b) 松落针病，示油松症状

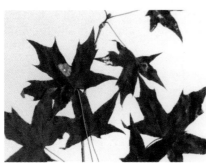

2.42 槭漆斑病

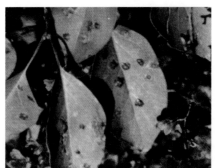

2.40 (c) 松落针病，示油松症状

2.43 丁香漆斑病

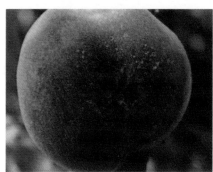

2.45 桃褐腐病，示果实发病中期

2.46

果生链核盘菌

Monilinia fructigena (Aderh. et Ruhl) Honey

【寄主】苹果，引起果实褐腐病。

【分布】各苹果栽培区。

【危害程度】++

2.47

柿叶球腔菌

Mycosphaerella nawae Hiura et Ikata

【寄主】柿，侵染叶片，引起圆斑病。

【分布】怀来。

【危害程度】+

2.48

梨腔菌

Mycosphaerella sentina (Fr) Schroter

【寄主】梨，侵染叶片，引起褐斑病（白星病、叶斑病）。

【分布】怀来。

【危害程度】+

2.49

樱桃球腔菌

Mycosphaerella cerasella Aderh

【寄主】樱桃，侵染叶片，引起褐斑穿孔病。

【分布】怀来。

【危害程度】+

2.50

日本落叶松球腔菌

Mycosphaerella laricilepolepis Ito et Al.

【寄主】落叶松属树种，引起早期落针病。

【分布】各落叶松分布区。

【危害程度】+

2.51

东北球腔菌

Mycosphaerella mandshurica M.Miura

【寄主】杨，侵染嫩梢和叶，引起灰斑病（灰脖子）。

【分布】各县、区。

【危害程度】+

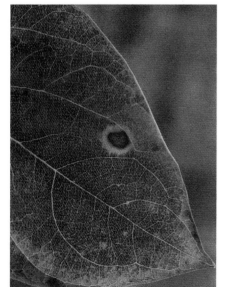

2.46 苹果褐腐病：后期症状

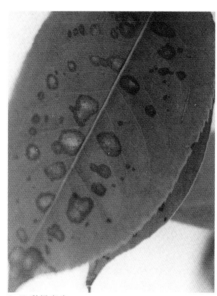

2.48 梨褐斑病

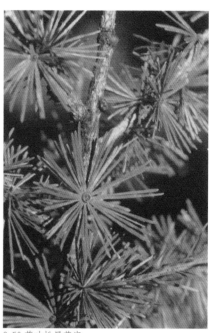

2.50 落叶松早落病

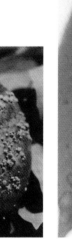

2.47 柿圆斑病，示病叶

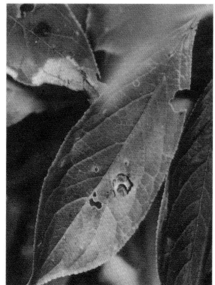

2.49 樱桃褐斑穿孔病

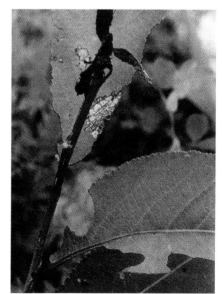

2.51 杨灰斑病：示新梢被害状（灰脖子）

2.52

梨腔菌

Mycosphaerella sentina (Pr.) Schroter.

【寄主】梨，引起叶部褐斑病。

【分布】涿鹿、怀来。

【危害程度】+

2.53

红斑小丝壳菌

Glomerella rufomaculans Berk.

【寄主】仙客来叶片，引起炭疽病。

【分布】怀来、涿鹿、市区。

【危害程度】+

2.54

竹赤霉菌

Gibberella pulicaris (Fr.) Sacc.

【寄主】花椒，引起干腐病。

【分布】怀来。

【危害程度】+

2.55

围小丛壳菌

Glomerella cingulata (Stoneman) Spauld. & H. Schrenk.

【寄主】苹果、梨、葡萄、刺槐、核桃、核桃楸、杨、芦荟，侵染果实、芽、嫩枝、叶片，引起炭疽病。

【分布】市区、涿鹿、怀来、蔚县等。

【危害程度】+

2.56

三指叉丝单囊壳菌

Podosphaera tridactyla (Wallr.) de Bary.

【寄主】桃、碧桃、李等，与 *Sphaerotheca pannose* (Wallr.) Leveille var. persicae Woromichi 复合侵染，引起白粉病。

【分布】怀来等。

【危害程度】+

2.57

桃单壳丝菌

Sphaerotheca pannosa (Wallr.) Leveille var. persicae Worornichi

【寄主】桃、碧桃、李等，与 *Podosphaera tridactyla* (Wallr.) de Bary. 复合侵染，引起白粉病。

【分布】怀来等。

【危害程度】+

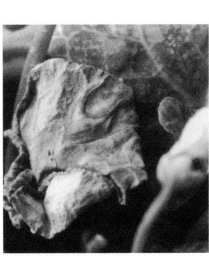

2.52（a）梨叶褐斑病，示城市居民小区内梨树被害状

2.53 仙客来炭疽病

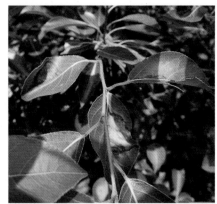

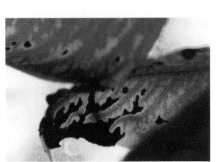

2.52（b）梨叶褐斑病，示病状 I

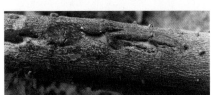

2.54（a）花椒干腐病，示干部被害状

2.55 杨炭疽病

2.52（c）梨叶褐斑病，示病状 II

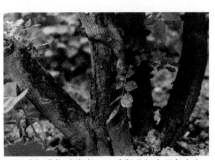

2.54（b）花椒干腐病，示后期干部大面积病斑

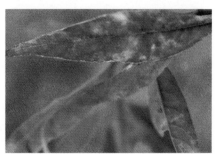

2.56、2.57 碧桃白粉病

2.58

梨生囊孢壳

Physalospora piricola Nose.

【寄主】梨、苹果、桃、李、枣、海棠等，侵染枝干和果实，引起轮纹病。

【分布】各梨、苹果栽培区。

【危害程度】+++

2.59

梨黑星菌

Venturia nashicola Tanaka et Yamamoto

【寄主】梨，引起梨黑星病。

【分布】怀安、涿鹿。

【危害程度】+

2.60

杨黑星菌

Venturia populina (Vuill.)Fabr.

【寄主】杨，引起杨黑星病。

【分布】宣化。

【危害程度】+

2.61

李疗座霉菌

Polystigma rubrum (Pers.)Dc.

【寄主】李。

【分布】怀来。

【危害程度】+

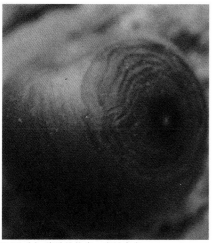

2.58 (a) 苹果轮纹病：病果中期

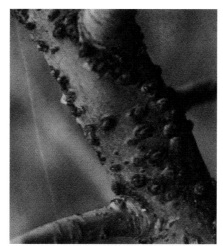

2.58 (d) 苹果轮纹病：示枝被害状

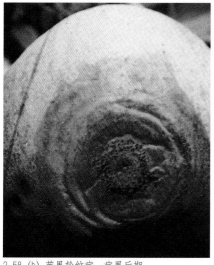

2.58 (b) 苹果轮纹病：病果后期

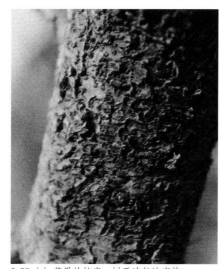

2.58 (e) 苹果轮纹病：树干连年被害状

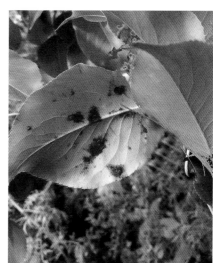

2.59 梨黑星病

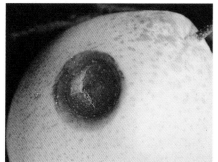

2.58 (c) 梨轮纹症：示果实被害状

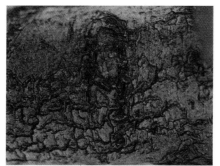

2.58 (f) 梨轮纹症：示树干上后期病斑相连

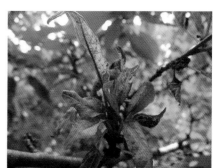

2.61 李红点病

第二节 担子菌

2.62

毛木耳

Auricularia polytricha (Mont.) Sacc.

【寄主】花椒，引起木腐病。

【分布】怀来。

【危害程度】+

2.63

彩绒革盖菌

Coriolus versicolor Quel.

【寄主】桃、杏、李，侵染枝干，引起木腐病。

【分布】怀来。

【危害程度】+

2.64

黄檗鞘锈菌

Coleosporium phellodendri Komar.

【寄主】油松，引起松针锈病。

【分布】赤城。

【危害程度】+

2.65

花椒锈菌

Coleosporium zanthoxyli Diet.et Syd

【寄主】花椒，引起叶锈病。

【分布】怀来。

【危害程度】+

2.66

木蹄层孔菌

Fomes fomentarius (L. Fr.) Fr.

【寄主】栎类植物，引起木腐病。

【分布】蔚县。

【危害程度】+

2.67

暗黄层孔菌

Fomes fulvus (Scop) Gill.

【寄主】杏、仁用杏、桃、李等，引起木腐病。

【分布】涿鹿、蔚县。

【危害程度】+

2.68

截孢层孔菌

Fomes truncatosporus (Lloyd)Teng

【寄主】杏、仁用杏，侵染枝干，引起木腐病。

【分布】蔚县、怀来。

【危害程度】+

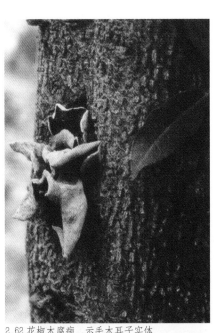

2.62 花椒木腐病，示毛木耳子实体

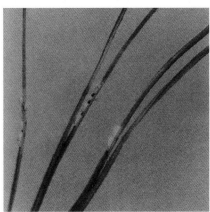

2.64 松针锈病

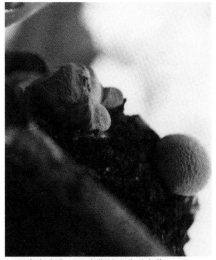

2.67 杏木腐病：示暗黄层孔菌子实体

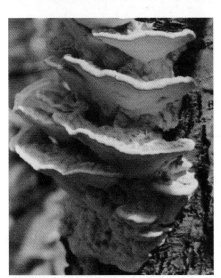

2.63 桃木腐病：示彩绒革盖菌子实体

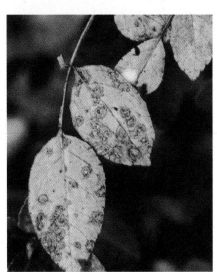

2.65 花椒锈病：示冬孢子堆

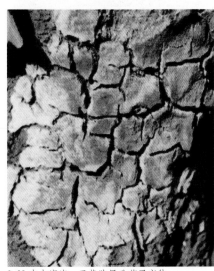

2.68 杏木腐病：示截胞层孔菌子实体

2.69

柳生非褶菌

Funalia trogii (Berk.). Bond. et Sing.

【寄主】杨、柳、榆、刺槐的活立木、枯立木，引起木腐病。

【分布】怀来。

【危害程度】+

2.70

栓菌一种

Funalia sp.

【寄主】苹果，引起干部、干茎部木腐病。

【分布】阳原等。

【危害程度】+

2.71

孢孔菌一种

Fomitiporia sp.

【寄主】桃树，侵染枝干，引起木腐病。

【分布】涿鹿、怀来。

【危害程度】+

2.72

东方胶锈菌

Gymnosporangium yamadae Miyabe

【寄主】苹果、海棠，侵染叶片、嫩枝果实，引起苹果、海棠锈病（羊毛疗、赤星病）；转主寄主为桧柏。

【分布】蔚县、涿鹿、怀来、市区。

【危害程度】+

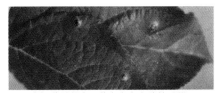

2.72 (a) 苹果锈病：黄色小斑上的性子器

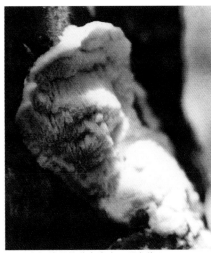

2.70 (a) 苹果栓菌木腐病：子实体Ⅰ

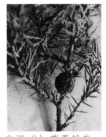

2.72 (b) 苹果锈病：秋季桧柏小枝上的菌瘿

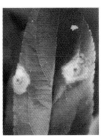

2.72 (c) 苹果锈病：与锈子器相对应的叶正面病斑

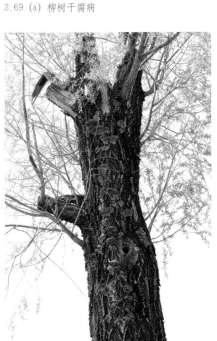

2.69 (a) 柳树干腐病

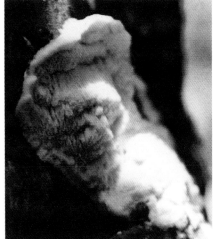

2.70 (b) 苹果栓菌木腐病：子实体Ⅱ

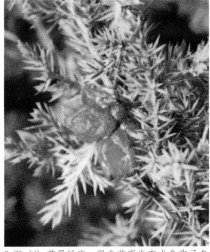

2.72 (d) 苹果锈病：翌春菌瘿发育成冬孢子角吸水膨胀

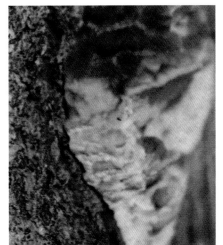

2.71 桃花木腐病，示马蹄子实体

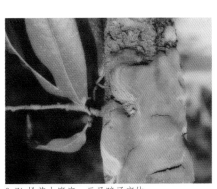

2.69 (b) 柳树木腐病

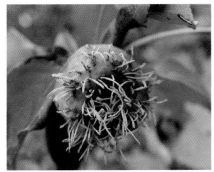

2.72 (e) 苹果锈病（海棠）

2.73

落叶松杨栅锈菌

Melampsora larici-populina Kleb.

【寄主】青杨、落叶松，引起叶锈病。

【分布】赤城、蔚县、涿鹿。

【危害程度】+

2.74

马格栅锈菌

Melampsora magnusiana Wagn.

【寄主】毛白杨等白杨派树种，侵染幼苗、幼树的叶、芽、嫩梢，引起锈病。转主寄主：白屈菜属 *Chelidonium* 及堇菜属 *Corydalis* 植物。

【分布】蔚县、涿鹿、怀来、宣化、赤城。

【危害程度】+

2.75

栅锈菌多种

Melampsora. Spp.

【寄主】柳，复合侵染叶片、花序，引起柳锈病。

【分布】怀来。

【危害程度】+

2.76

向日葵锈菌

Puccinia helianthi Schw.

【寄主】向日葵、千瓣葵、苍耳子，引起叶片锈病。

【分布】市区。

【危害程度】+

2.77

美味侧耳

Pleurotus sapidus Sacc.

【寄主】花椒，引起木腐病。

【分布】怀来。

【危害程度】+

2.78

卧孔菌一种

Poria sp.

【寄主】桃树，侵染枝干，引起木腐病。

【分布】涿鹿、怀来。

【危害程度】+

2.79

隔担子菌多种

Septobasidium spp.

【寄主】桑，复合侵染引起膏药病。

【分布】蔚县。

【危害程度】+

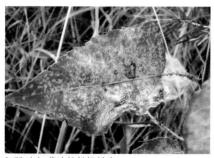

2.73 (a) 落叶松杨栅锈病

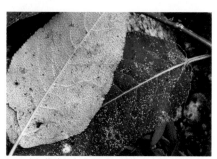

2.73 (b) 落叶松杨栅锈病，侵染小青杨引起锈病，示其锈孢子堆

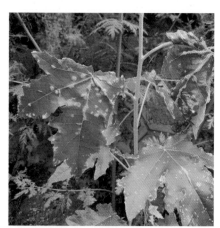

2.74 毛白杨锈病，示幼树被害状

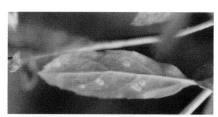

2.75 (a) 柳锈病，示叶片症状

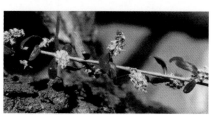

2.75 (b) 柳锈病，示花序被害状

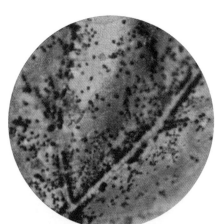

2.76 向日葵锈病

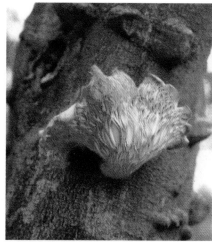

2.77 花椒木腐病，示美味侧耳子实体

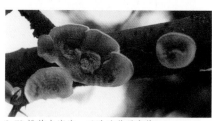

2.78 桃花木腐病，示卧孔菌子实体

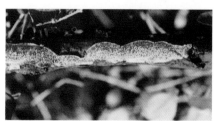

2.79 桑膏药病

2.80

隔担子菌一种

Septobasidium sp.

【寄主】杏，侵染枝干，引起膏药病。

【分布】赤城、蔚县。

【危害程度】+

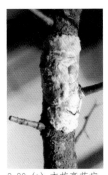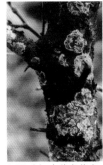

2.80 (a) 杏花膏药病，症状 I　2.80 (b) 杏花膏药病，症状 II

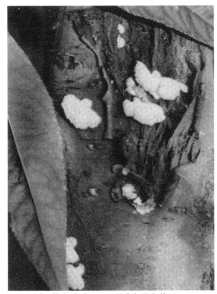

2.81 (a) 桃木腐病，示裂褶菌子实体

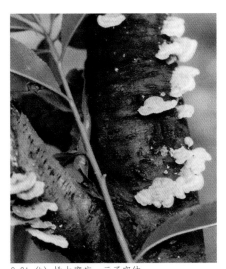

2.81 (b) 桃木腐病，示子实体

2.81

裂褶菌

Schizophyllum commune Fr.

【寄主】桃、杏、仁用杏、六道木、槐、龙爪槐、君迁子、柿、花椒、女贞等，引起木腐病。

【分布】涿鹿、蔚县、怀来。

【危害程度】+

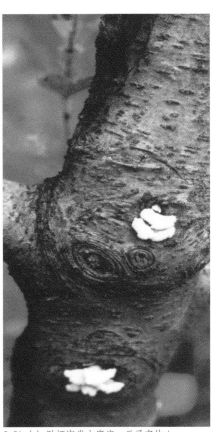

2.81 (c) 贴梗海棠木腐病，示子实体 I

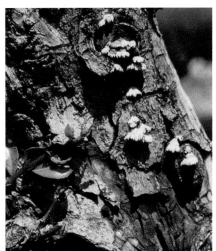

2.81 (d) 桃木腐病，示裂褶菌子实体

2.82

香栓菌一种

Trametes sp.

【寄主】桃树，侵染枝干，引起木腐病。

【分布】涿鹿、怀来。

【危害程度】+

2.83

口蘑一种

Tricholoma sp.

【寄主】草坪，致草坪草初形成深绿色圈，后死亡，引起仙斑病。

【分布】市区。

【危害程度】+

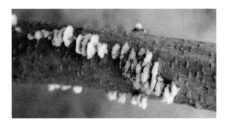

2.81 (e) 女贞木腐病

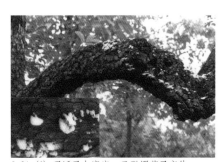

2.81 (f) 君迁子木腐病，示裂褶菌子实体

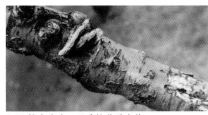

2.82 桃木腐病，示香栓菌子实体

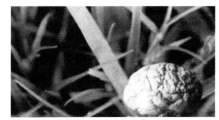

2.83 草坪蘑菇圈，示口蘑子实体

第三节　接合菌

2.84

黑根霉

Rhizopus nigricans Ehrenberg

【寄主】桃，侵染果实，引起软腐病。

【分布】怀来。

【危害程度】+

2.85

根霉一种

Rhizopus sp.

【寄主】苹果，单独或与其他有丝分裂孢子真菌 *Alternaria* sp.、*Dothiollera* sp.、*Cephal* sp. 复合侵染果实，引起成熟果实的果柄基腐病。

【分布】苹果栽培区及果库。

【危害程度】+

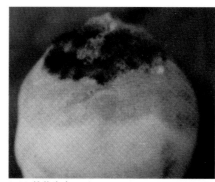

2.84 桃软腐病

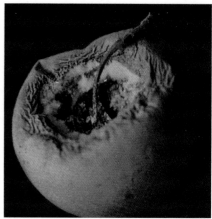

2.85 苹果果柄基腐病

第四节　有丝分裂孢子真菌

2.86

粗链格孢

Alternaria crassa (Sacc.) Rands

【寄主】曼陀罗（闹羊花），引起叶片黑斑病。

【分布】蔚县、怀来、涿鹿。

【危害程度】+

2.87

链格孢霉

Alternalia alternata (Fr.) Keissi

【寄主】苹果以及梨、桃、核桃、葡萄等果实，单独或与 *Trichothecium roseum* (Bull) Link、*Fusarium moniliforme* Sheld、*Penisillium* spp.、*Paecilomyces* sp.、*Cephalosporium* sp. 复合侵染引起霉心病。

【分布】各苹果栽培区。

【危害程度】+

2.88

粉红单端孢霉

Trichothecium roseum (Bull) Link

【寄主】苹果以及梨、桃、核桃、葡萄等果实，单独或与 *Alternalia alternata* (Fr.) Keissi、*Fusarium moniliforme* Sheld、*Penisillium* spp.、*Paecilomyces* sp.、*Cephalosporium* sp. 复合侵染引起霉心病。

【分布】各苹果栽培区。

【危害程度】+

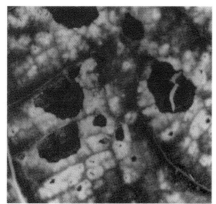

2.86 曼陀罗黑斑病

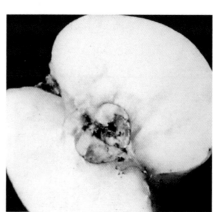

2.87～2.92 苹果霉心病：病果纵剖面示果心白色霉层

2.89

串球链格孢霉

Fusarium moniliforme Sheld

【寄主】苹果以及梨、桃、核桃、葡萄等果实，单独或与 *Alternalia alternata* (Fr.) Keissi、*Trichothecium roseum* (Bull) Link、*Penisillium* spp.、*Paecilomyces* sp.、*Cephalosporium* sp. 复合侵染引起霉心病。

【分布】各苹果栽培区。

【危害程度】＋

2.90

青霉菌多种

Penisillium spp.

【寄主】苹果以及梨、桃、核桃、葡萄等果实，单独或与 *Alternalia alternata* (Fr.) Keissi、*Trichothecium roseum* (Bull) Link、*Fusarium moniliforme* Sheld、*Paecilomyces* sp.、*Cephalosporium* sp. 复合侵染引起霉心病。

【分布】各苹果栽培区。

【危害程度】＋

2.91

拟青霉

Paecilomyces sp.

【寄主】苹果以及梨、桃、核桃、葡萄等果实，单独或与 *Alternalia alternata* (Fr.) Keissi、*Trichothecium roseum* (Bull) Link、*Fusarium moniliforme* Sheld、*Penisillium* spp.、*Cephalosporium* sp. 复合侵染引起霉心病。

【分布】各苹果栽培区。

【危害程度】＋

2.92

头孢霉

Cephalosporium sp.

【寄主】苹果以及梨、桃、核桃、葡萄等果实，单独或与 *Alternalia alternata* (Fr.) Keissi、*Trichothecium roseum* (Bull) Link、*Fusarium moniliforme* Sheld、*Penisillium* spp.、*Paecilomyces* sp. 复合侵染引起霉心病。

【分布】各苹果栽培区。

【危害程度】＋

2.93

细链格孢

Alternaria tenuis Nees

【寄主】杨，引起叶片轮纹斑病。

【分布】赤城。

【危害程度】＋

2.94

苹果丝孢菌强毒株系

Alternaria mali A.Roberts.

【寄主】苹果，侵染叶片和果实，引起斑点落叶病（褐纹病、轮斑病）。

【分布】怀来、涿鹿、蔚县等各苹果栽培区。

【危害程度】＋

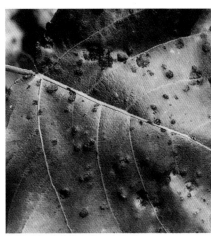

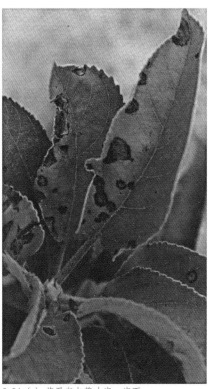

2.94（a）苹果斑点落叶病：病页

2.93（a）杨轮纹斑病：叶正面

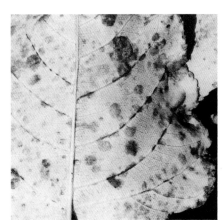

2.93（b）杨轮纹斑病：叶背面

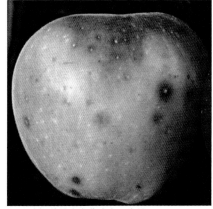

2.94（b）苹果斑点落叶病：病果

2.95

苹果链格孢霉

Alternaria mali Roberts

【寄主】梨，侵染叶片，引起轮斑病。

【分布】怀来、涿鹿。

【危害程度】+

2.96

链格孢霉一种

Alternaria sp.(1)

【寄主】多种马蹄莲、榆叶梅，侵染叶片，引起叶斑病。

【分布】市区、蔚县、涿鹿。

【危害程度】+

2.97

链格孢霉一种

Alternaria sp.(2)

【寄主】金银花，侵染叶片，引起落叶病。

【分布】涿鹿、蔚县。

【危害程度】+

2.98

链格孢霉一种

Alternalia sp.(3)

【寄主】苹果。单独或与 *Dothiollera* sp.、*Cephalotrichum* sp.、*Rhizopus* sp. 复合侵染采收或贮藏的果实引起果柄基腐病。

【分布】各苹果栽培区，苹果贮藏库。

【危害程度】+

2.99

小穴壳一种

Dothiollera sp.

【寄主】苹果。单独或与 *Alternalia* sp.、*Cephalotrichum* sp.、*Rhizopus* sp. 复合侵染采收或贮藏的果实引起果柄基腐病。

【分布】各苹果栽培区，苹果贮藏库。

【危害程度】+

2.100

束梗孢一种

Cephalotrichum sp.

【寄主】苹果。单独或与 *Alternalia* sp.、*Dothiollera* sp.、*Rhizopus* sp. 复合侵染采收或贮藏的果实引起果柄基腐病。

【分布】各苹果栽培区，苹果贮藏库。

【危害程度】+

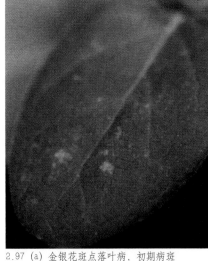

2.97 (a) 金银花斑点落叶病，初期病斑

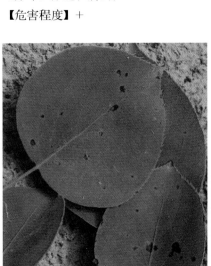

2.95 梨轮斑病

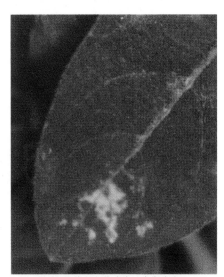

2.97 (b) 金银花斑点落叶病，中期病斑

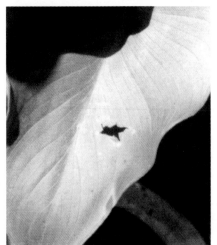

2.96 马蹄莲叶斑病

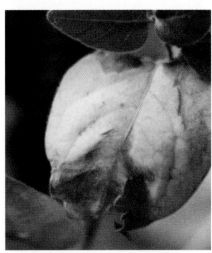

2.97 (c) 金银花斑点落叶病，后期病斑

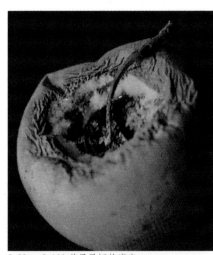

2.98～2.100 苹果果柄基腐病

2.101

菊花壳二孢
Ascochyta chrysanthemi F.L.Stev.

【寄主】万寿菊（臭芙蓉）叶片，引起花腐病。

【分布】万全、怀来。

【危害程度】+

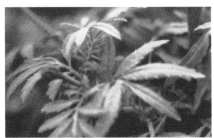

2.101 (a) 万寿菊花腐病，示花蕾被害状

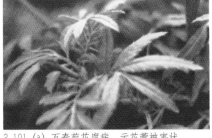

2.101 (b) 万寿菊花腐病，示花腐中期

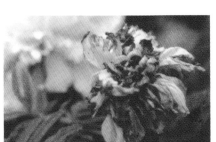

2.101 (c) 万寿菊花腐病，示花腐后期

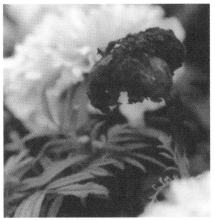

2.101 (d) 万寿菊花腐病，示花腐后期

2.102

芦荟壳二孢霉
Ascochyta lini Sacc

【寄主】芦荟，侵染叶片，引起芦荟褐斑病。

【分布】市区、蔚县、涿鹿。

【危害程度】+

2.103

胶孢炭疽菌
Colletotrichum gloeosporioides Penz.

【寄主】柿、枣、酸枣、巴西木、仙人掌、仙人镜、桃，引起叶片、新梢、果炭疽病；枸杞，引起黑果病。

【分布】宣化、怀来、蔚县、赤城。

【危害程度】+

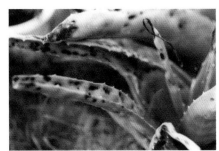

2.102 芦荟褐斑病

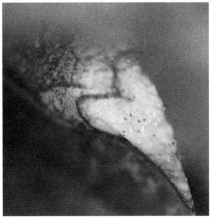

2.103 (a) 枸杞炭疽病，示病叶

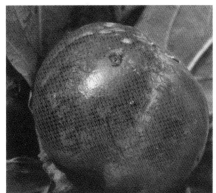

2.103 (b) 柿炭疽病，示病果

2.104

有丝分裂真菌
Coniothyrium sp.

【寄主】枣，引起叶片白腐病。

【分布】宣化。

【危害程度】+

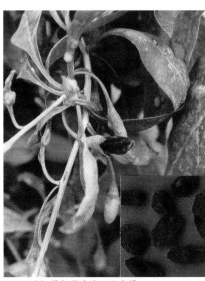

2.103 (c) 枸杞炭疽病，示病果

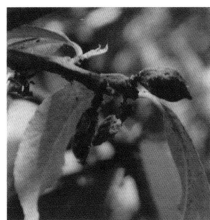

2.103 (d) 桃炭疽病，示幼果感病后形成僵果

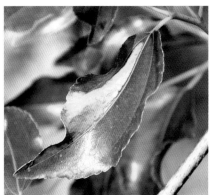

2.104 枣白腐病

2.105

灰葡萄孢霉
Botrytis cinerea Pers.

【寄主】天竺葵（洋绣球）、海芋、大丽花、月季、竹节海棠、鸡冠花、仙客来、一串红、瓜叶菊、巴西木等，引起灰霉病。

【分布】市区、宣化、蔚县、怀来。

【危害程度】+

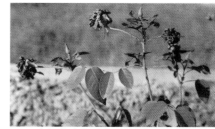

2.105（g）月季灰霉病，被害株10月份天气冷凉后新生花蕾仍健康

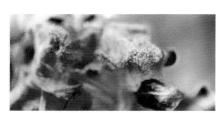

2.105（a）一串红灰霉病

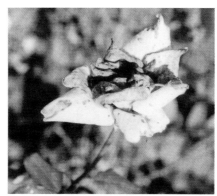

2.105（d）月季灰霉病，花冠被害状Ⅰ

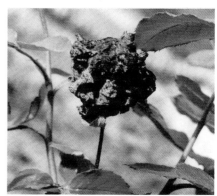

2.105（h）月季灰霉病，花冠被害状Ⅱ（后期）

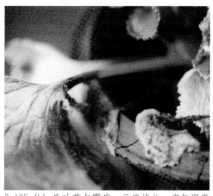

2.105（b）瓜叶菊灰霉病，示症状Ⅱ，空气湿度大时生出灰色霉层

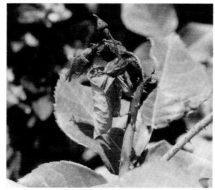

2.105（e）月季灰霉病，花蕾被害状

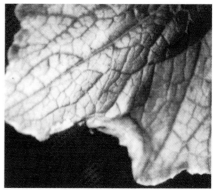

2.105（i）瓜叶菊灰霉病，示症状

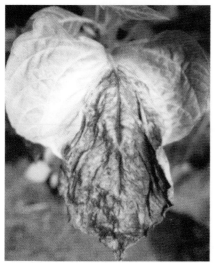

2.105（c）鸡冠花灰霉病

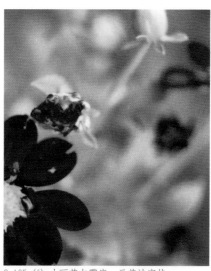

2.105（f）大丽花灰霉病，示花被害状

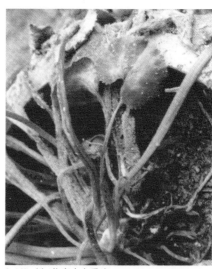

2.105（j）仙客来灰霉病

2.106

刺盘孢菌一种
Colletotrichum sp.

【寄主】槐、龙爪槐、吊兰、斑马、绿萝、
蔓绿绒等，引起炭疽病。

【分布】市区。

【危害程度】+

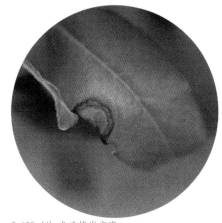

2.106 (d) 龙爪槐炭疽病

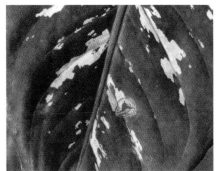

2.106 (a) 斑马炭疽病

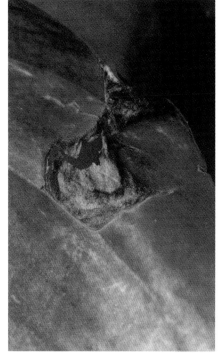

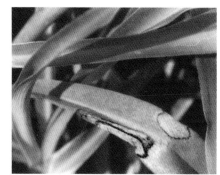

2.106 (g) 吊兰炭疽病，示症状 I

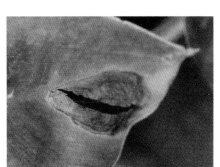

2.106 (b) 绿萝炭疽病

2.106 (e) 蔓绿绒炭疽病，示症状 II

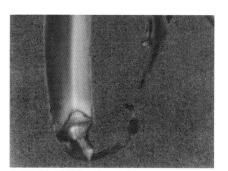

2.106 (h) 吊兰炭疽病，示症状 II

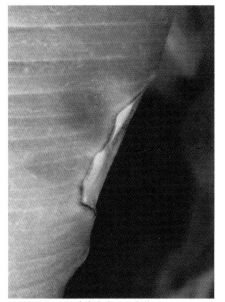

2.106 (c) 蔓绿绒炭疽病，示症状 I

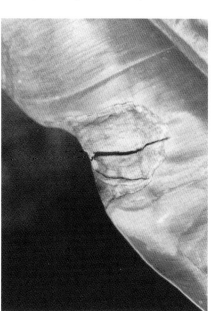

2.106 (f) 蔓绿绒炭疽病，示症状 III

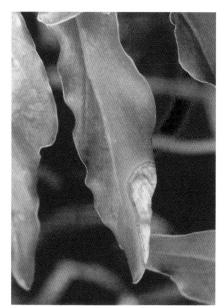

2.106 (i) 蔓绿绒炭疽病，示肋叶蔓绿绒被害状

2.107

杨尾孢菌

Cercospora populina Ell.

【寄主】多种杨树，侵染叶片，引起角斑病。

【分布】各县、区。

【危害程度】+

2.108

枣叶橄榄色盾壳霉

Coniothyrium aleuritis Teng

【寄主】枣，复合侵染，引起叶片褐斑病。

【分布】宣化。

【危害程度】+

2.109

枣叶盾壳霉

Coniothyrium fuckelii Sacc.

【寄主】枣，复合侵染，引起叶片褐斑病。

【分布】宣化。

【危害程度】+

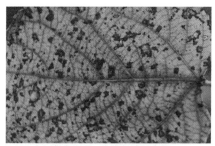

2.107 (a) 杨角斑病：北京杨叶被害状

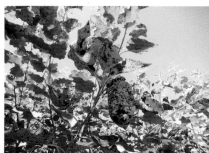

2.107 (b) 杨角斑病

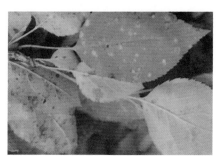

2.107 (c) 杨角斑病：小青杨叶被害状

2.110

枸杞尾孢霉

Cercospora lycii Ell. et Halst.

【寄主】枸杞，侵染叶、果，引起灰斑病。

【分布】涿鹿、怀来、赤城、宣化。

【危害程度】+

2.111

花椒尾孢霉

Cercospora zanthoxyli Cooke

【寄主】花椒，引起叶片褐斑病。

【分布】怀来。

【危害程度】+

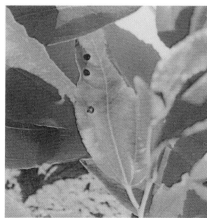

2.108、2.109 枣褐斑病

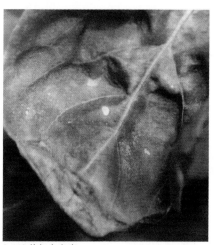

2.110 枸杞灰斑病

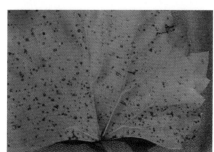

2.112 葡萄小褐斑病

2.112

束梗尾孢

Cercospora roesleri (Catt.) Sacc.

【寄主】葡萄，侵染叶片，引起小褐斑病。

【分布】宣化等。

【危害程度】+

2.113

大斑尾孢菌

Cercospora macromaculans Heald et Woif

【寄主】丁香，侵染叶片，引起褐斑病。

【分布】涿鹿、蔚县、怀来、赤城、宣化、市区。

【危害程度】+

2.114

核果尾孢霉

Cercospora circumscissa Sacc.

【寄主】桃、碧桃、李，侵染叶片，引起褐斑穿孔病。

【分布】怀来、宣化等。

【危害程度】+

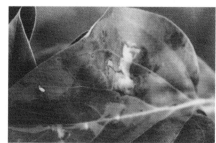

2.113 (a) 丁香褐斑病：症状 I

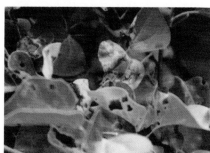

2.113 (b) 丁香褐斑病：症状 II

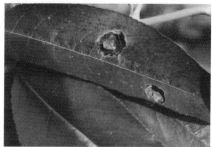

2.114 桃褐斑穿孔病：示叶部被害状

2.115

金黄壳孢菌

Cytospora chrysosperma (pers.) Fr

【寄主】香椿，引起烂皮病。

【分布】怀来。

【危害程度】＋

2.116

木樨生尾孢菌

Cercospora osmanthicola P. K. Chi et Pai

【寄主】珍珠梅，侵染叶片，引起叶斑病。

【分布】蔚县、涿鹿。

【危害程度】＋

2.117

朝鲜槐尾孢霉

Cercospora cladrastidis Jacz.

【寄主】朝鲜槐，引起叶斑病。

【分布】涿鹿。

【危害程度】＋

2.118

尾孢霉一种

Cercospora sp.(1)

【寄主】海芋、马蹄莲，与 *Phyllosticta* sp.、*Gloesporium* sp. 复合侵染引起叶斑病。

【分布】市区。

【危害程度】＋

2.119

尾孢霉一种

Cercospora sp.

【寄主】倒挂金钟，侵染叶片，引起褐斑病。

【分布】坝下各县、区。

【危害程度】＋

2.120

白腐壳霉

Coniothyrium diplodiella (Speg.) Sacc.

【寄主】葡萄，侵染果穗及叶、新梢，引起白腐病。

【分布】涿鹿、宣化。

【危害程度】＋＋

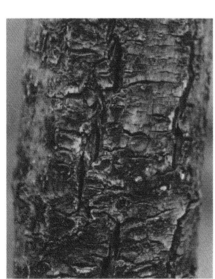

2.115 香椿烂皮病

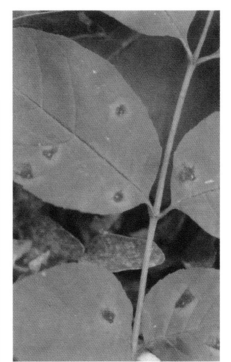

2.117 朝鲜槐叶斑病

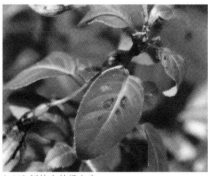

2.119 倒挂金钟褐斑病

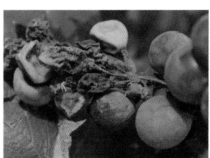

2.120 (a) 葡萄白腐病：示果穗被害状

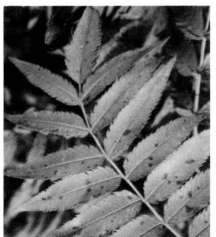

2.116 珍珠梅叶斑病

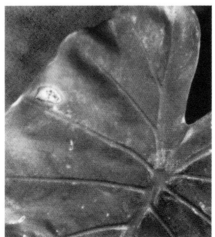

2.118 海芋叶斑病

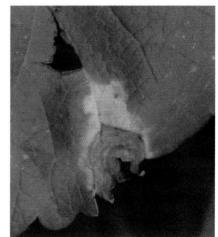

2.120 (b) 葡萄白腐病：示叶片被害状

2.121
嗜果刀孢霉
Clasterosporium carpophilum (Lev.) Aderh

【寄主】桃，引起叶片霉斑穿孔病。

【分布】怀来。

【危害程度】+

2.122
核果尾孢霉
Cercospora circumscissa Sacc.

【寄主】桃，引起寄主叶片的褐斑穿孔病，亦侵染新梢和果实。

【分布】怀来等。

【危害程度】+

2.123
多枝孢霉
Cladosporium herbarum (Pers.)

【寄主】桃，单独或与 *Altemalia altemata* (Fr.) Keissl、*Aureobasidium pullulams (de Bary)* Am.、Cheatasbalisa microglobulosa 复合侵染，引起叶、果、枝条的煤污病。

【分布】怀来等。

【危害程度】+

2.124
链格孢霉
Alternalia alternata (Fr.) Keissl

【寄主】桃，单独或与 *Cladosporium hergarum* (Pers.)、*Cladosporium macrocarpum* Pereuss、*Aureobasidium pullulams (de Bary)* Arn.、Cheatasbalisa microglobulosa 复合侵染，引起叶、果、枝条的煤污病。

【分布】怀来等。

【危害程度】+

2.125
出芽短梗霉
Aureobasidium pullulams (de Bary) Am.

【寄主】桃，单独或与 *Cladosporium hergarum* (Pers.)、*Cladosporium macrocarpum* Pereuss、*Altemalia alternata* (Fr.) Keissl、Cheatasbalisa microglobulosa 复合侵染，引起叶、果、枝条的煤污病。

【分布】怀来等。

【危害程度】+

2.126
贪壳小圆孢
Chaetasbalisia microglluosa

【寄主】桃，单独或与 *Cladosporium hergarum* (Pers.)、*Cladosporium macrocarpum* Pereuss、*Alternalia alternata* (Fr.) Keissl、*Aureobasidium pullulams (de Bary)* Am. 复合侵染，引起叶、果、枝条的煤污病。

【分布】怀来等。

【危害程度】+

2.127
大枝孢
Cladosporium macrocarpum Pereuss

【寄主】桃，单独或与 *Altemalia altemata* (Fr.) Keissl、*Aureobasidium pullulams (de Bary)* Am.、Cheatasbalisa microglobulosa 复合侵染，引起叶、果、枝条的煤污病。

【分布】怀来等。

【危害程度】+

2.128
仙人掌炭疽菌
Colletotrichun opuntiae (dl.et Er.) Saw.

【寄主】量天尺、仙人掌、仙人球、昙花、蟹爪兰、仙人指等，引起炭疽病。

【分布】各县、区。

【危害程度】+

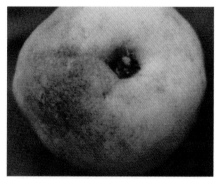

2.123～2.127 桃煤污病：示果面煤污

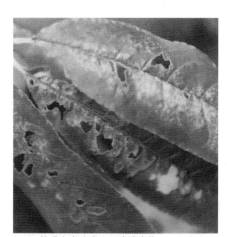

2.121 桃霉斑穿孔病：示叶被害状

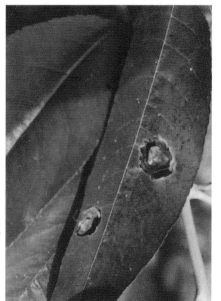

2.122 桃褐斑穿孔病：示叶部被害状

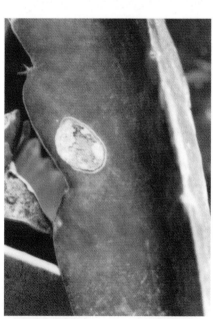

2.128 量天尺炭疽病

2.129

蔷薇生尾孢霉

Cercospora rosicola Pass.

【寄主】月季，侵染叶片，引起褐斑病（紫斑病）。

【分布】涿鹿、赤城、蔚县、市区、怀来、宣化。

【危害程度】+

2.130

蔷薇生尾孢霉

Cercospora rosae (Fuckel) Hohn.

【寄主】月季，侵染叶片，引起大斑病。

【分布】市区、蔚县、怀来。

【危害程度】+

2.131

千屈菜尾孢霉

Cercospora lythracearum Heald et Wolf

【寄主】紫薇、白薇，侵染叶片，引起褐斑病。

【分布】怀来。

【危害程度】+

2.132

柿尾孢菌

Cercaspora kaki Ell. et Ev.

【寄主】柿，侵染叶片和柿蒂，引起角斑病。

【分布】怀来。

【危害程度】+

2.133

煤炱菌

Capnodium sp.

【寄主】紫薇，侵染叶片、嫩枝，引起煤污病。

【分布】怀来。

【危害程度】+

2.134

蔷薇小壳霉

Coniothyrium fuckelii Sacc.

【寄主】月季，侵染枝条，引起月季枝枯病。

【分布】各县、区。

【危害程度】+

2.135

盾壳霉

Coniothyrium sp.

【寄主】枣，侵染叶片，引起叶片白腐病。

【分布】宣化、怀来。

【危害程度】+

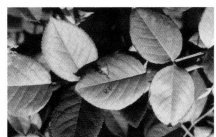

2.129 月季紫斑病，症状Ⅵ

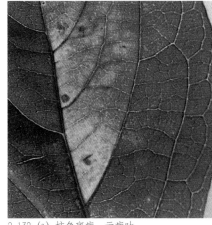

2.132 (a) 柿角斑病：示病叶

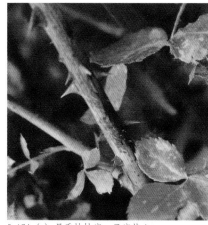

2.134 (a) 月季枝枯病，示症状Ⅰ

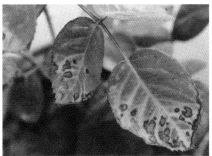

2.130 月季大斑病

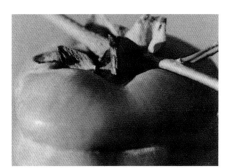

2.132 (b) 柿角斑病：示果蒂顶角变黑褐色

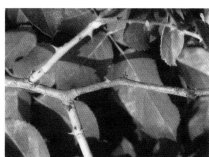

2.134 (b) 月季枝枯病，示症状Ⅱ

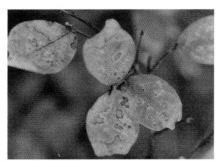

2.131 紫薇褐斑病

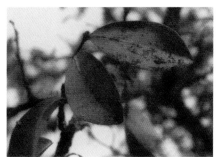

2.133 紫薇煤污病

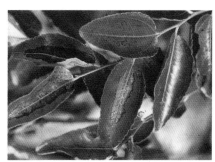

2.135 枣白腐病，示病叶

2.136

叶橄榄色盾壳霉

Coniothyrium aleuritis Teng

【寄主】枣，复合侵染，引起褐斑病。

【分布】宣化、怀来。

【危害程度】+

2.137

枣叶盾壳霉

Coniothyrium fuckelii Sacc.

【寄主】枣，复合侵染，引起褐斑病。

【分布】宣化、怀来。

【危害程度】+

2.138

嗜果刀孢霉

Clasterosporium carpophilum (Lev.) Aderh.

【寄主】桃、碧桃、李，侵染叶片，引起霉斑穿孔病。

【分布】怀来、涿鹿、蔚县。

【危害程度】+

2.139

胡桃壳囊孢菌

Cytospora jugladis (DC.) Sacc.

【寄主】核桃，侵染枝干，引起腐烂病。

【分布】蔚县。

【危害程度】+

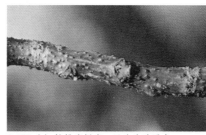

2.139 (a) 核桃腐烂病：示分生孢子角

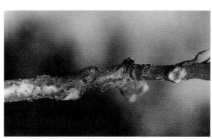

2.139 (b) 核桃腐烂病：示枝枯型

2.140

聚生小穴壳菌

Dothiorella gregaria Sacc.

【寄主】杨、柳、核桃、刺槐、苹果等，引起干、枝的溃疡病。

【分布】各县、区。

【危害程度】+

2.141

聚生小穴壳菌

Dothiorella gregaria Sacc

【寄主】枣果，引起枣缩果病（后期）。

【分布】宣化、涿鹿等。

【危害程度】+

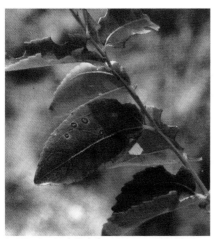

2.136、2.137 枣褐斑病

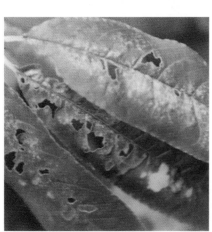

2.138 桃霉斑穿孔病：示叶被害状

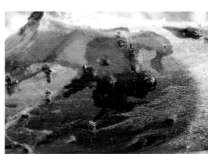

2.140 (a) 杨树溃疡病

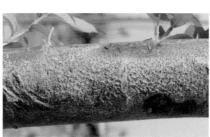

2.140 (b) 柳树溃疡病

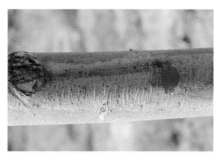

2.140 (c) 柳树溃疡病

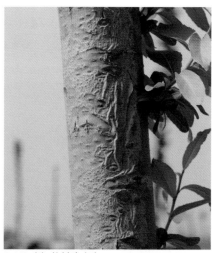

2.140 (d) 柳树溃疡病

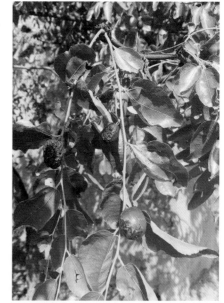

2.141 缩果病

2.142

表丝联球霉

Fumago vagans Pers.

【寄主】多种杨树，引起枝干煤污病。

【分布】各县、区。

【危害程度】+

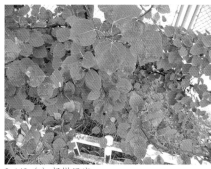
2.142 (a) 杨煤污病

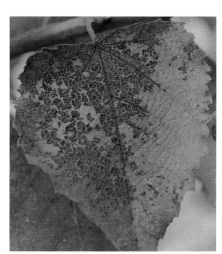
2.142 (b) 杨煤污病，示叶被害状

2.143

黄色镰刀菌

Fusarium culmorum (Smith)Sacc.

【寄主】草坪草，致草坪禾草生枯萎斑，引起草坪镰刀菌枯萎病。

【分布】市区。

【危害程度】+

2.144

禾谷镰刀菌

Fusarium graminearum Schwaabe

【寄主】草坪草，致草坪禾草生枯萎斑，引起草坪镰刀菌枯萎病。

【分布】市区。

【危害程度】+

2.145

燕麦镰刀菌

Fusarium avenaceum (Fr.) Sacc

【寄主】草坪草，致草坪禾草生枯萎斑，引起草坪镰刀菌枯萎病。

【分布】市区。

【危害程度】+

2.146

木贼镰刀菌

Fusarium equiseti (Corda) Sacc

【寄主】草坪草，致草坪禾草生枯萎斑，引起草坪镰刀菌枯萎病。

【分布】市区。

【危害程度】+

2.147

异孢镰刀菌

Fusarium heterosporum Nees et Fr.

【寄主】草坪草，致草坪禾草生枯萎斑，引起草坪镰刀菌枯萎病。

【分布】市区。

【危害程度】+

2.148

梨孢镰刀菌

Fusarium poae (Peck) Wollew.

【寄主】草坪草，致草坪禾草生枯萎斑，引起草坪镰刀菌枯萎病。

【分布】市区。

【危害程度】+

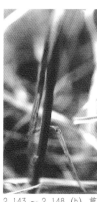
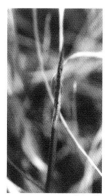
2.143 ~ 2.148 (b) 草坪镰刀菌枯萎病，示老叶上的不规则形病斑，边缘褐色至红褐色，外缘枯黄色

2.143 ~ 2.148 (c) 草坪镰刀菌枯萎病，示老叶被害状

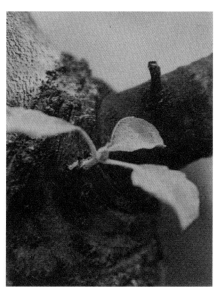
2.142 (c) 杨煤污病，示枝干树皮上的黑色煤污

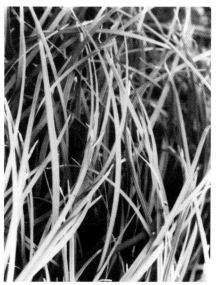
2.143 ~ 2.148 (a) 草坪镰刀菌枯萎病，示草坪被害景观

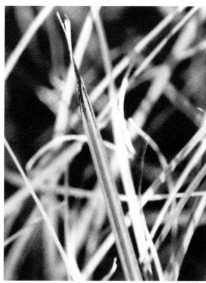
2.143 ~ 2.148 (d) 草坪镰刀菌枯萎病，示成株叶片被害状，初期病叶自叶尖向下变褐枯黄

2.149

尖孢镰刀菌

Fusarium oxysporum Sxhlecht.

【寄主】仙人指，引起茎腐病。寄生水仙、天门冬、风信子、唐菖蒲、小苍兰等属植物，引起干腐病，不久死亡。

【分布】各栽培区。

【危害程度】+

2.150

镰刀菌一种

Fusarium sp.(1)

【寄主】鸡冠花、虎刺，引起鸡冠花褐斑病（叶斑病）、虎刺茎腐病。

【分布】市区、宣化。

【危害程度】+

2.151

镰刀菌一种

Fusarium sp.(2)

【寄主】紫荆，全株受害，致枯萎病。

【分布】怀来。

【危害程度】+

2.153

有丝分裂真菌一种

Fmago sp.

【寄主】珊瑚豆，引起枝、叶煤污病。

【分布】市区。

【危害程度】+

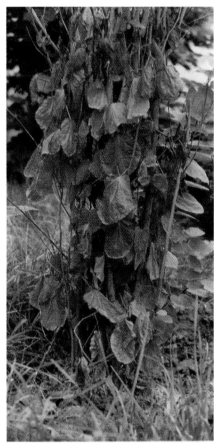

2.151 紫荆枯萎病

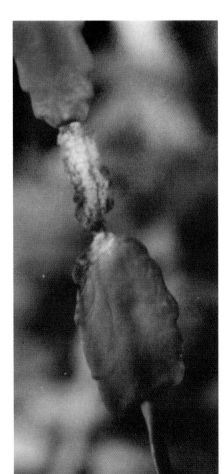

2.149 (a) 仙人指镰刀菌茎腐病

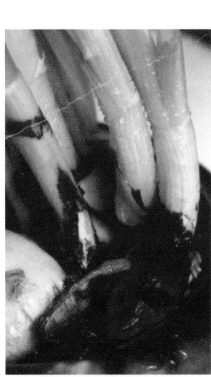

2.149 (b) 水仙干腐病

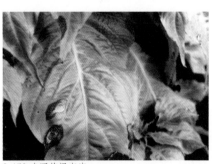

2.150 鸡冠花褐斑病

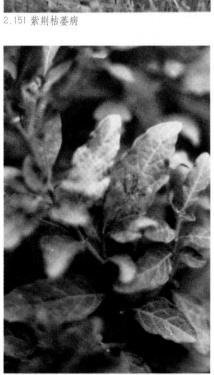

2.153 珊瑚豆煤污病

2.154

仁果煤污菌

Gloeodes pomigena (Schw.) Colby

【寄主】苹果，侵染叶、果，引起煤污病。

【分布】市区、怀来、涿鹿。

【危害程度】+

2.155

灰丛梗孢霉

Monilia cinerea Bon.

【寄主】桃、碧桃、李，侵染花器、叶片，引起花腐病。

【分布】怀来等。

【危害程度】+

2.156

茎点霉一种

Phoma sp.(1)

【寄主】文竹，引起枝枯病。

【分布】涿鹿、怀来、蔚县。

【危害程度】+

2.157

链格孢霉一种

Alternalio sp.

【寄主】马蹄莲，侵染叶片，引起叶斑病。

【分布】市区。

【危害程度】+

2.158

大丽花叶点霉

Phyllosticta dahliaecola Brunand.

【寄主】大丽花，引起大丽花暗纹斑病。

【分布】市区。

【危害程度】+

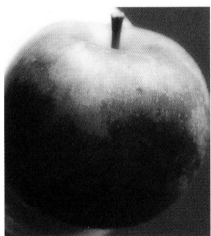

2.154 (a) 苹果煤污病，示果面初期病斑

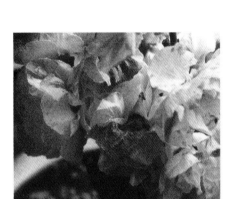

2.155 碧桃花腐病

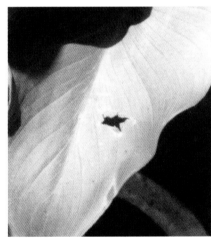

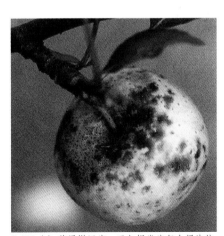

2.154 (b) 苹果煤污病，示果面后期病斑

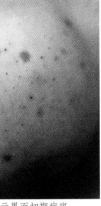

2.157 马蹄莲叶斑病

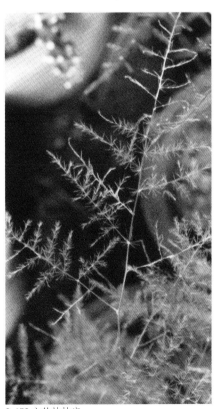

2.154 (c) 苹果煤污病，示与蝇粪病复合侵染状

2.156 文竹枝枯病

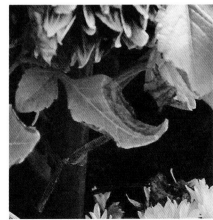

2.158 大丽花暗纹斑病

2.159

蜀葵褐斑叶点霉

Phyllosticta althaeina Sacc.

【寄主】蜀葵，复合侵染叶片，引起蜀葵枯斑病。

【分布】蔚县。

【危害程度】+

2.160

蜀葵褐斑叶点霉

Phyllosticta althaeina Sacc.

【寄主】蜀葵，复合侵染叶片，引起蜀葵枯斑病。

【分布】蔚县。

【危害程度】+

2.161

叶点霉一种

Phyllosticta sp.

【寄主】海芋、马蹄莲，与 *Cerospora* sp.、*Gloesporium* sp. 复合侵染引起叶斑病。

【分布】市区、宣化、蔚县、涿鹿。

【危害程度】+

2.162

尾孢霉一种

Cerospora sp.

【寄主】海芋、马蹄莲，与 *Phyllosticta* sp.、*Gloesporium* sp. 复合侵染引起叶斑病。

【分布】市区、宣化、蔚县、涿鹿。

【危害程度】+

2.163

圆长孢霉一种

Gloesporium sp.

【寄主】海芋、马蹄莲，与 *Phyllosticta* sp.、*Cerospora* sp. 复合侵染引起叶斑病。

【分布】市区、宣化、蔚县、涿鹿。

【危害程度】+

2.164

蔷薇叶点霉

Phyllosticta rosarum Pass.

【寄主】月季，侵染叶片，引起月季叶枯病。

【分布】市区、怀来。

【危害程度】+

2.165

叶点霉一种

Phyllosticta sp.

【寄主】红宝石，侵染叶片，引起斑点病。

【分布】市区、怀来。

【危害程度】+

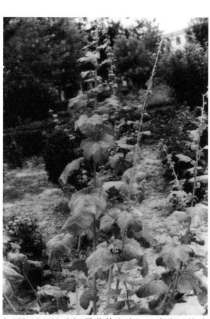

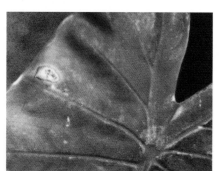

2.161～2.163 海芋叶斑病

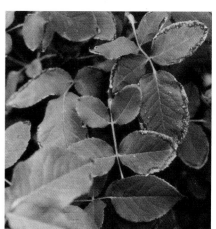

2.164 月季叶斑病，症状 IV

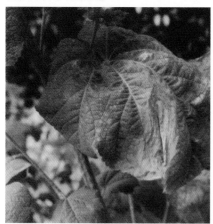

2.159、2.160 (a) 蜀葵枯斑病，示发生环境为城市居民小区内的绿地

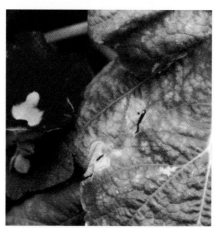

2.159、2.160 (b) 蜀葵枯斑病，示病状 I

2.159、2.160 (c) 蜀葵枯斑病，示病状 II

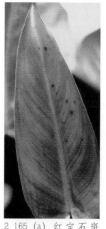

2.165 (a) 红宝石斑点病，示初期症状

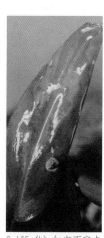

2.165 (b) 红宝石斑点病，示初期症状（叶面白色斑驳为反光）

2.166

柿黑星孢

Fusicladium kaki Hori et Yoshsno

【寄主】君迁子、柿，侵染叶片和果实，引起黑星病。

【分布】怀来。

【危害程度】+

2.167

细盾壳霉

Leptothyrium sp.

【寄主】多种杨树，引起叶片的霉斑病。

【分布】各县、区。

【危害程度】+

2.169

轮纹大茎点霉

Macrophoma kuwatsukaii Hara

【寄主】枣，侵染果实，引起黑腐病。

【分布】宣化、怀来。

【危害程度】+

2.170

矩圆黑盘孢

Melanconium oblangum Bork

【寄主】核桃，引起黑粒枝枯病。

【分布】蔚县、涿鹿、怀来。

【危害程度】+

2.171

胡桃黑盘孢

Melanconium juglandinum Kunze

【寄主】核桃，引起黑粒枝枯病。

【分布】蔚县、涿鹿、怀来。

【危害程度】+

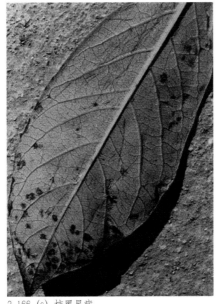

2.166（c）柿黑星病

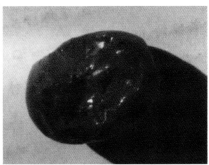

2.169 枣黑腐病，示枣果症状

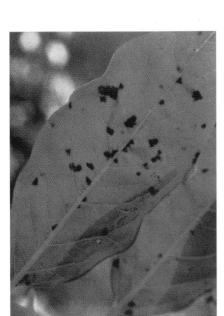

2.166（a）君迁子黑星病，示病叶

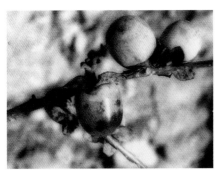

2.166（b）君迁子黑星病，示病果

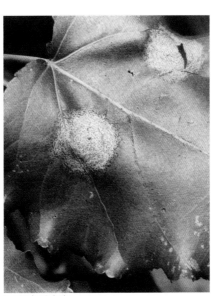

2.167 杨霉斑病

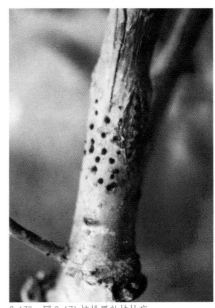

2.170、同2.171 核桃黑粒枝枯病

2.172

苹果盘二孢菌

Marssonina mali (P.Henn.)Ito.

【寄主】苹果，引起苹果褐斑病（苹果绿缘褐斑病）。

【分布】怀来、涿鹿。

【危害程度】+

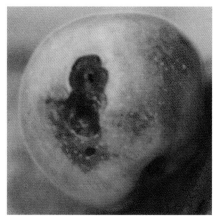

2.172 (a) 苹果褐斑病：病果

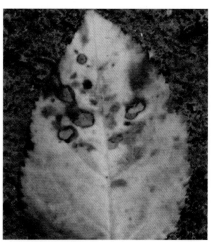

2.172 (b) 苹果褐斑病：病叶

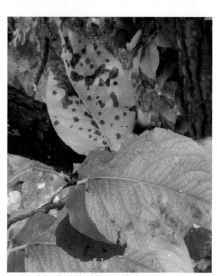

2.172 (c) 苹果褐斑病，示病叶

2.173

杨盘二孢菌

Marssonina populi (Lib.) Magn

【寄主】杨，引起杨黑斑病。

【分布】怀来、赤城等。

【危害程度】+

2.174

假尾孢霉一种

Pseudocercospora sp.

【寄主】蛇葡萄属植物，引起叶片的褐斑病。

【分布】蔚县、涿鹿。

【危害程度】+

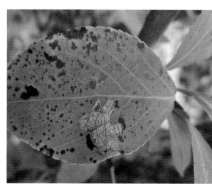

2.173 (a) 杨黑斑病

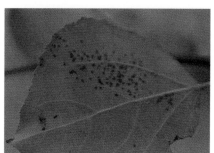

2.173 (b) 杨黑斑病

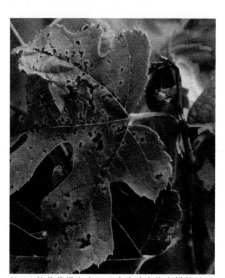

2.174 蛇葡萄褐斑病：示叶片被害状和嫩梢被害枯死状

2.175

坏死假尾孢

Pseudocercospora destructiva (Rar.) Guo et Liu

【寄主】大叶黄杨，引起褐斑病（叶斑病）。

【分布】市区、怀来。

【危害程度】+

2.176

葡萄假尾孢菌

Pseudocercospora vitis (Lev.) Speg.

【寄主】葡萄，寄生叶片，引起大褐斑病。

【分布】宣化、涿鹿等。

【危害程度】+

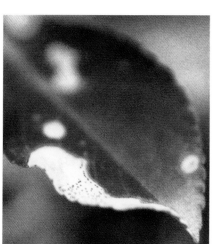

2.175 大叶黄杨褐斑症

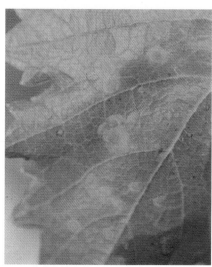

2.176 葡萄大褐斑病

2.177

扩展青霉菌

Penicillium expansum (Link) Thom

【寄主】苹果、梨等，单独或复合侵染果实，引起成熟或贮藏果实的青霉病（烂果病）。

【分布】苹果、梨等栽培区。

【危害程度】+

2.178

意大利青霉菌

Penicillium italicum Wehmer

【寄主】苹果、梨等，单独或复合侵染果实，引起成熟或贮藏果实的青霉病（烂果病）。

【分布】苹果、梨等栽培区。

【危害程度】+

2.179

常现青霉菌

Penicillium frequemtans Westling

【寄主】苹果、梨等，单独或复合侵染果实，引起成熟或贮藏果实的青霉病（烂果病）。

【分布】苹果、梨等栽培区。

【危害程度】+

2.180

冰鸟青霉菌

Penicillium cyclopium Sopp

【寄主】苹果、梨等，单独或复合侵染果实，引起成熟或贮藏果实的青霉病（烂果病）。

【分布】苹果、梨等栽培区。

【危害程度】+

2.181

圆弧青霉菌

Penicillium islandium Sopp

【寄主】苹果、梨等，单独或复合侵染果实，引起成熟或贮藏果实的青霉病（烂果病）。

【分布】苹果、梨等栽培区。

【危害程度】+

2.182

壳青霉菌

Penicillium crustosum Thom

【寄主】苹果、梨等，单独或复合侵染果实，引起成熟或贮藏果实的青霉病（烂果病）。

【分布】苹果、梨等栽培区。

【危害程度】+

2.183

青霉菌

Penicillium sp.

【寄主】枣，引起枣果青霉病。

【分布】怀来。

【危害程度】+

2.184

叶点霉一种

Phyllosticta sp.

【寄主】枣，引起灰斑病。

【分布】宣化、怀来。

【危害程度】+

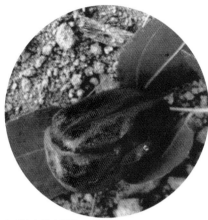

2.183 枣果青霉病

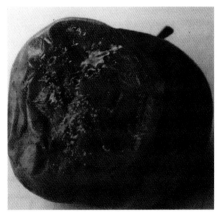

2.177～2.182 (b) 苹果青霉病：症状 Ⅱ

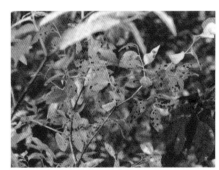

2.184 (a) 枣灰斑病，示症状 Ⅰ

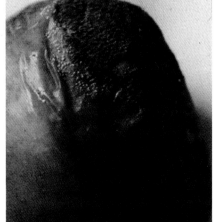

2.177～2.182 (a) 苹果青霉病：症状 Ⅰ

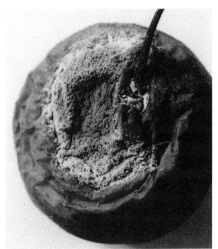

2.177～2.182 (c) 梨青霉病

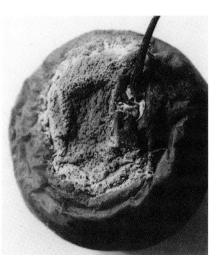

2.184 (b) 枣灰斑病，示症状 Ⅱ

2.185
叶点霉
Phyllosticta spp.

【寄主】梨，侵染叶片，引起斑纹病。

【分布】蔚县、怀来。

【危害程度】+

2.186
拟茎点菌
Phomopsis amygdalina Canonaco

【寄主】桃，侵染果实，引起实腐病。

【分布】怀来、宣化。

【危害程度】+

2.187
拟盘多毛孢
Pestalotiopsis sp.

【寄主】山楂，引起叶斑病。

【分布】怀来。

【危害程度】+

2.188
茄丝核菌
Rhizoctonia solani Kuhn.

【寄主】单独或复合侵染多种花卉苗木、松苗，引起立枯病；侵染草坪草，引起草坪褐斑病，又称草坪禾草丝核菌综合症。

【分布】市区。

【危害程度】+

2.189
稻枯斑丝核菌
Rhizoctonia oryzae Ryker et Goock

【寄主】单独或复合侵染多种花卉苗木、松苗，引起立枯病；侵染草坪草，引起草坪褐斑病，又称草坪禾草丝核菌综合症。

【分布】市区。

【危害程度】+

2.190
玉米丝核菌
Rhizoctonia zeae Voorhees

【寄主】单独或复合侵染多种花卉苗木、松苗，引起立枯病；侵染草坪草，引起草坪褐斑病，又称草坪禾草丝核菌综合症。

【分布】市区。

【危害程度】+

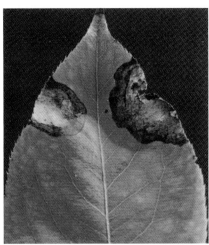

2.185 梨斑纹病

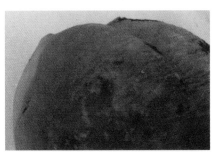

2.186 (a) 桃实腐病：示温度高发病快时桃果被害状

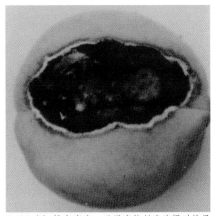

2.186 (b) 桃实腐病：示温度较低发病慢时桃果被害状

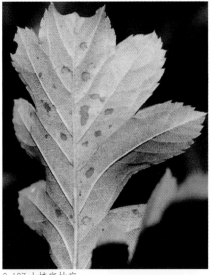

2.187 山楂斑枯病

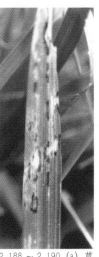

2.188 ~ 2.190 (a) 草坪褐斑病，示叶斑Ⅰ

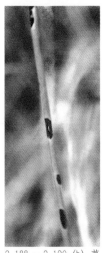

2.188 ~ 2.190 (b) 草坪褐斑病，示叶斑Ⅱ

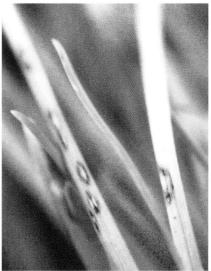

2.188 ~ 2.190 (c) 草坪褐斑病，示叶斑Ⅲ

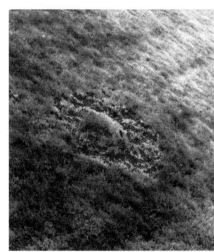

2.188 ~ 2.190 (d) 草坪褐斑病，示枯草形成的环状斑秃

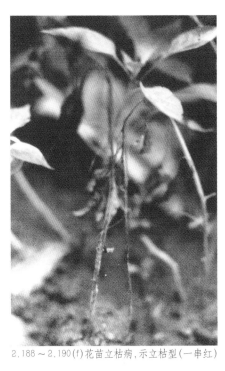

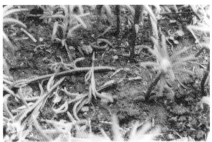

2.188～2.190 (g) 花苗立枯病,大花马齿苋症状,猝倒型

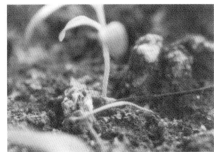

2.188～2.190 (h) 花苗立枯病,示长春花幼苗被害状 (猝倒)

2.188～2.190(f)花苗立枯病,示立枯型(一串红)

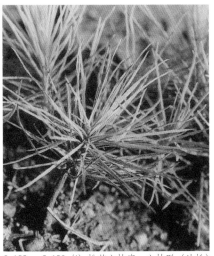

2.188～2.190 (i) 松苗立枯病:立枯型 (油松)

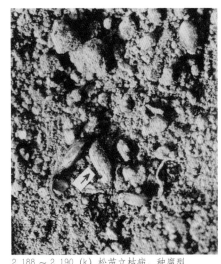

2.188～2.190 (k) 松苗立枯病:种腐型

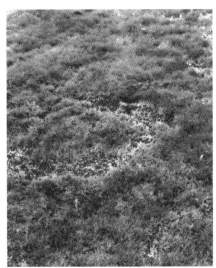

2.188～2.190 (e) 草坪褐斑病,示草坪中的被害草及环状斑秃

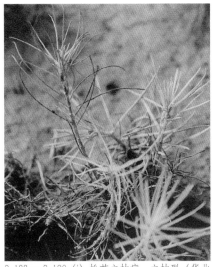

2.188～2.190 (j) 松苗立枯病:立枯型 (华北落叶松)

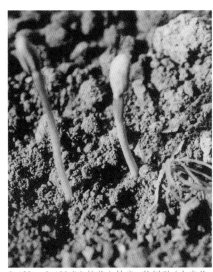

2.188～2.190 (k) 松苗立枯病:猝倒型 (右病苗,左健苗)

2.191

葡萄痂圆孢

Sphaceloma ampelinum de. Bary

【寄主】葡萄，侵染叶、果、新梢、卷须等绿色部分，引起黑痘病。

【分布】宣化、怀来、涿鹿。

【危害程度】+

2.192

杨壳多隔孢

Stagonospora populi (Cda.) Sacc.

【寄主】多种杨树，引起叶片的圆斑病。

【分布】各县、区。

【危害程度】+

2.193

杨生壳针孢

Septoria populicola Peck

【寄主】毛白杨、新疆杨等多种杨树，复合侵染，引起斑枯病。

【分布】崇礼、蔚县等。

【危害程度】+

2.194

杨壳针孢

Septoria populi Desm.

【寄主】毛白杨、新疆杨等多种杨树，复合侵染，引起斑枯病。

【分布】崇礼、蔚县等。

【危害程度】+

2.195

金银木壳针孢

Septoria lonicerae-maackii Miura

【寄主】锦带花、金银忍冬等，引起褐斑病。

【分布】蔚县、涿鹿。

【危害程度】+

2.196

沙枣壳针孢

Septoria argyrea Sacc.

【寄主】沙枣，侵染叶片，引起褐斑病。

【分布】蔚县、宣化。

【危害程度】+

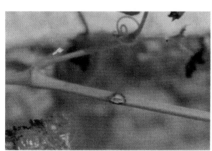

2.191 (a) 葡萄黑痘病：示新蔓被害状

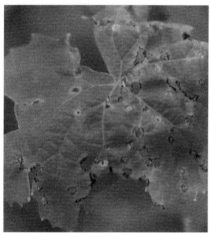

2.191 (b) 葡萄黑痘病：示叶片被害状

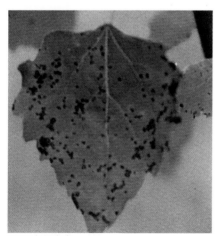

2.192 杨圆斑病

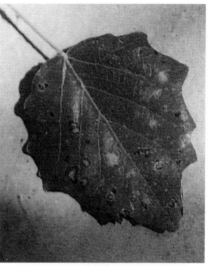

2.193、2.194 (a) 杨斑枯病：新疆杨叶被害状 I

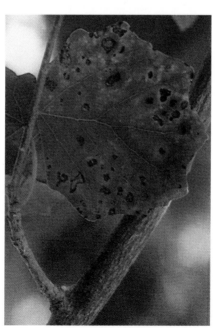

2.193、2.194 (b) 杨斑枯病：新疆杨叶被害状 II

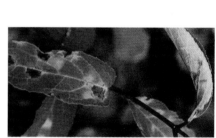

2.195 忍冬褐斑病、白粉病混合发生状

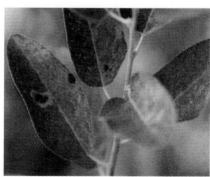

2.196 沙枣褐斑病

2.197

壳针孢

Septoria sp.

【寄主】云杉，引起枯梢病。

【分布】涿鹿。

【危害程度】+

2.198

拟黑根霉一种

Thielaviopsis sp.

【寄主】发财树（马拉巴栗树），引起根腐病。

【分布】市区。

【危害程度】+

2.199

花枯锁霉

Itersonilia perplexans Derx

【寄主】大丽花，引起花枯病。

【分布】市区。

【危害程度】+

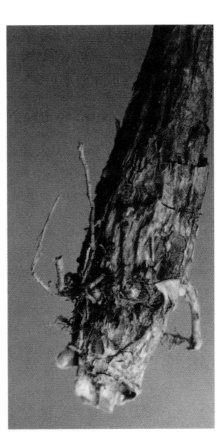

2.198 发财树根腐病

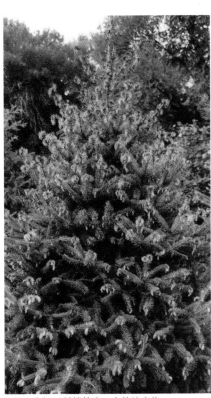

2.197 (a) 云杉梢枯病：全株被害状

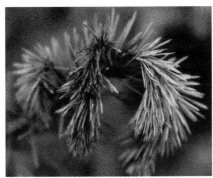

2.197 (b) 云杉梢枯病：被害梢

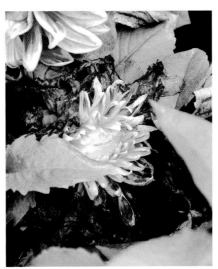

2.199 大丽花花枯病

第三章　原核生物

第一节　细菌

3.1

野杆菌

Agrobacterium sp.

【寄主】仁用杏、杨，侵染芽，引起芽癌病（冠瘿病）。

【分布】蔚县、怀来。

【危害程度】+

3.2

毛根野杆菌

Agrobacterium rhizogenes (Riker et al.)Conn.

【寄主】苹果苗，引起毛根病。

【分布】各县、区。

【危害程度】+

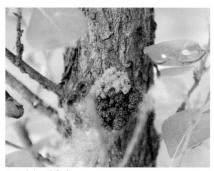

3.1（a）冠瘿病

3.3

野油菜黄单胞菌秋海棠致病型

Xanthomonas campestris prbegoniae (TaKimoto) Dye

【寄主】秋海棠属植物。侵染其叶、茎、芽，引起秋海棠斑点病，又称秋海棠细菌性斑点病。

【分布】市区。

【危害程度】+

3.4

黄单胞杆菌一种

Xanthomonas sp.(1)

【寄主】玫瑰秋海棠，主要侵染叶部，引起叶斑病。

【分布】市区、蔚县、宣化。

【危害程度】+

3.5

软腐欧文氏柯罗杆菌

Erwinia carotovora (Jones)Holl.

【寄主】仙客来、仙人掌，引起软腐病。

【分布】市区、宣化、怀来。

【危害程度】+

3.7

噬枣欧文氏杆菌

Erwinia jujubovora Wang et Guo

【寄主】枣果，引起枣缩果病（前期）。

【分布】宣化、涿鹿等。

【危害程度】+

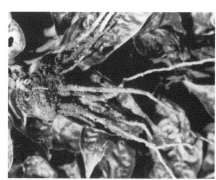

3.5（a）仙客来软腐病，示根部腐烂失水干缩（背景为其他植物叶片）

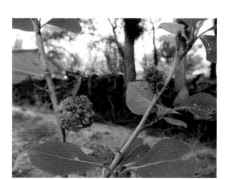

3.1（b）杨树冠瘿病

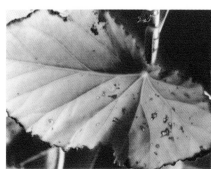

3.3秋海棠斑点病，示叶部被害状

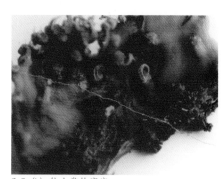

3.5（b）仙人掌软腐病

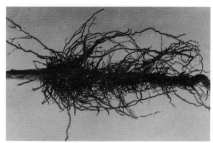

3.2苹果毛根病：侧根全变为毛发状

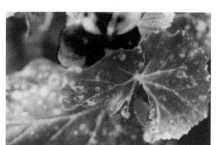

3.4玫瑰秋海棠叶斑病

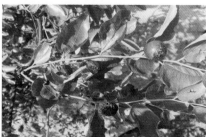

3.7枣缩果病

3.8

木麻黄青枯菌
Pseudomonas solanacearum E.F.Smith

【寄主】大丽花，引起大丽花青枯病。

【分布】市区、宣化。

【危害程度】+

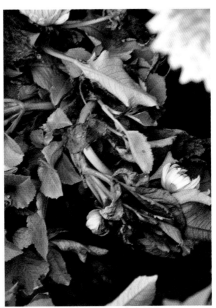

3.8 (a) 大丽花青枯病，又染灰霉病

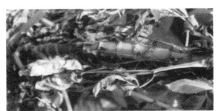

3.8 (b) 大丽花青枯病，示叶片萎蔫下垂，后干枯状

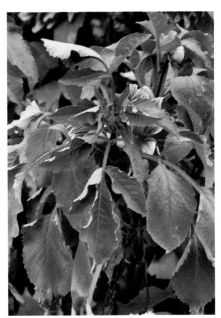

3.8 (c) 大丽花青枯病

3.9

癌肿野杆菌
Agrobacterium tumefaciens (Smith. et Towns.)Conn

【寄主】月季、葡萄、沙枣、海棠、圆柏、苹果、杏、垂柳、槐、君迁子、柿、梨、桃、臭椿、杨、毛刺槐、碧桃、核桃、月季、桑等，引起冠瘿病。

【分布】各县、区。

【危害程度】+

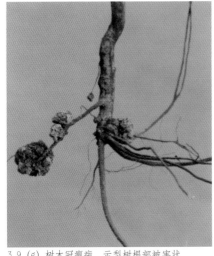

3.9 (g) 树木冠瘿病，示梨树根部被害状

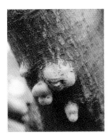

3.9 (a) 树木冠瘿病，示桑树干的初期肿瘤

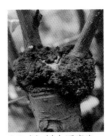

3.9 (b) 树木冠瘿病，示桃树嫁接口被害状

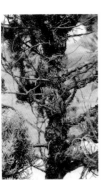

3.9 (c) 树木冠瘿病，示圆柏主干和侧干上的后期肿瘤

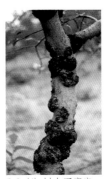

3.9 (d) 树木冠瘿病，示苹果主干被害状（后期）

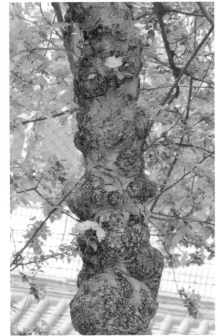

3.9 (h) 树木冠瘿病，示海棠被害状

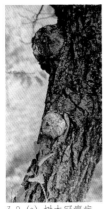

3.9 (e) 树木冠瘿病，示杏树初期瘤体（下）和中期瘤体（上）

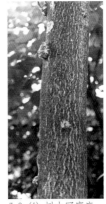

3.9 (f) 树木冠瘿病，示臭椿主干新生出的瘤体

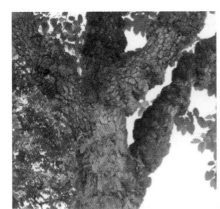

3.9 (i) 树木冠瘿病，示柿树被害状

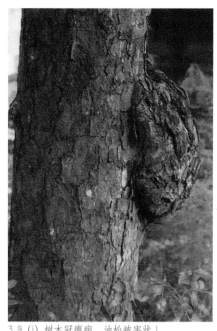

3.9 (j) 树木冠瘿病, 油松被害状 I

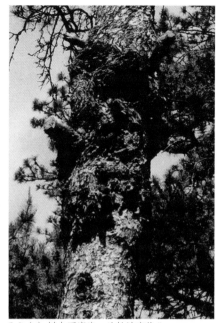

3.9 (m) 树木冠瘿病, 油松被害状 II

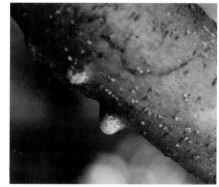

3.9 (p) 树木冠瘿病, 示苹果树干初期症状

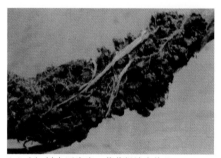

3.9 (q) 树木冠瘿病, 葡萄根被害状 I

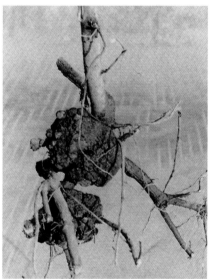

3.9 (k) 树木冠瘿病, 杨树根部被害状

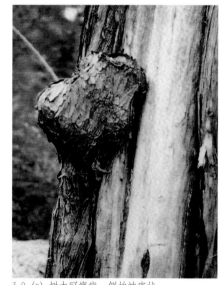

3.9 (n) 树木冠瘿病, 侧柏被害状

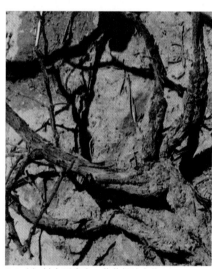

3.9 (r) 树木冠瘿病, 葡萄根被害状 II

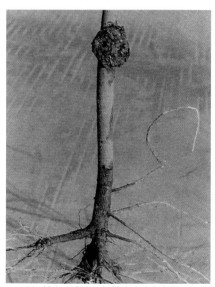

3.9 (l) 树木冠瘿病, 杨树苗干被害中期

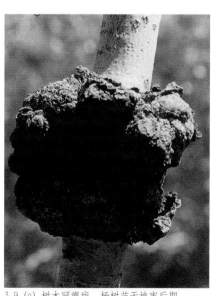

3.9 (o) 树木冠瘿病, 杨树苗干被害后期

3.10

甘蓝黑腐黄单胞杆菌桃穿孔致病型

Xanthomonas campestris pv. pruni (Smith) Dye

【寄主】杏、桃、李、紫叶李、樱桃等，侵染叶片、枝，引起细菌性穿孔病。

【分布】怀来等栽培区。

【危害程度】+

3.11

甘蓝黑腐单胞杆菌核桃黑斑致病型

Xanthomonas campestris pv. juglandis(Pierce)Dye

【寄主】核桃，引起叶片的黑斑病。

【分布】蔚县、涿鹿。

【危害程度：+

3.12

单胞杆菌一种

Xanthomonas sp.(2)

【寄主】枣，引起枣叶穿孔病。

【分布】涿鹿。

【危害程度】+

3.13

胡萝卜软腐欧文氏杆菌胡萝卜软腐致病型

Erwinia carotovora subsp. carotovora (Jonrs)Berh.al.,

【寄主】绿萝，全株带菌，侵染茎、叶，可致软腐病。

【分布】市区。

【危害程度】+

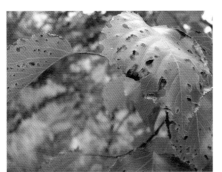

3.10 (a) 杏树细菌性穿孔病

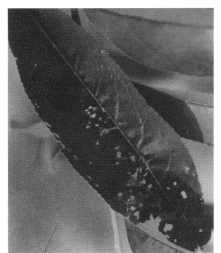

3.10 (b) 桃细菌性穿孔病：示叶被害状

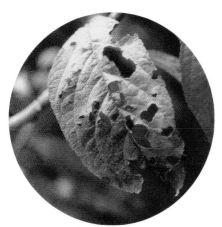

3.10 (c) 李细菌性穿孔病，示症状 I

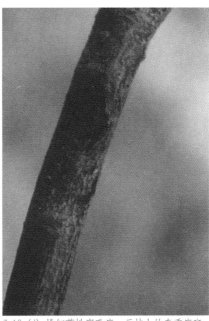

3.10 (d) 桃细菌性穿孔病：示枝上的春季病斑

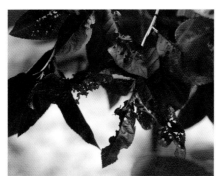

3.10 (e) 细菌性穿孔病

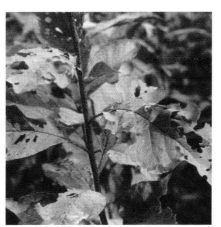

3.10 (f) 李细菌性穿孔病，示症状 II

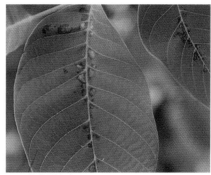

3.11 核桃黑斑病

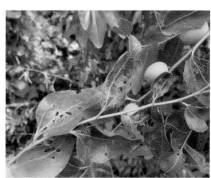

3.12 枣细菌性穿孔病

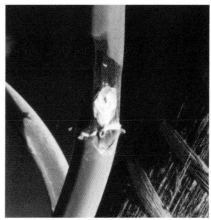

3.13 绿萝软腐病，示茎被害状

3.14

| 菊苣假单胞菌

Pseudomonas cichorii (Swinhle)
Stapp.

【寄主】绿萝，侵染叶片，引起细菌
性叶斑病。

【分布】市区。

【危害程度】+

3.15

| 假单胞菌一种

Pseudomonas sp.

【寄主】斑马，引起细菌性叶斑病。

【分布】市区。

【危害程度】+

3.16

| 桑假单胞杆菌

Pseudomonas mori(Boyer et
Lambert) Stev.

【寄主】桑，侵染叶片，引起黑斑病。

【分布】怀来、蔚县。

【危害程度】+

3.17

| 欧氏杆菌一种

Erwinia sp.

【寄主】斑马，引起软腐病。

【分布】市区。

【危害程度】+

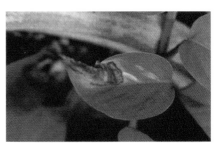

3.14 绿萝细菌性叶斑病

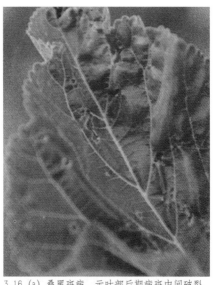

3.16 (a) 桑黑斑病：示叶部后期病斑中间破裂

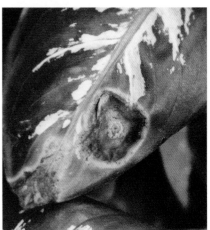

3.15 (a) 斑马细菌性叶斑病，示症状 I

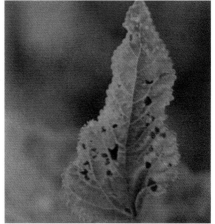

3.16 (b) 桑黑斑病：示叶被害初期症状

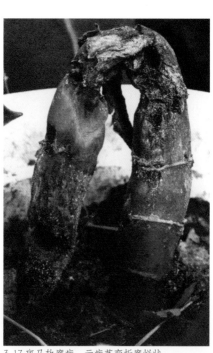

3.17 斑马软腐病，示病茎弯折腐烂状

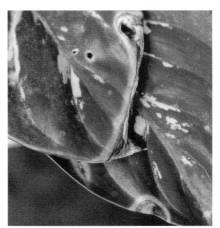

3.15 (b) 斑马细菌性叶斑病，示症状 II

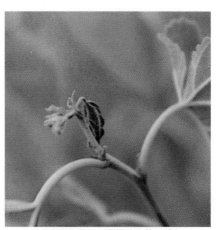

3.16 (c) 桑黑斑病：示嫩梢被害枯死状

第二节　病毒

3.18
苹果花叶病毒
AMV

【寄主】苹果，引起花叶病。

【分布】涿鹿、怀来。

【危害程度】+

3.19
黄瓜花叶病毒
CMV

【寄主】大丽花、鸡冠花，全株带毒，致叶片皱病、花小，引起鸡冠花病毒病。

【分布】怀来。

【危害程度】+

3.20
番茄斑萎病毒
Tomato spotted wilt virus(TSWV)

【寄主】玫瑰秋海棠，全株带毒，引起玫瑰秋海棠病毒病。

【分布】宣化、市区。

【危害程度】+

3.21
病毒一种
Virus (1)

【寄主】苹果等，引起半边黄花叶病。

【分布】蔚县、涿鹿。

【危害程度】+

3.22
病毒一种
Virus (2)

【寄主】杨，引起半边黄花叶病。

【分布】蔚县。

【危害程度】+

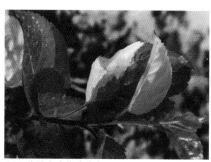

3.21 苹果半边黄花叶病

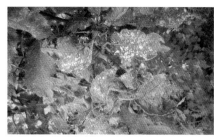

3.18 (a) 苹果花叶病

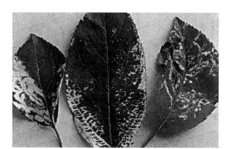

3.18 (b) 苹果花叶病：右示花叶型；中示条斑网纹型

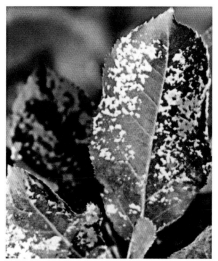

3.18 (c) 苹果花叶病：示斑驳型

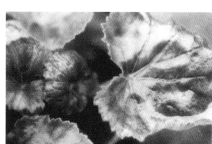
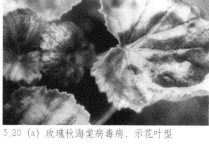

3.20 (a) 玫瑰秋海棠病毒病，示花叶型

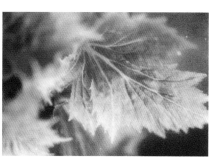

3.20 (b) 玫瑰秋海棠病毒病，示扇叶型叶片

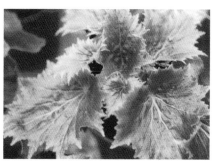

3.20 (c) 玫瑰秋海棠病毒病，示扇叶型病株

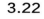

3.22 (a) 杨半边黄花叶病：青杨被害状 I

3.22 (b) 杨半边黄花叶病：青杨被害状 II

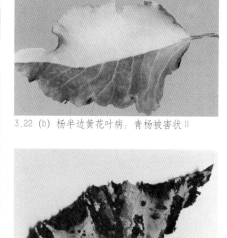

3.22 (c) 杨半边黄花叶病：白毛杨被害状

3.23

病毒一种

Virus (3)

【寄主】榆，叶片症状，表现为碎锦花叶病。

【分布】蔚县。

【危害程度】+

3.24

病毒一种

Virus (4)

【寄主】蛇葡萄，引起花叶病。

【分布】蔚县、涿鹿。

【危害程度】+

3.25

病毒一种

Virus (5)

【寄主】扶桑，引起花叶病。

【分布】涿鹿、蔚县。

【危害程度】+

3.26

病毒一种

Virus (6)

【寄主】君子兰、李等。君子兰叶片初生黄褐小点，后叶肉崩坏，表面凹陷，呈黄褐色斑纹，斑纹形状不规则。引起君子兰坏死斑纹病。

【分布】蔚县。

【危害程度】+

3.27

病毒一种

Virus (7)

【寄主】黄花夹竹桃，引起花叶病。

【分布】市区。

【危害程度】+

3.28

病毒一种

Virus (8)

【寄主】石竹，引起石竹病毒病。

【分布】涿鹿、蔚县。

【危害程度】+

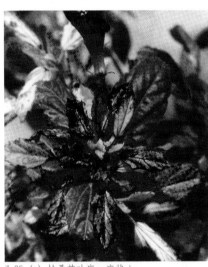

3.25 (a) 扶桑花叶病，症状Ⅰ

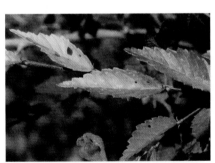

3.23 榆碎锦花叶病

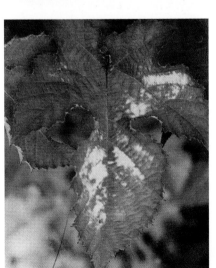

3.24 蛇葡萄花叶病

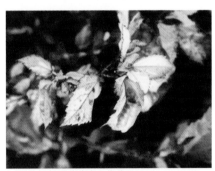

3.25 (b) 扶桑花叶病，症状Ⅱ

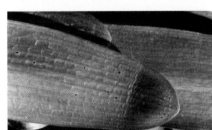

3.26 (a) 君子兰坏死斑纹病，示病状Ⅰ

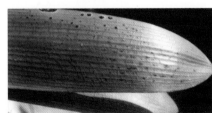

3.26 (b) 君子兰坏死斑纹病，示病状Ⅱ

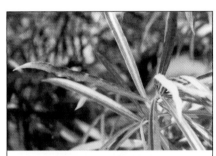

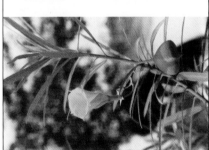

3.27 黄花夹竹桃花叶病，示病叶，下为健株、健叶

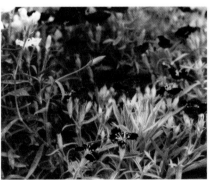

3.28 石竹病毒病，右下示病株，左上为健株

3.29

病毒一种

Virus (9)

【寄主】细叶益母草，苍耳等，引起半边黄花叶病。

【分布】涿鹿、蔚县。

【危害程度】+

3.30

病毒一种

Virus (10)

【寄主】槐、龙爪槐，引起花叶病。

【分布】市区。

【危害程度】+

3.31

病毒一种

Virus (11)

【寄主】菊花，引起花瓣畸形。

【分布】市区。

【危害程度】+

3.32

病毒一种

Virus (12)

【寄主】野草莓，引起花叶病。

【分布】涿鹿、蔚县。

【危害程度】+

3.33

病毒一种

Virus (13)

【寄主】海棠，引起花叶病。

【分布】怀来。

【危害程度】+

3.34

病毒 DMV

【寄主】与CMV、TSV、TSWV复合侵染大丽花，引起花叶病。

【分布】市区。

【危害程度】+

3.35

病毒 TSV

【寄主】与CMV、DMV、TSWV复合侵染大丽花，引起花叶病。

【分布】市区。

【危害程度】+

3.36

病毒 TSWV

【寄主】与CMV、DMV、TSV复合侵染大丽花，引起花叶病。

【分布】市区。

【危害程度】+

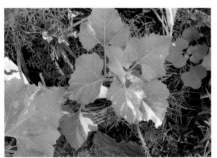

3.29（a）半边黄花叶病毒侵染一些木本、草本植物引起花叶病，细叶益母草

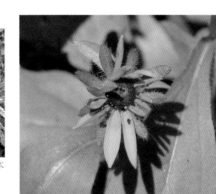

3.31 菊花病毒病，引起花瓣畸形

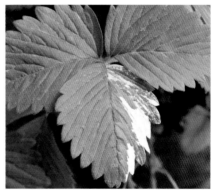

3.32 野草莓花叶

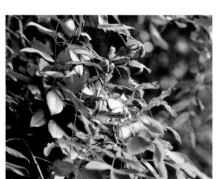

3.29（b）半边黄花叶病毒侵染一些木本、草本植物引起花叶病，苍耳

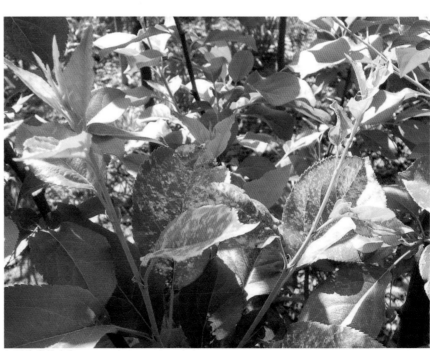

3.30 龙爪槐花叶病毒

3.33 海棠花叶病

3.37
马铃薯 X 病毒组水仙花叶病毒
Narcissus mosaic virus (NMV)

【寄主】水仙，与 *Cucumber mosaic virus* (CMV)、*Tobacco mosaic virus* (TMV)、*Tobacco rattle virus* (TRV)、*Potato virus Y* (PVY) 复合侵染，引起水仙病毒病，以前 2 种为主。

【分布】蔚县、市区。

【危害程度】+

3.38
马铃薯 Y 病毒组水仙黄条病毒
Narcissus yellow stripe virus (NYSV)

【寄主】水仙，与 *Cucumber mosaic virus* (CMV)、*Tobacco mosaic virus* (TMV)、*Tobacco rattle virus* (TRV)、*Potato virus Y* (PVY) 复合侵染，引起水仙病毒病，以前 2 种为主。

【分布】蔚县、市区。

【危害程度】+

3.39
水仙潜隐病毒
Narcissus latent virus (NaLV)

【寄主】水仙，与 *Cucumber mosaic virus* (CMV)、*Tobacco mosaic virus* (TMV)、*Tobacco rattle virus* (TRV)、*Potato virus Y* (PVY) 复合侵染，引起水仙病毒病，以前 2 种为主。

【分布】蔚县、市区。

【危害程度】+

3.40
黄瓜花叶病毒
Cucumber mosaic virus (CMV)

【寄主】水仙，与 *Narcissus mosaic virus* (NMV)、*Narcissus yellow stripe virus* (NYSV)、*Narcissus latent virus* (NaLV)、*Tobacco mosaic virus* (TMV)、*Tobacco rattle virus* (TRV)、*Potato virus Y* (PVY) 复合侵染，引起水仙病毒病，以 NMV、NYSV 为主。

【分布】蔚县、市区。

【危害程度】+

3.41
烟草花叶病毒
Tobacco mosaic virus (TMV)

【寄主】水仙，与 *Narcissus mosaic virus* (NMV)、*Narcissus yellow stripe virus* (NYSV)、*Narcissus latent virus* (NaLV)、*Cucumber mosaic virus* (CMV)、*Potato virus Y* (PVY) 复合侵染，引起水仙病毒病，以 NMV、NYSV 为主。

【分布】蔚县、市区。

【危害程度】+

3.42
烟草脆裂病毒
Tobacco rattle virus (TRV)

【寄主】水仙，与 *Narcissus mosaic virus* (NMV)、*Narcissus yellow stripe virus* (NYSV)、*Narcissus latent virus* (NaLV)、*Cucumber mosaic virus* (CMV)、*Potato virus Y* (PVY) 复合侵染，引起水仙病毒病，以 NMV、NYSV 为主。

【分布】蔚县、市区。

【危害程度】+

3.43
马铃薯 Y 病毒
Potato virus Y (PVY)

【寄主】水仙，与 *Narcissus mosaic virus* (NMV)、*Narcissus yellow stripe virus* (NYSV)、*Narcissus latent virus* (NaLV)、*Cucumber mosaic virus* (CMV)、*Tobacco mosaic virus* (TMV)、*Tobacco rattle virus* (TRV)、复合侵染，引起水仙病毒病，以 NMV、NYSV 为主。

【分布】蔚县、市区。

【危害程度】+

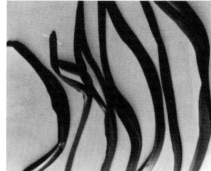

3.37～3.43 (d) 水仙病毒病，示病叶扭曲状

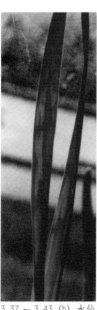

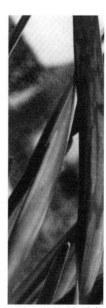

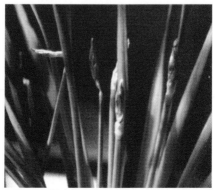

3.37～3.43 (a) 水仙病毒病，示病株

3.37～3.43 (b) 水仙病毒病，示病叶花叶状 I

3.37～3.43 (c) 水仙病毒病，示病叶花叶状 II

3.37～3.43 (e) 水仙病毒病，示病株只抽箭不能开花

3.44

鸢尾微斑花叶病毒
IMMV

【寄主】多种鸢尾，全株带毒，与TuMV、BYMV复合侵染或单独侵染，引起花叶病。

【分布】涿鹿等。

【危害程度】+

3.45

芜菁花叶病毒
TuMV

寄主：多种鸢尾，全株带毒，与IMMV、BYMV复合侵染或单独侵染，引起花叶病。

分布：涿鹿等。

危害程度：+

3.46

菜豆黄斑花叶病毒
BYMV

【寄主】多种鸢尾，全株带毒，与IMMV、TuMV复合侵染或单独侵染，引起花叶病。

【分布】涿鹿等。

【危害程度】+

3.47

月季花叶病毒
RMV

【寄主】月季，全株带毒，与AMV、ArMV复合侵染，引起月季花叶病。

【分布】坝下各月季栽培区。

【危害程度】+

3.48

苹果花叶病毒
AMV

【寄主】月季，全株带毒，与RMV、ArMV复合侵染，引起月季花叶病。

【分布】坝下各月季栽培区。

【危害程度】+

3.49

南芥菜花叶病毒
ArMV

【寄主】月季，全株带毒，与RMV、AMV复合侵染，引起月季花叶病。

【分布】坝下各月季栽培区。

【危害程度】+

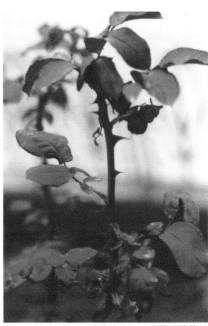

3.47～3.49 (d) 月季花叶病，示病株。植株下部为4～5月生出的叶片，症状表现明显，上部为6月下旬至8月高温时生出的叶片，症状潜隐

51

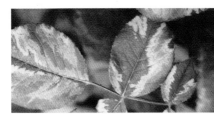

3.47～3.49 (a) 月季花叶病，示条斑型

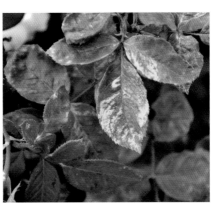

3.47～3.49 (b) 月季花叶病

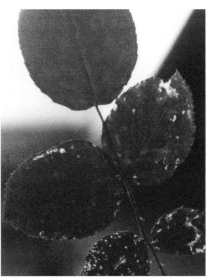

3.47～3.49 (e) 月季花叶病，示花叶型

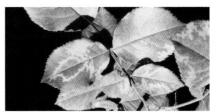

3.47～3.49 (f) 月季花叶病，示环斑型

3.44～3.46 鸢尾花叶病

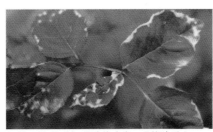

3.47～3.49 (c) 月季花叶病，示镶边型之一

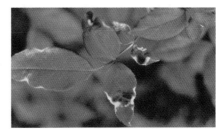

3.47～3.49 (g) 月季花叶病，示镶边型之二

52

3.50

枣树花叶病毒
Jujuibe mosaic virus

【寄主】枣，引起花叶病。

【分布】宣化、怀来。

【危害程度】+

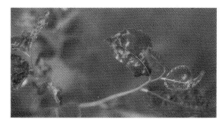

3.50（a）枣花叶病Ⅰ

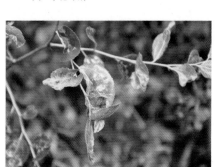

3.50（b）枣花叶病Ⅱ

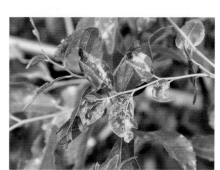

3.50（c）枣花叶病Ⅲ

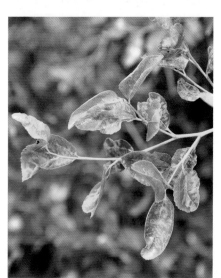

3.50（d）枣花叶病Ⅳ

3.51

苹果锈果类病毒
Apple scar skin viroid，ASSVd

【寄主】苹果，小苹果，复合侵染，引起苹果锈果病（花脸病）。

【分布】怀来、涿鹿、崇礼。

【危害程度】+

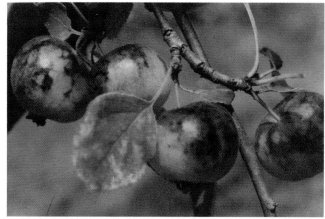

3.51（a）苹果锈果病：花脸病（黄太平苹果）

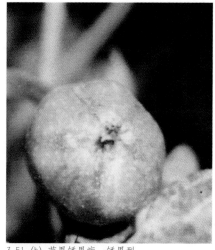

3.51（b）苹果锈果病：锈果型

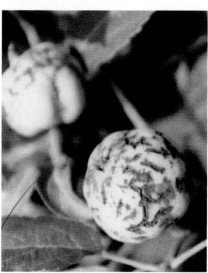

3.51（c）苹果锈果病：锈果花脸复合型

3.52

番茄斑萎病毒
TSWV

【寄主】葡萄，引起花叶病。

【分布】蔚县、涿鹿、怀来。

【危害程度】+

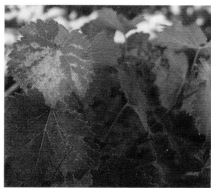

3.52（a）葡萄花叶病：示先锋病叶

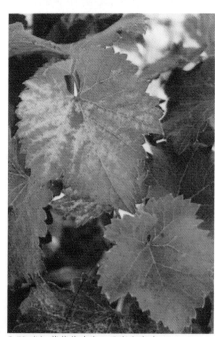

3.52（b）葡萄花叶病：示富士病叶

3.53

葡萄卷叶相关黄化病毒
GLRaV I—V 型

【寄主】葡萄，引起卷叶病。

【分布】涿鹿、蔚县、宣化、怀来。

【危害程度】+

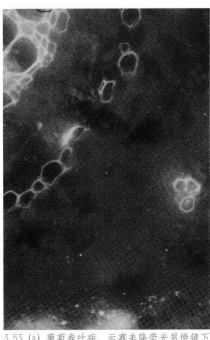

3.53 (a) 葡萄卷叶病：示赛美隆荧光显微镜下的病毒胼胝体

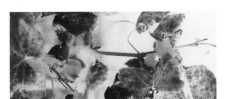

3.53 (b) 葡萄卷叶病：示红色品种病叶后期

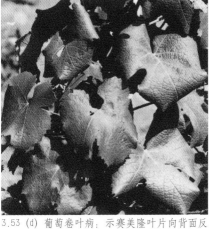

3.53 (d) 葡萄卷叶病：示赛美隆叶片向背面反卷

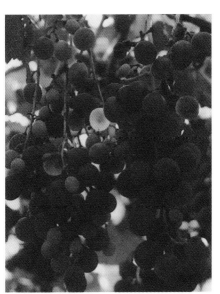

3.53 (c) 葡萄卷叶病：示龙眼病果

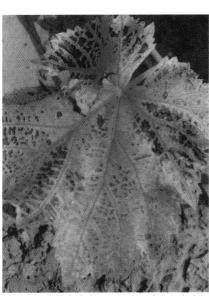

3.53 (e) 葡萄卷叶病：示红色品种龙眼病叶初期

3.54

葡萄扇叶病毒
GFV

【寄主】葡萄，引起扇叶病（退化病）。

【分布】涿鹿、怀来。

【危害程度】+

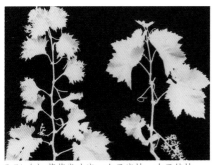

3.54 (a) 葡萄扇叶病：左示病枝；右示健枝

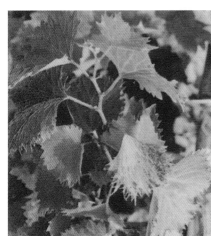

3.54 (b) 葡萄扇叶病：示巨峰病叶

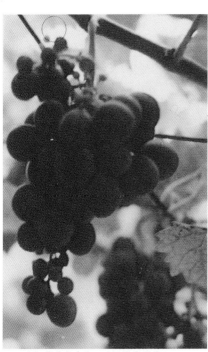

3.54 (c) 葡萄扇叶病：示巨峰病果穗

第三节　植原体

3.55

落叶松丛枝病

phytoplasma. sp

【寄主】落叶松。

【分布】张北、沽源。

【危害程度】+

3.56

枣疯病病原植原体

Ca Phytoplasma ziziphi (16SrV)

【寄主】枣、酸枣,引起枣疯病(丛枝病)。

【分布】怀来、涿鹿。

【危害程度】+

3.57

紫穗槐带化植原体

Shrubby Amorpha fascination

【寄主】紫穗槐,枝扁状,叶密集,引起带化病,也称龙头病。

【分布】蔚县、怀来、涿鹿、宣化、赤城。

【危害程度】+

3.58

槐树带化植原体

Japanese Pagodatree fascination

【寄主】槐树,引起带化病。

【分布】怀来。

【危害程度】+

3.59

植原体一种

Phytoplasma(1)

【寄主】火炬树,引起带化病。

【分布】万全。

【危害程度】+

3.60

植原体一种

Phytoplasma(2)

【寄主】云杉,引起丛枝病。

【分布】涿鹿。

【危害程度】+

3.61

植原体一种

Phytoplasma(3)

【寄主】栎,引起栎丛枝病。

【分布】蔚县、涿鹿。

【危害程度】+

3.62

植原体一种

Phytoplasma(4)

【寄主】油松,致油松苗木生长矮小、针叶扁曲,引起油松矮缩植原体病。

【分布】万全。

【危害程度】+

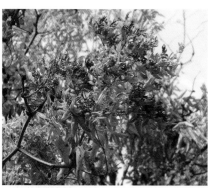

3.56 枣疯病枣树

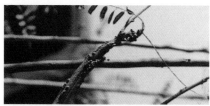

3.57 (a) 紫穗槐龙头病: 示症状 I

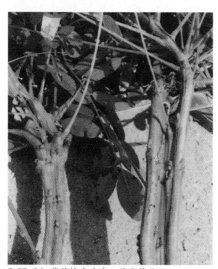

3.57 (b) 紫穗槐龙头病: 示症状 II

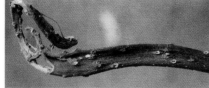

3.58 (a) 槐树带化病

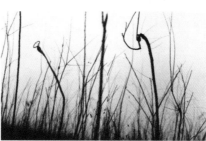

3.58 (b) 槐树带化病, 示苗圃内苗木被害状

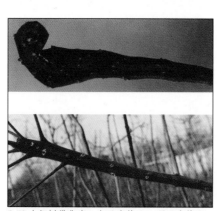

3.59 火炬树带化病: 上示症状 I; 下示症状 II

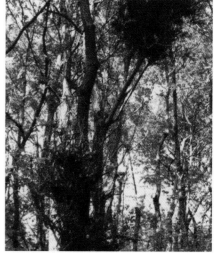

3.61 栎丛枝病, 示病株

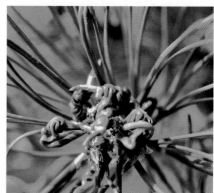

3.62 (a) 油松矮缩植原体病, 示病状 I

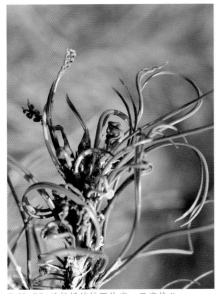

3.62（b）油松矮缩植原体病，示病状 Ⅱ

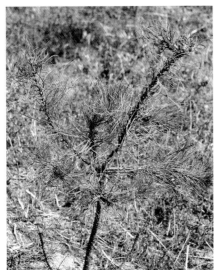

3.62（c）油松矮缩植原体病，示病状 Ⅲ

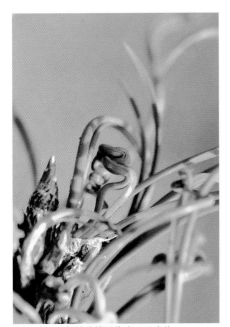

3.62（d）油松矮缩植原体病，示病状 Ⅳ

3.63

植原体一种
Phytoplasma(5)

【寄主】华北落叶松，引起丛枝病。

【分布】沽源。

【危害程度】＋

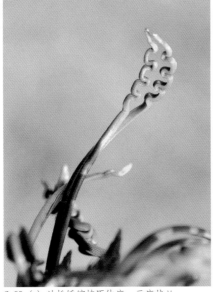

3.62（e）油松矮缩植原体病，示病状 Ⅴ

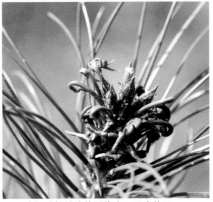

3.62（f）油松矮缩植原体病，示病状 Ⅵ

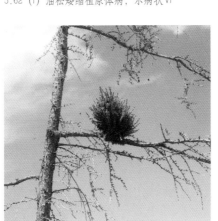

3.63 落叶松丛枝病

3.64

植原体一种
Phytoplasma(6)

【寄主】栎，引起果苞绿瓣病。

【分布】涿鹿。

【危害程度】＋

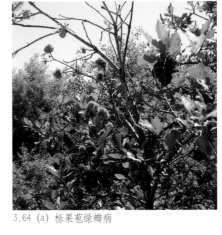

3.64（a）栎果苞绿瓣病

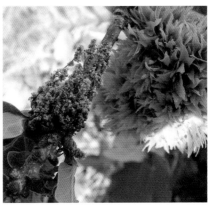

3.64（b）栎果苞绿瓣病，示果苞 Ⅰ（右）

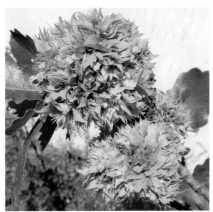

3.64（c）栎果苞绿瓣病，示果苞 Ⅱ

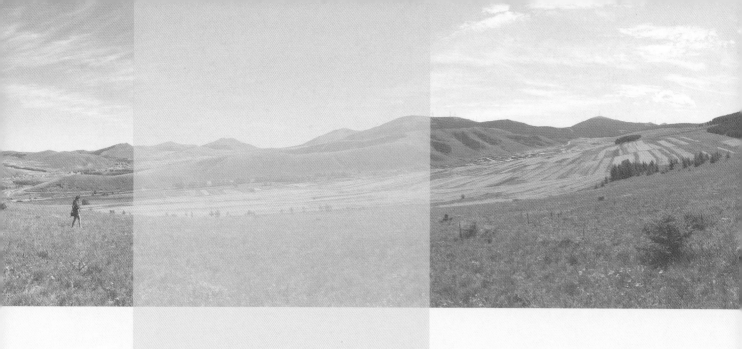

第二篇
有害生物：虫害

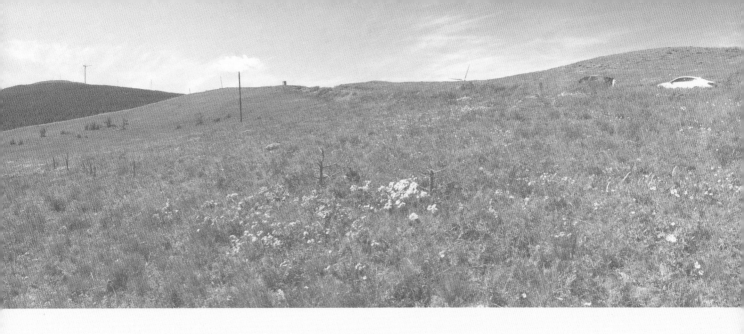

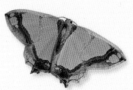

　　本篇记述昆虫 905 种，泛指以林、果、花、药等植物的某些器官为食料的一类六足昆虫。因受地缘、气候、气温、土壤等生态因素的影响，本市以林、果、花、药等植物为食料的昆虫相对较多，但危害程度超过经济阈值的虽然较少，但造成的经济损失却很严重。

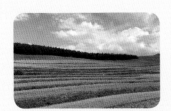
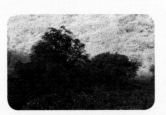
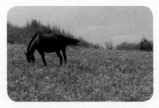

第四章　昆虫

第一节　直翅目

4.1

短额负蝗

Atractomorpha sinensis Boliva

【寄主】多种草坪草、鸡冠花、迎春、柳、柿等。

【分布】市区。

【危害程度】+

4.2

山稻蝗

Oxya agavisa Tsai

【寄主】多种草坪草等。

【分布】市区、涿鹿。

【危害程度】+

4.3

棉蝗

Chondracris rosea (De Geer)

【寄主】紫穗槐等。

【分布】蔚县。

【危害程度】+

4.4

鼓翅皱膝蝗

Angaracris barabensis (Pall.)

【寄主】多种草坪草。

【分布】市区、蔚县。

【危害程度】+

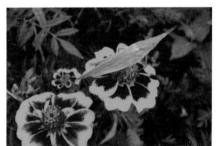

4.1（a）短额负蝗（♀）

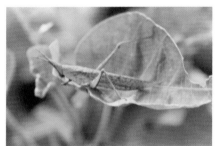

4.1（d）短额负蝗Ⅲ

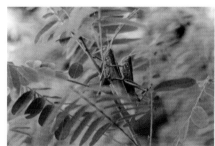

4.3（a）棉蝗，示交尾状

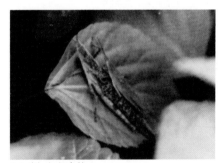

4.1（b）短额负蝗Ⅰ

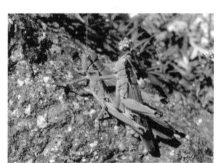

4.2（a）山稻蝗Ⅰ

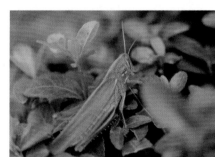

4.3（b）棉蝗（♀）

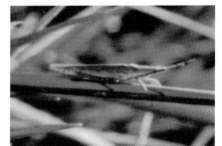

4.1（c）短额负蝗Ⅱ

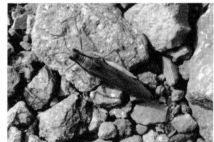

4.2（b）山稻蝗Ⅱ

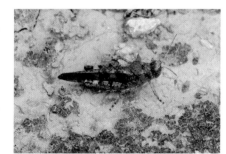

4.4 鼓翅皱膝蝗

4.5

红翅皱膝蝗
Angaracris rhodopa (F.-W)

【寄主】多种草坪草。

【分布】市区、涿鹿、怀来。

【危害程度】+

4.6

东亚飞蝗
Locusta migratoria manilensis (Mey.)

【寄主】草坪草等禾本科植物。

【分布】市区、蔚县等。

【危害程度】+

4.7

黄胫小车蝗
Oedaleus infernalis Saussure

【寄主】草坪草等禾本科植物。

【分布】市区、蔚县、涿鹿、怀安、怀来、宣化、崇礼。

【危害程度】+

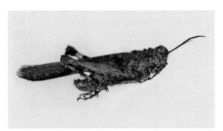

4.5 (a) 红翅皱膝蝗（♂）

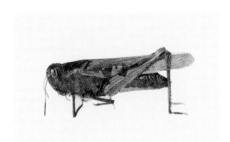

4.5 (b) 红翅皱膝蝗（♀）

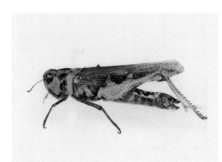

4.5 (c) 红翅皱膝蝗（♀）

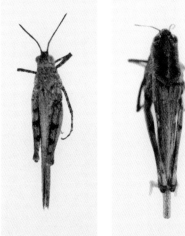
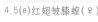

4.5(d)红翅皱膝蝗(♂)　　4.5(e)红翅皱膝蝗(♀)

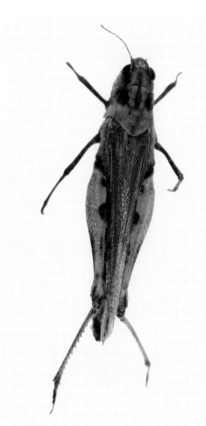

4.5 (f) 红翅皱膝蝗（♀）

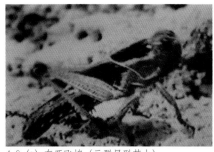

4.6 (a) 东亚飞蝗（示群居型若虫）

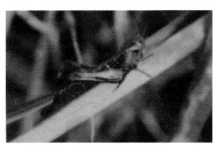

4.6 (b) 东亚飞蝗（示散居型成虫）

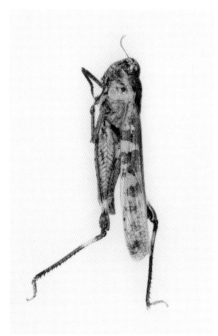

4.7 (a) 黄胫小车蝗（♂）

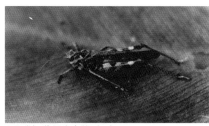

4.7 (b) 黄胫小车蝗（♂）

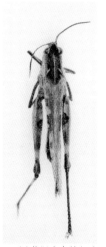
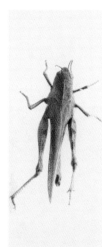

4.7(c)黄胫小车蝗(♂)　　4.7(d)黄胫小车蝗(♀)

4.8

亚洲小车蝗

Oedaleus decorus asiaticus B.-Bienko

【寄主】草坪草等禾本科植物。

【分布】蔚县、涿鹿、怀安、怀来、宣化、崇礼。

【危害程度】＋

4.9

云斑车蝗

Gastrimargus marmoratus (Thunberg)

【寄主】草坪草等。

【分布】怀来。

【危害程度】＋

4.10

隆额网翅蝗

Arcyptera coreana Shiraki

【寄主】草坪草等禾本科植物。

【分布】市区。

【危害程度】＋

4.11

黑翅雏蝗

Chorthippus aethalinus (Zubovsky)

【寄主】草坪草等禾本科植物。

【分布】涿鹿、怀安、怀来、宣化、蔚县、市区。

【危害程度】＋

4.12

宽翅曲背蝗

Pararcyptera microptera meridionalis (Ikonnikov)

【寄主】草坪草等禾本科作物。

【分布】市区、宣化。

【危害程度】＋

4.13

条纹鸣蝗

Mongolotettix japonicas vittatus(Uv.)

【寄主】草坪草等禾本科植物。

【分布】市区、怀来。

【危害程度】＋

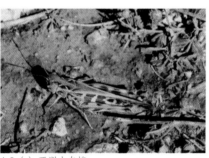

4.8（a）亚洲小车蝗

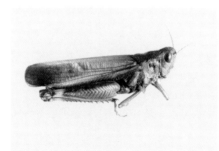

4.10（a）隆额网翅蝗

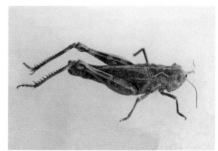

4.12 宽翅曲背蝗

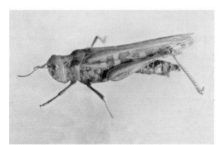

4.8（b）亚洲小车蝗

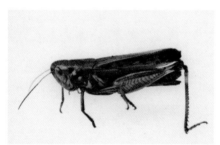

4.10（b）隆额网翅蝗

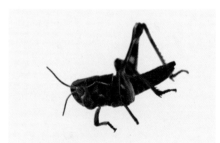

4.12（a）宽翅曲背蝗（若虫）

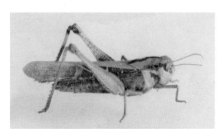

4.9（a）云斑车蝗

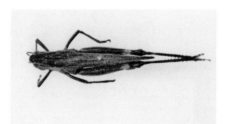

4.10（c）隆额网翅蝗

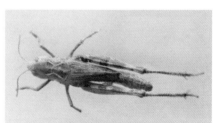

4.12（b）宽翅曲背蝗

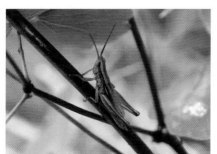

4.9（b）云斑车蝗（成虫）

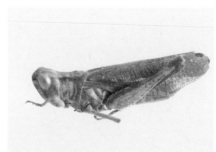

4.11 黑翅雏蝗

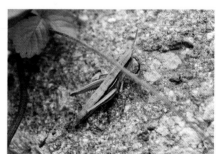

4.13 条纹鸣蝗（成虫）

4.14
中华剑角蝗
Acrida cinerea Thunberg
【寄主】草坪草等。
【分布】涿鹿、蔚县。
【危害程度】+

4.15
大垫尖翅蝗
Epacromius coerulipes Lvanov
【寄主】多种植物。
【分布】各县、区。
【危害程度】+

4.16
华北蝼蛄
Gryllotalpa unispina Saussure
【寄主】杨、榆、落叶松、油松、桑等多种树苗等。
【分布】各县、区。
【危害程度】+

4.17
非洲蝼蛄
Gryllotalpa orientaris Burmeister
【寄主】杨、柳、榆、落叶松、油松、茶、桑等多种树苗等。
【分布】各县、区。
【危害程度】+

4.18
北京油葫芦
Teleogryllus mitratus (Burmeister)
【寄主】草坪草等。
【分布】各县、区。
【危害程度】+

4.19
油葫芦
Gryllus testaceus Walker
【寄主】刺槐、杨树、沙枣、草坪草等。
【分布】各县、区。
【危害程度】+

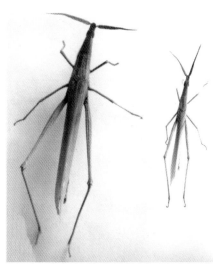

4.14（a）中华剑角蝗，示雌雄个体大小对比（左♀，右♂）

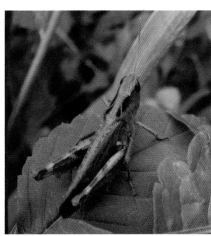

4.15 大垫尖翅蝗

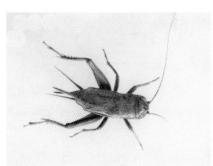

4.18（a）北京油葫芦（♂）

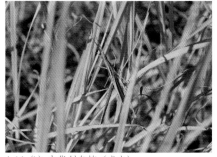

4.14（b）中华剑角蝗（成虫）

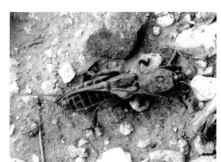

4.16（a）华北蝼蛄

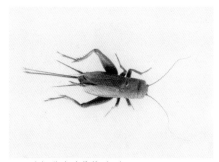

4.18（b）北京油葫芦（♀）

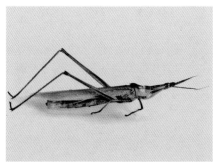

4.14（c）中华剑角蝗（♀）

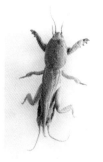

4.16（b）华北蝼蛄

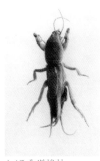

4.17 非洲蝼蛄

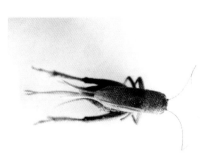

4.19 油葫芦（♀）

4.20

棺头蟋蟀

Loxoblemmus doenitzi Stein

【寄主】草坪草。

【分布】各县、区。

【危害程度】+

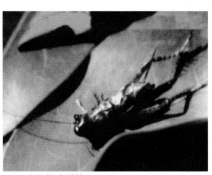

4.20（a）棺头蟋蟀

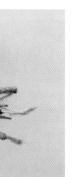

4.20（b）棺头蟋蟀

4.21

斗蟋蟀

Gryllodes hemelytrus Saussure

【寄主】草坪草。

【分布】各县、区。

【危害程度】+

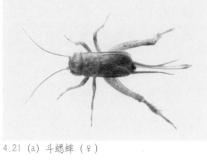

4.21（a）斗蟋蟀（♀）

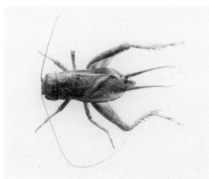

4.21（b）斗蟋蟀（♂）

4.22

乌苏里国螽

Gampsocleis ussuriensis Adelung

【寄主】桃等。

【分布】宣化、怀来、赤城、涿鹿、蔚县。

【危害程度】+

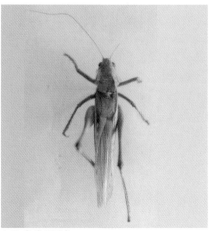

4.22 乌苏里国螽

第二节　半翅目

4.23

斑头蝉

Oncotympana maculaticollis Motschulsky

【寄主】杨、柳、榆、苹果、梨等林木和果树。

【分布】涿鹿、怀来、宣化。

【危害程度】+

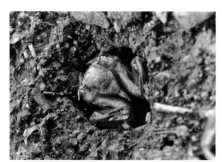

4.23（b）斑头蝉（若虫示洞前）

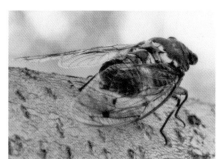

4.23（d）斑头蝉

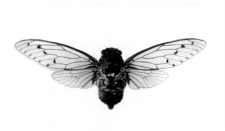

4.23（a）斑头蝉

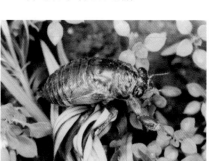

4.23（c）斑头蝉（若虫）

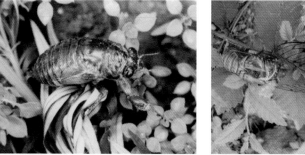

4.23（e）斑头蝉

4.24

蚱蝉

Cryptotympana atrata (Fabricius)

【寄主】杨、柳、栎、槐树、白蜡、榆、桑、女贞、苹果、梨、杏、桃、李、樱桃、葡萄等。

【分布】涿鹿、怀来、赤城、宣化、万全。

【危害程度】+

4.25

蟪蛄

Platypleura kaempferi Fabricius

【寄主】杨、柳、梨等。

【分布】涿鹿、怀来、赤城、宣化。

【危害程度】+

4.26

梨蝉

Glaptopsaltria colorata Stal

【寄主】蔷薇科果树。

【分布】怀来、涿鹿、赤城。

【危害程度】+

4.27

延安红脊角蝉

Machaerotypus yananensis Chou et Yuan

【寄主】刺玫等。

【分布】蔚县、涿鹿、怀安、怀来、赤城、宣化。

【危害程度】+

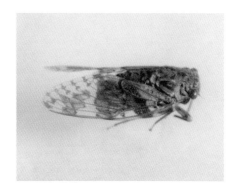

4.25 (a) 蟪蛄

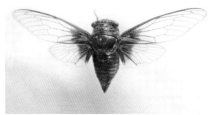

4.24 (a) 蚱蝉

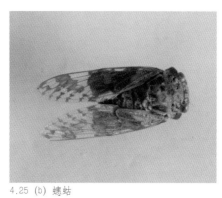

4.25 (b) 蟪蛄

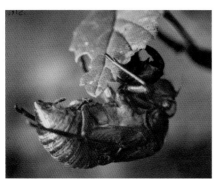

4.24 (b) 蚱蝉（蝉蜕）

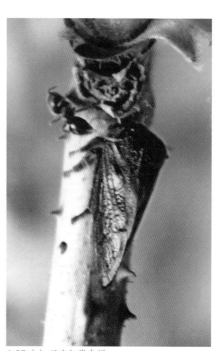

4.27 (a) 延安红脊角蝉

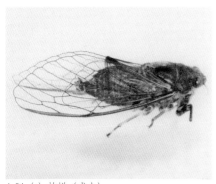

4.24 (c) 蚱蝉（成虫）

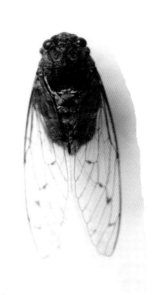

4.26 梨蝉

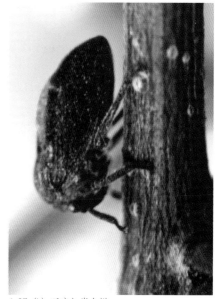

4.27 (b) 延安红脊角蝉

4.28
黑圆角蝉
Cargara genistae (Fabricius)

【寄主】蛇葡萄、刺槐、槐树、酸枣、桑、枸杞、胡颓子、黄芪、锦鸡儿。

【分布】涿鹿、蔚县、赤城、怀来、怀安、宣化。

【危害程度】+

4.29
白带尖胸沫蝉
Aphrophora intermedia Uhler

【寄主】柳、杨、桑、柞、桃、苹果、葡萄、枣等。

【分布】涿鹿、蔚县、赤城等。

【危害程度】+

4.30
女贞沫蝉
Mesoptyelus nigrifrons Matsmura

【寄主】木犀科树木。

【分布】涿鹿、赤城、蔚县。

【危害程度】+

4.31
柳肋尖胸沫蝉
Aphrophpra costalis Matsumura

【寄主】杨、柳、刺槐等。

【分布】怀来、涿鹿、蔚、怀安、赤城。

【危害程度】+

4.32
松尖胸沫蝉
Aphrophora flavipes Uhler

【寄主】赤松、油松、黑松、华山松、白皮松、落叶松等。

【分布】怀来、涿鹿、怀安、蔚县、宣化。

【危害程度】+

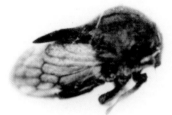

4.28 (a) 黑圆角蝉（♀）

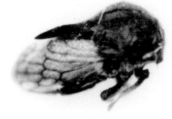

4.28 (b) 黑圆角蝉（♂）

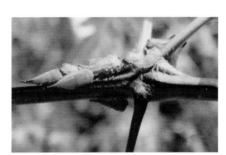

4.28 (e) 黑圆角蝉（若虫）

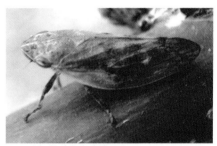

4.31 (b) 柳肋尖胸沫蝉

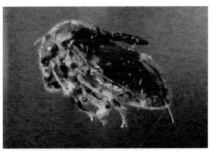

4.28 (c) 黑圆角蝉

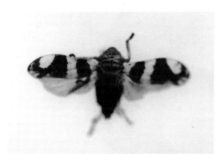

4.30 女贞沫蝉

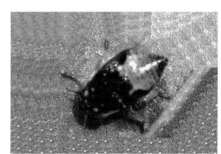

4.31 (c) 柳肋尖胸沫蝉（若虫）

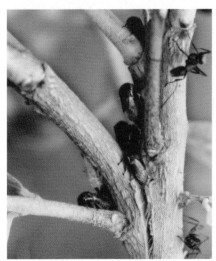

4.28 (d) 黑圆角蝉

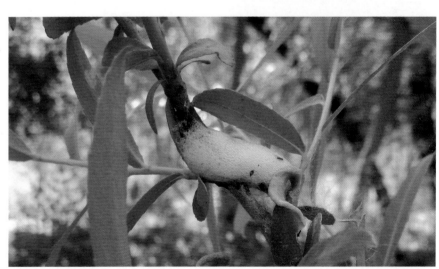

4.31 (a) 柳肋尖胸沫蝉，示若虫吐沫

4.33

大青叶蝉

Cicadella viridis (Linnaeus)

【寄主】苹果、梨、海棠、桃、李、葡萄、枣、柿、樱桃、山楂、杨、柳、榆、刺槐、白蜡、桑以及草坪草等，计160余种。

【分布】各县、区。

【危害程度】+

4.34

小青叶蝉

Empoasca flavescens (Babricius)

【寄主】杨、柳、山楂、苹果、梨、桃、葡萄、山荆子等。

【分布】各县、区。

【危害程度】+

4.35

八字纹肖顶带叶蝉

Athysanopsis salicis Matsumura

【寄主】柳等。

【分布】涿鹿、蔚县。

【危害程度】+

4.36

葡萄斑叶蝉

Erythroneura apicalis (Nawas)

【寄主】梨、桃、山楂、葡萄、桑、槭等。

【分布】涿鹿、蔚县、怀安、怀来。

【危害程度】+

4.37

桑斑叶蝉

Erythroneura mori (Matsumura)

【寄主】桑、柿、桃等。

【分布】怀来、涿鹿、蔚县。

【危害程度】+

4.38

中华拟菱纹叶蝉

Hishimonoides chinensis Anufrie

【寄主】桑、枣、酸枣、刺槐、榆。该昆虫为枣疯病的媒介昆虫。

【分布】怀来、涿鹿、蔚县、赤城等。

【危害程度】+

4.39

凹缘菱纹叶蝉

Hishimonus sellatus (Uhler)

【寄主】桑等，该虫为桑黄化型病毒病及萎缩型病毒病的媒介昆虫。

【分布】怀来、涿鹿、蔚县、宣化等。

【危害程度】+

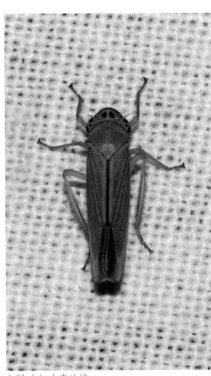

4.33 (a) 大青叶蝉

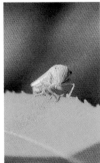

4.33 (b) 大青叶蝉

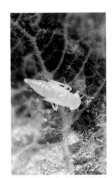

4.33 (c) 大青叶蝉（若虫）

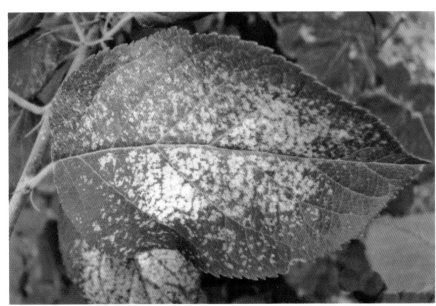

4.34 小青叶蝉，示叶片被害状

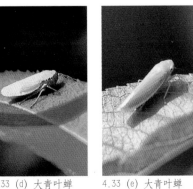

4.33 (d) 大青叶蝉　　4.33 (e) 大青叶蝉

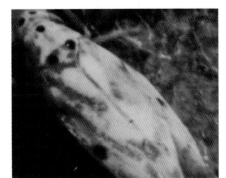

4.36 (a) 葡萄斑叶蝉

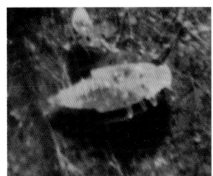

4.36 (b) 葡萄斑叶蝉（示若虫）

4.40

窗耳叶蝉

Ledra auditura Walker

【寄主】杨、刺槐、苹果、梨等。

【分布】市区。

【危害程度】+

4.41

斑衣蜡蝉

Lycorma delicatula (White)

【寄主】香椿、臭椿、苦楝、杨、榆、刺槐、楸、三角枫、五角枫、栎、珍珠梅、黄杨、桃、杏、海棠、李、葡萄等。

【分布】各县、区。

【危害程度】+

4.42

透翅疏广蜡蝉

Euricanid clara Kato

【寄主】榆树等。

【分布】怀来。

【危害程度】+

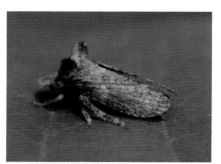

4.40 (a) 窗耳叶蝉

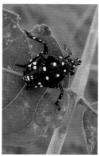

4.41 (b) 斑衣蜡蝉若虫

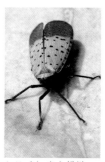

4.41 (c) 斑衣蜡蝉

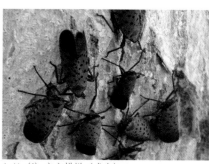

4.41 (f) 斑衣蜡蝉（成虫）

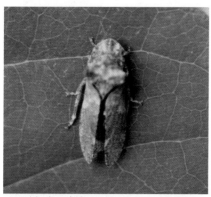

4.40 (b) 窗耳叶蝉

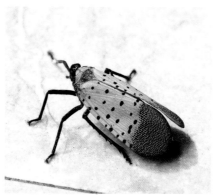

4.41 (d) 斑衣蜡蝉

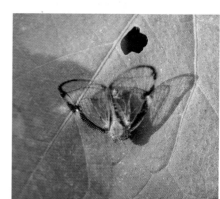

4.42 (a) 透翅疏广蜡蝉（成虫）

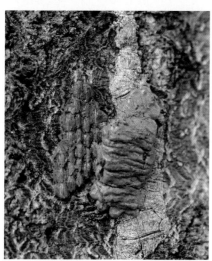

4.41 (a) 斑衣蜡蝉，示卵，寄主为千头椿

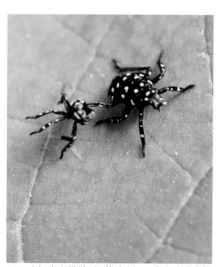

4.41 (e) 斑衣蜡蝉（3龄幼虫），寄主为千头椿

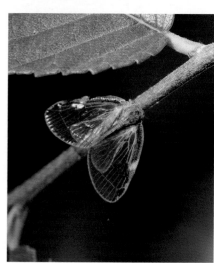

4.42 (b) 透翅疏广蜡蝉（成虫）

4.43

白背飞虱

Sogatella fuscifera (Horvath)

【寄主】早熟禾等草坪草。

【分布】市区。

【危害程度】+

4.44

稗白背飞虱

Sogatella longifurcifera (Esaki et Ishihara)

【寄主】草坪草等。

【分布】宣化。

【危害程度】+

4.45

白脊飞虱

Unkanodes apporona (Matsumura)

【寄主】草坪草等。

【分布】市区、宣化、怀来。

【危害程度】+

4.46

褐飞虱

Nilaparvata lugens Stal

【寄主】草坪草等。

【分布】市区、宣化等。

【危害程度】+

4.47

中国梨木虱

Psylla chinensis Yang et Li

【寄主】梨树。

【分布】蔚县、怀来、涿鹿等。

【危害程度】+

4.48

槐木虱

Psylla willieti Wu

【寄主】槐树、龙爪槐。

【分布】市区、蔚县、涿鹿、宣化、怀安。

【危害程度】+

4.49

文冠果隆脉木虱

Agonoscena xanthoceratis Li

【寄主】文冠果。

【分布】蔚县、涿鹿、宣化、怀安等。

【危害程度】+

4.50

烟粉虱

Bemisia tabaci (Gennadius)

【寄主】十字花科花卉、锦葵科花卉、梨等。

【分布】涿鹿、蔚县等。

【危害程度】+

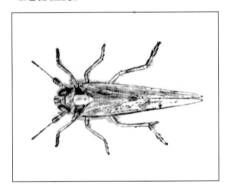

4.43 白背飞虱

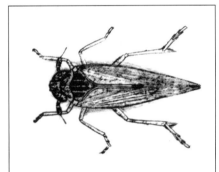

4.46 褐飞虱

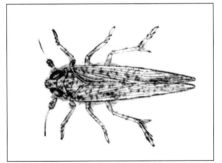

4.44 稗白背飞虱

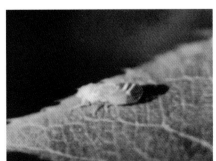

4.47 (a) 中国梨木虱

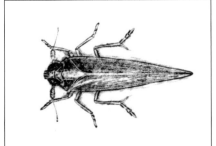

4.45 白脊飞虱

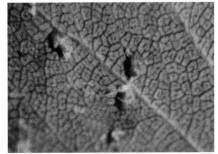

4.47 (b) 中国梨木虱 (示若虫)

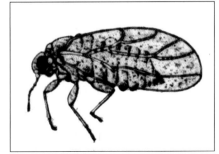

4.49 文冠果隆脉木虱

4.51

白粉虱

Trialeurodes vaporariorum (Westwood)

【寄主】大丽花、月季、菊花、桃、丁香、牵牛等。

【分布】市区等。

【危害程度】+

4.52

落叶松球蚜

Adelges laricis (Vallot)

【寄主】第一寄主为云杉、第二寄主为落叶松。

【分布】涿鹿、赤城、蔚县等。

【危害程度】+

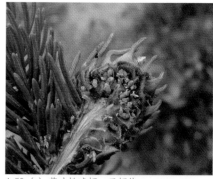

4.52 (a) 落叶松球蚜，示蚜体

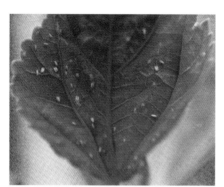

4.51 (a) 白粉虱，示扶桑叶背面成虫

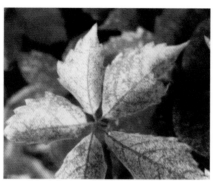

4.51 (e) 白粉虱，示地锦叶片被害状

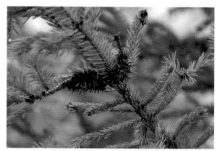

4.52 (b) 落叶松球蚜，示云杉被害状

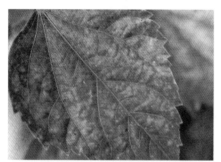

4.51 (b) 白粉虱，示扶桑叶被害后叶正面状

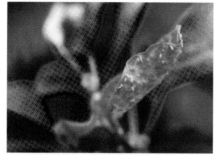

4.51 (f) 白粉虱，示一品红叶被害初期

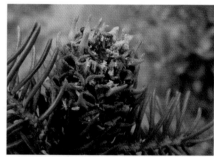

4.52 (c) 落叶松球蚜，示云杉被害状

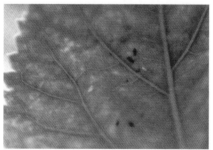

4.51 (c) 白粉虱，示白粉虱被天敌寄生后呈黑色状

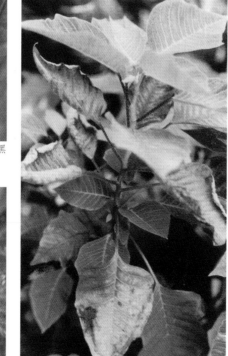
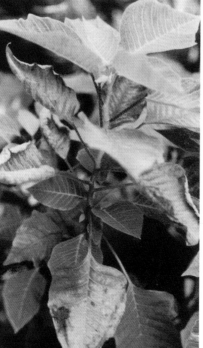

4.51 (g) 白粉虱，示一品红叶被害后期焦枯状

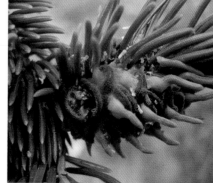

4.52 (d) 落叶松球蚜，落叶松树上的蚜体

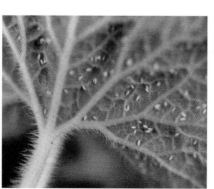

4.51 (d) 白粉虱，示观赏南瓜被害状

4.52 (e) 落叶松球蚜，示云杉被害状

4.53

松球蚜

Pineus cembrae (Cholodkovsky)

【寄主】油松、赤松等。

【分布】涿鹿、蔚县、赤城。

【危害程度】+

4.54

苹果绵蚜

Eriosoma lanigerum (Hausmann)

【寄主】苹果、臭椿、杏、榆等。

【分布】怀来。

【危害程度】+

4.55

杨枝瘿绵蚜

Pemphigus immunis Buckton

【寄主】小叶杨、黑杨、箭杆杨等。

【分布】蔚县、涿鹿、怀来。

【危害程度】+

4.56

杨柄叶瘿绵蚜

Pemphigus matsumurai Monzen

【寄主】小叶杨。

【分布】蔚县、涿鹿、阳原。

【危害程度】+

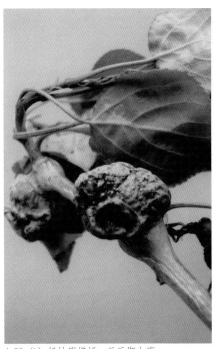

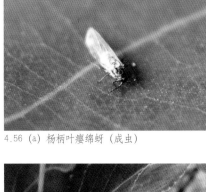

4.56（a）杨柄叶瘿绵蚜（成虫）

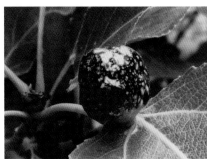

4.55（b）杨枝瘿绵蚜，示后期虫瘿

4.56（b）杨柄叶瘿绵蚜，示虫瘿

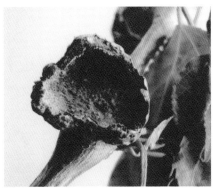

4.55（c）杨枝瘿绵蚜

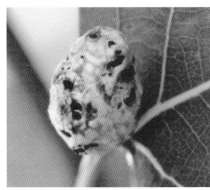

4.56（c）杨柄叶瘿绵蚜，示虫瘿

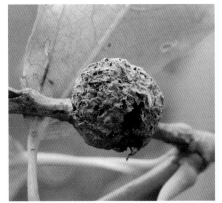

4.55（a）杨枝瘿绵蚜（虫瘿），寄主为山杨

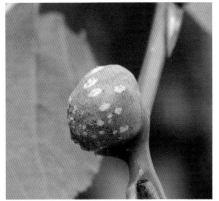

4.55（d）杨枝瘿绵蚜（虫瘿），寄主为山杨

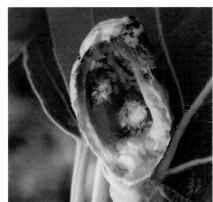

4.56（d）杨柄叶瘿绵蚜，示虫瘿剖面

4.57

| 纳瘿绵蚜

Pemphigus napaeus Buckton

【寄主】小叶杨。

【分布】蔚县。

【危害程度】+

4.58

| 秋四脉绵蚜

Tetraneura akinire Sasaki

【寄主】第一寄主榆，第二寄主高粱、玉米、甘蔗、麦类、芦苇及其他禾本科植物。

【分布】蔚县、涿鹿。

【危害程度】+

4.59

| 三堡瘿绵蚜

Epipemphugus sanpupopuli (Zhang et zhong)

【寄主】青杨。

【分布】蔚县。

【危害程度】+

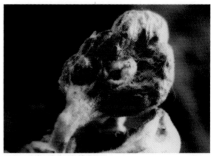

4.58（g）秋四脉棉蚜

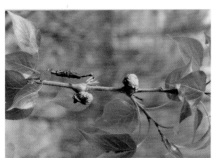

4.57 纳瘿绵蚜（示虫瘿）

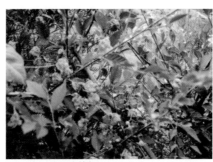

4.58（d）秋四脉棉蚜

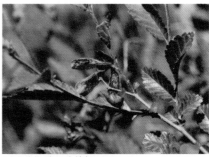

4.58（h）秋四脉棉蚜

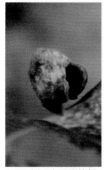

4.58（a）秋四脉棉蚜

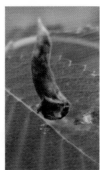

4.58（b）秋四脉棉蚜

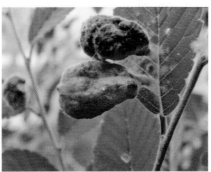

4.58（e）秋四脉棉蚜

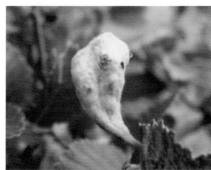

4.58（i）秋四脉棉蚜

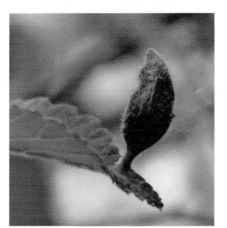

4.58（c）秋四脉棉蚜

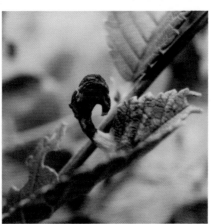

4.58（f）秋四脉棉蚜

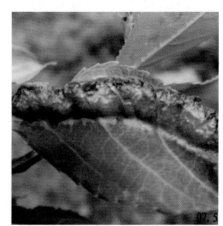

4.59 三堡瘿绵蚜（示小叶杨叶上的伪虫瘿）

4.60
榆绵蚜

Eriosoma dilanuginosum Zhang

【寄主】榆。

【分布】涿鹿、蔚县、阳原、怀来。

【危害程度】+

4.61
榆四脉绵蚜

Tetraneura ulmi Linnaeus

【寄主】榆树等。

【分布】涿鹿、蔚县。

【危害程度】+

4.62
杨平翅绵蚜

Phloeomyzus passerinii zhangwuensis Zhang

【寄主】小叶杨、加杨等。

【分布】蔚县。

【危害程度】+

4.63
麻栎刻蚜

Kurisakia querciphila Takahashi

【寄主】麻栎等。

【分布】蔚县、阳原。

【危害程度】+

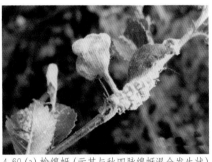

4.60 (a) 榆绵蚜（示其与秋四脉绵蚜混合发生状）

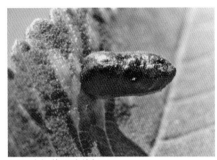

4.61 (a) 榆四脉绵蚜

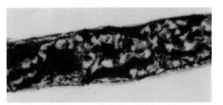

4.62 杨平翅绵蚜（示其寄生于杨树干状）

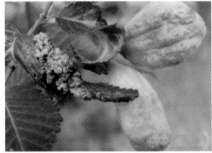

4.60 (b) 榆绵蚜（示其与秋四脉绵蚜混合发生状）

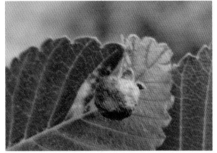

4.61 (b) 榆四脉绵蚜

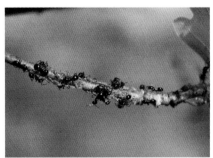

4.63 麻栎刻蚜，示蚜蚁共生

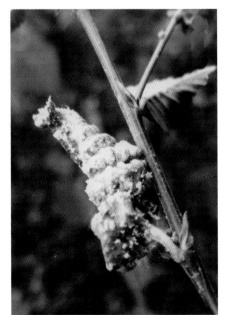

4.60 (c) 榆绵蚜（示榆叶被寄生后向叶反面弯曲肿胀状，伪虫瘿）

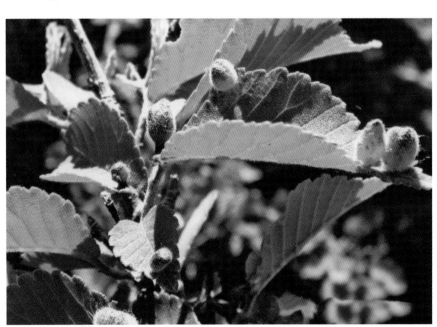

4.61 (c) 榆四脉绵蚜

4.64
柏长足大蚜
Cinara tujafilina (del Guercio)
【寄主】侧柏等。
【分布】涿鹿、蔚县、阳原。
【危害程度】+

4.65
居松长足大蚜
Cinara pinihabitans (Mordvilko)
【寄主】油松、赤松。
【分布】涿鹿、蔚县、阳原。
【危害程度】+

4.66
松长足大蚜
Cinara pinea (Mordvilko)
【寄主】油松、赤松、樟子松、黑松。
【分布】蔚县。
【危害程度】+

4.67
油杉长足大蚜
Cinara keteleeriae Zhang
【寄主】油松。
【分布】涿鹿、怀来。
【危害程度】+

4.68
长足大蚜一种
Cinara sp.
【寄主】云杉。
【分布】涿鹿。
【危害程度】+

4.69
柳瘤大蚜
Tuberolachnus salignus (Gmelin)
【寄主】旱柳、垂柳。
【分布】蔚县、涿鹿、怀来、宣化等。
【危害程度】+

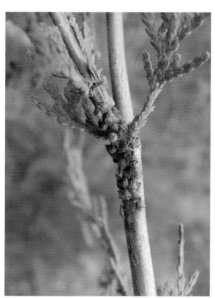

4.64 (a) 柏长足大蚜（示无翅孤雌胎生蚜）

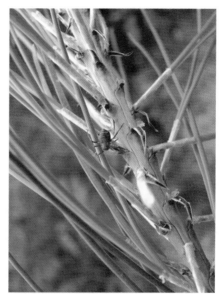

4.65 居松长足大蚜（示无翅雌性蚜）

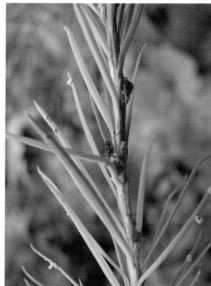

4.68 (b) 长足大蚜一种

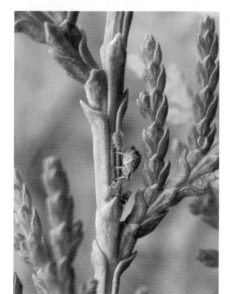

4.64 (b) 柏长足大蚜，示无翅孤雌蚜（大）

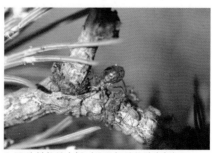

4.67 油杉长足大蚜（示无翅孤雌胎生蚜）

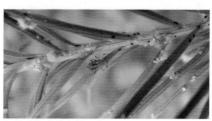

4.68 (a) 长足大蚜一种

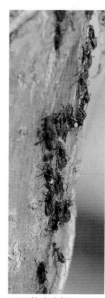

4.69 柳瘤大蚜

4.70

白皮松长足大蚜

Cinara bungeanae Zhang et Zhong

【寄主】白皮松。

【分布】市区。

【危害程度】+

4.71

白毛蚜

Chaitophorus populialbae (Boyer de Fonscolombe)

【寄主】毛白杨、银白杨、大观杨、唐柳、河北杨等。

【分布】蔚县。

【危害程度】+

4.72

白杨毛蚜

Chaitophorus populeti (Panzer)

【寄主】毛白杨、银白杨、小叶杨、垂柳等。

【分布】涿鹿、蔚县、阳原、怀来、赤城、宣化、市区。

【危害程度】+

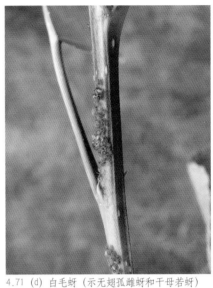

4.71（d）白毛蚜（示无翅孤雌蚜和干母若蚜）

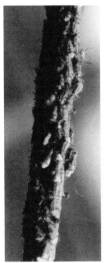

4.70（a）白皮松长足大蚜，示虫体

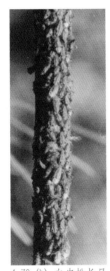

4.70（b）白皮松长足大蚜，示石家庄地区10月上旬虫体聚集于白皮松枝上

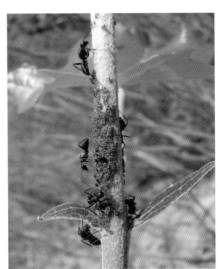

4.71（b）白毛蚜（示蚂蚁共生）

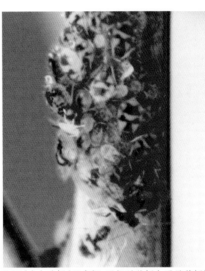

4.71（e）白毛蚜（示有翅、无翅孤雌蚜和干母若蚜）

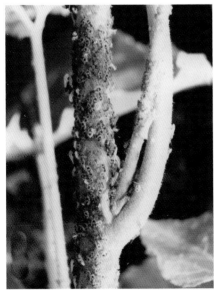

4.71（a）白毛蚜（示有翅孤雌胎生蚜和无翅孤雌胎生蚜）

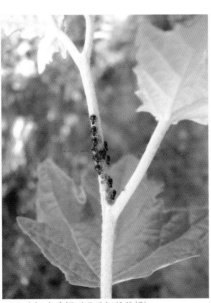

4.71（c）白毛蚜（示无翅孤雌蚜）

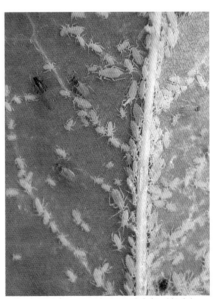

4.72 白杨毛蚜，示无翅孤雌胎生蚜（绿色），有翅孤雌胎生蚜（黑色）

4.73

柳黑毛蚜
Chaitophorus salinigri Shinji

【寄主】旱柳、垂柳、杞柳、龙爪柳等。

【分布】蔚县、涿鹿、赤城、宣化、怀安、万全、市区。

【危害程度】+

4.74

柳粉毛蚜
Pterocomma salicis (Linnaeus)

【寄主】山柳、柳。

【分布】蔚县、涿鹿、宣化、怀安、万全、赤城、怀来、阳原、市区。

【危害程度】+

4.75

杠柳蚜
Aphis periplocophila Zhang

【寄主】杠柳。

【分布】蔚县、涿鹿、赤城、怀安等。

【危害程度】+

4.76

棉蚜
Aphis gossypii Glver

【寄主】鼠李、木槿、金银花、白蜡、石榴、碧桃、锦葵、蜀葵、大丽花、紫荆、鸡冠花、花椒等越冬寄主，扶桑、菊花、十字花科植物等夏季寄主。

【分布】各县、区。

【危害程度】+

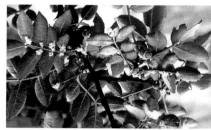

4.76（d）棉蚜，示发生在花椒上的无翅胎生雌蚜

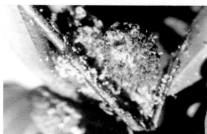

4.76（e）棉蚜，示有翅胎生雌蚜危害石榴花蕾

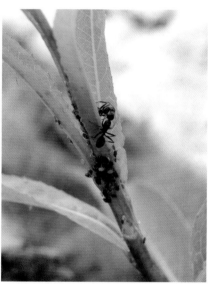

4.73 柳黑毛蚜

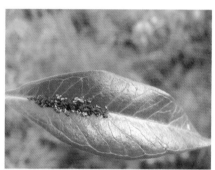

4.75（b）杠柳蚜（示无翅孤雌蚜）

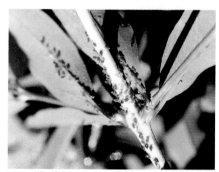

4.76（f）棉蚜，示有翅胎生雌蚜危害石榴新梢和叶片

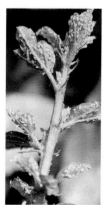

4.76（a）棉蚜，示木槿新梢被害状

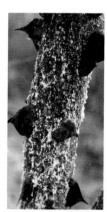

4.76（b）棉蚜，示晚秋群集与花椒树干状

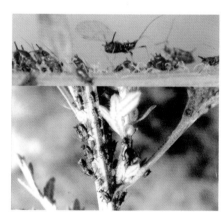

4.76（g）棉蚜

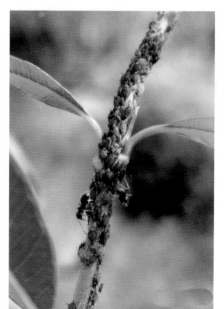

4.75（a）杠柳蚜

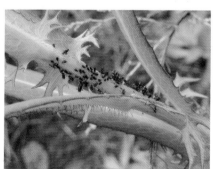

4.76（c）棉蚜

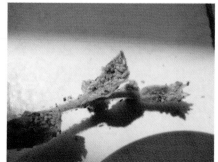

4.76（h）棉蚜，寄主为金银花

4.77

松大蚜

Cinara pinitabulaeformis Zhang et Zhang

【寄主】油松、樟子松。

【分布】尚义。

【危害程度】+

4.78

绣线菊蚜

Aphis citricola van der Goot

【寄主】绣线菊、苹果、槟子、石楠、沙果、梨、桃、李、山楂等。

【分布】各县、区。

【危害程度】+

4.79

刺槐蚜

Aphis robiniae Macchiati

【寄主】刺槐、锦鸡儿、紫穗槐等。

【分布】各县、区。

【危害程度】+

4.80

柳蚜

Aphis farinosa Gmelin

【寄主】旱柳、垂柳、龙爪柳、杞柳等。

【分布】蔚县、涿鹿、阳原、怀安、万全等。

【危害程度】+

4.81

中国槐蚜

Aphis sophoricola Zhang

【寄主】槐树、龙爪槐。

【分布】各县、区。

【危害程度】+

4.82

艾蚜

Aphis kurosawai Takahashi

【寄主】菊科等花卉。

【分布】涿鹿、蔚县、怀来、怀安、赤城。

【危害程度】+

4.83

酸模蚜

Aphis rumicis Linnaeus

【寄主】蓼科花卉。

【分布】蔚县、涿鹿等。

【危害程度】+

4.84

萝藦蚜

Aphis asclepiadis Fitch

【寄主】萝藦。

【分布】坝下各县、区。

【危害程度】+

4.85

高粱蚜

Longiunguis sacchari (Zehnter)

【寄主】第一寄主荻草等滨水植物、禾本科花卉，第二寄主高粱等。

【分布】各县、区。

【危害程度】+

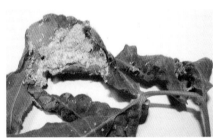

4.76 (i) 棉蚜成虫（白蜡树）

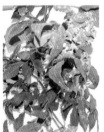

4.76 (j) 棉蚜成虫（白蜡树）

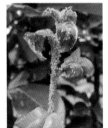

4.78 (a) 绣线菊蚜（海棠）

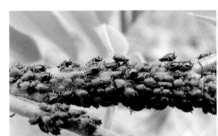

4.79 (a) 刺槐蚜（示无翅胎生雌蚜）

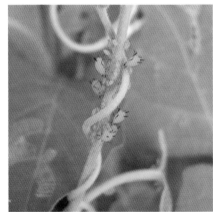

4.84 (a) 萝藦蚜（示无翅孤雌蚜）

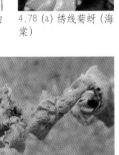

4.78 (b) 绣线菊蚜

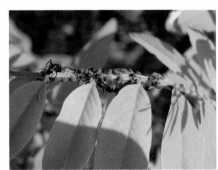

4.79 (b) 刺槐蚜（示蚂蚁共生）

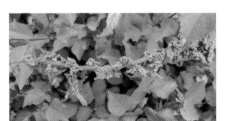

4.78 (c) 绣线菊蚜

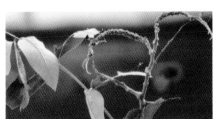

4.81 中国槐蚜（示槐树新梢被寄生状）

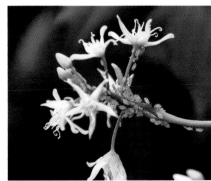

4.84 (b) 萝藦蚜

4.86

桃粉大尾蚜

Hyalopterus amygdali Blanchard

【寄主】桃、杏、紫叶李、榆叶梅、芦苇等。

【分布】蔚县、涿鹿、崇礼、怀来、怀安、宣化、万全等。

【危害程度】+

4.87

禾谷缢管蚜

Rhopalosiphum padi (Linnaeus)

【寄主】第一寄主为稠李、桃、李等李属植物。第二寄主为玉米、高粱、小麦、大麦、燕麦、黑麦、水稻、狗牙根、羊茅、黑麦草、香蒲、高莎草等禾本科、莎草科、香蒲科植物。

【分布】阳原、蔚县、涿鹿、怀安、万全、怀来等。

【危害程度】+

4.88

柳二尾蚜

Cavariella salicicola (Matsumara)

【寄主】第一寄主为旱柳、垂柳、金丝柳等柳属植物，第二寄主为芹、水芹等。

【分布】阳原、怀安、崇礼、涿鹿、蔚县、赤城等。

【危害程度】+

4.89

梨黄粉蚜

Aphanostigma jakusuiensis (Kishida)

【寄主】梨，危害果实。

【分布】怀来。

【危害程度】+

4.90

梨二叉蚜

Schizaphis piricola (Matsumura)

【寄主】梨、杜梨等。

【分布】怀来、涿鹿、蔚县、万全、崇礼、宣化等。

【危害程度】+

4.91

橘二叉蚜

Toxoptera aurantii (Boyer de Fonscolombe)

【寄主】柳、杨、大叶黄杨。

【分布】市区、怀来、宣化。

【危害程度】+

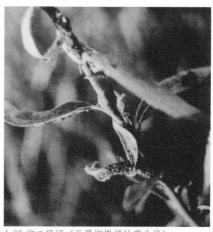

4.88 柳二尾蚜（示旱柳嫩梢被寄生状）

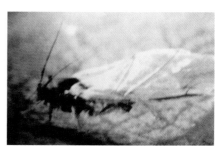

4.90（a）梨二叉蚜（示有翅胎生雌蚜）

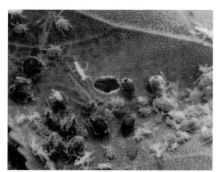

4.86（a）桃粉大尾蚜（示桃树嫩梢被寄生状）

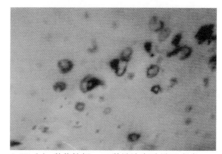

4.89（a）梨黄粉蚜，示梨果被害后果面斑点

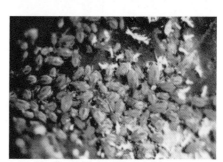

4.90（b）梨二叉蚜（示群集寄生状）

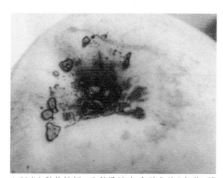

4.86（b）桃粉大尾蚜（示有翅胎生雌蚜、无翅胎生雄蚜和若蚜，变黑的个体为被蚜茧蜂所寄生的个体）

4.89（b）梨黄粉蚜，示梨果被害后形成的"膏药顶"

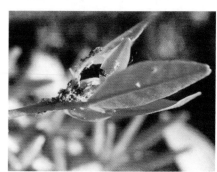

4.91 橘二叉蚜，示危害橘嫩梢状

4.92
萝卜蚜
Lipaphis erysimi (Kaltenbach)

【寄主】十字花科花卉和中草药。

【分布】各县、区。

【危害程度】+

4.93
桃瘤头蚜
Tuberocephalus momonis (Matsumura)

【寄主】桃、山桃、樱桃、梨。

【分布】阳原、蔚县、万全、崇礼、怀来、怀安等。

【危害程度】+

4.94
苹果瘤蚜
Myzus malisuctus Matsumura

【寄主】海棠、山荆子、苹果、沙果、山楂、梨、槟子等。

【分布】阳原、蔚县、涿鹿、怀来、市区等。

【危害程度】+

4.95
梅瘤蚜
Myzus mumecola Matsumura

【寄主】杏等。

【分布】万全、涿鹿、蔚县等。

【危害程度】+

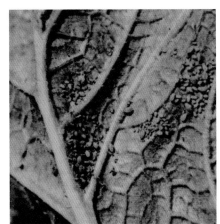

4.92 萝卜蚜（示成虫、若虫寄生于萝卜叶背面）

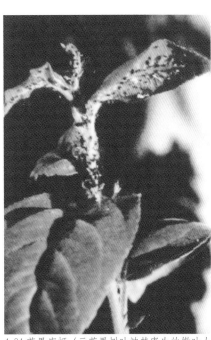

4.94 苹果瘤蚜（示苹果树叶被其寄生的嫩叶大体以中脉为轴向叶背面卷缩状）

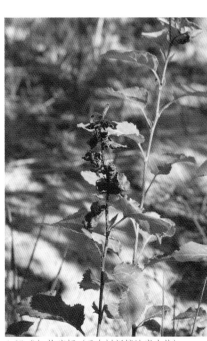

4.95（b）梅瘤蚜（示杏树新梢被寄生状）

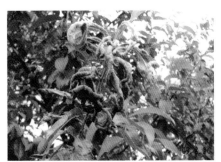

4.93（a）桃瘤头蚜（示桃叶被寄生状，初期）

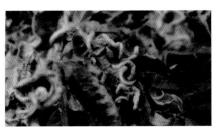

4.93（b）桃瘤头蚜（示桃叶被寄生后叶缘卷缩状，后期）

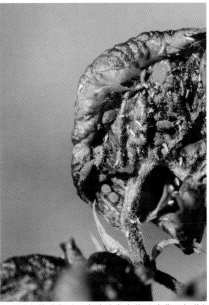

4.95（a）梅瘤蚜（示杏叶被寄生状及叶背面蚜体）

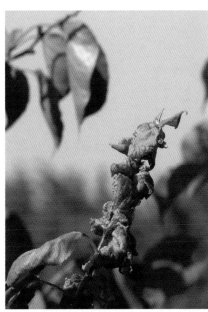

4.95（c）梅瘤蚜（示杏树新梢叶片被寄生皱缩状）

4.96

樱桃卷叶蚜

Tuberocephalus liaoningensis Zhang

【寄主】毛樱桃等。

【分布】怀来。

【危害程度】+

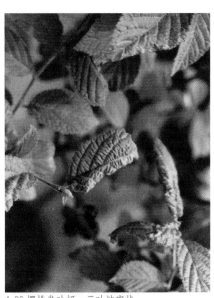

4.96 樱桃卷叶蚜，示叶被害状

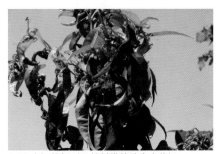

4.97 (a) 桃蚜（示桃树嫩枝被寄生状）

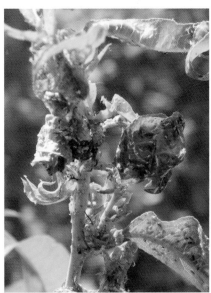

4.97 (b) 桃蚜（示桃树嫩枝被寄生状）

4.97

桃蚜

Myzus persicae (Sulzer)

【寄主】桃、李、杏、梅、樱桃、梨、苹果、山楂、柿、枸杞、人参、三七、大黄等。

【分布】万全、涿鹿、蔚县、怀安、怀来、赤城、崇礼。

【危害程度】+

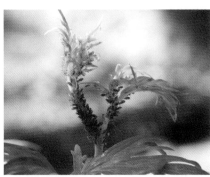

4.97 (c) 桃蚜

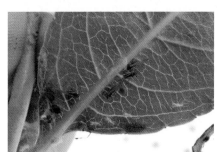

4.97 (d) 桃蚜，示有翅胎生雌蚜（黑色）

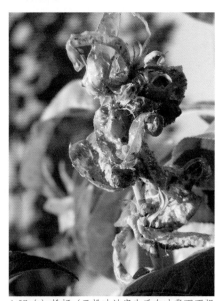

4.97 (e) 桃蚜（示桃叶被寄生后向叶背面不规则卷缩状）

4.98

豌豆蚜

Acyrthosiphon pisum (Harris)

【寄主】黄芪以及少数豆科木本植物。

【分布】各县、区。

【危害程度】+

4.99

月季长管蚜

Macrosiphum rosivorum Zhang

【寄主】月季、蔷薇、十姊妹等。

【分布】蔚县、涿鹿、市区、怀来、阳原、崇礼。

【危害程度】+

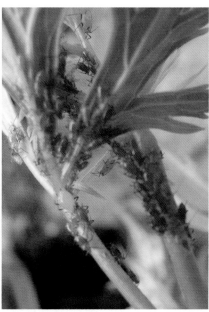

4.97 (f) 桃蚜

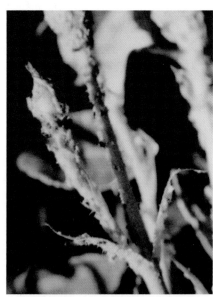

4.99 月季长管蚜（示月季花蕾被寄生状）

4.100

紫薇长斑蚜

Tinocallis kahawaluokalani (Kirkaldy)

【寄主】紫薇。

【分布】市区。

【危害程度】+

4.101

牛蒡指管蚜

Uroleucon gobonis (Matsumura)

【寄主】牛蒡、红花、苍术等。

【分布】蔚县。

【危害程度】++

4.102

康氏粉蚧

Pseudococcus comstocki (Kuwana)

【寄主】杨、柳、大叶黄杨、桑、核桃、枣、柿、葡萄、苹果、梨、桃等。

【分布】涿鹿、怀来、赤城、宣化、市区。

【危害程度】+

4.103

柿绵粉蚧

Phenacoccus pergandei Ckll

【寄主】柿、苹果、梨等。

【分布】怀来、赤城、涿鹿。

【危害程度】+

4.104

白蜡绵粉蚧

Phenacoccus fraxinus Tang

【寄主】核桃、白蜡、臭椿。

【分布】怀来、市区。

【危害程度】+

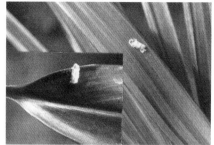

4.103（c）柿绵粉蚧，示寄生朱蕉状

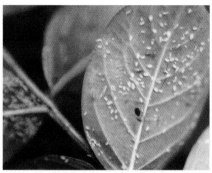

4.100（a）紫薇长斑蚜，示危害紫薇状

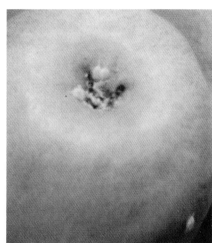

4.102 康氏粉蚧，示危害梨果状

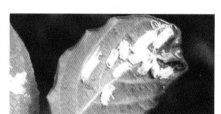

4.103（d）柿绵粉蚧，示寄生柿叶片状

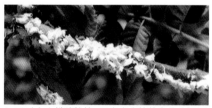

4.104（a）白蜡绵粉蚧，示危害臭椿枝条状（卵囊）

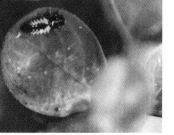

4.100（b）紫薇长斑蚜，示瓢虫若虫扑食紫薇长斑蚜状

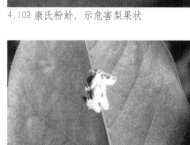

4.103（a）柿绵粉蚧，示寄生玉兰叶片状

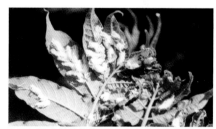

4.104（b）白蜡绵粉蚧，示危害臭椿叶片状（卵囊）

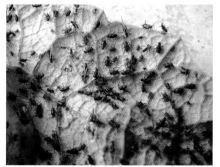

4.101 牛蒡指管蚜（示牛蒡叶背面的有翅和无翅孤雌蚜）

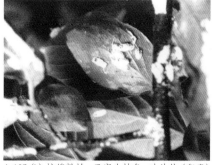

4.103（b）柿绵粉蚧，示寄生枝条、叶片状（卵囊）

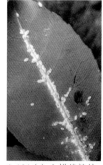

4.104（c）白蜡绵粉蚧，示虫体危害白蜡叶片状

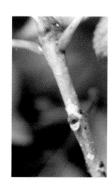

4.104（d）白蜡绵粉蚧，示虫体危害白蜡枝条状

4.105

柿绒蚧

Eriococus kaki Kuwana

【寄主】柿、君迁子。

【分布】怀来。

【危害程度】+

4.106

明旌蚧

Orthezia insignis Douglass

【寄主】菊科花卉、马兰、紫薇、蔷薇、月季等。

【分布】涿鹿。

【危害程度】+

4.107

褐软蚧

Coccus hesperidum L.

【寄主】月季、夹竹桃、苹果、梨、桃等。

【分布】市区、怀来等。

【危害程度】+

4.108

草履蚧

Drosicha corpulenta (Kuwana)

【寄主】月季、梨、苹果、柿、核桃、刺槐、槐树、杨、枣、樱桃、桃、柳、白蜡、香椿、杏、桑等。

【分布】蔚县、涿鹿、阳原。

【危害程度】+

4.109

绵蚧一种

Drosicha sp.

【寄主】丝棉木等。

【分布】赤城、涿鹿等。

【危害程度】+

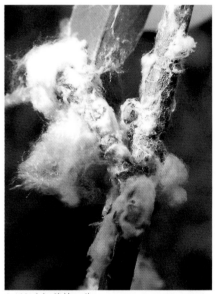

4.109 (a) 绵蚧一种

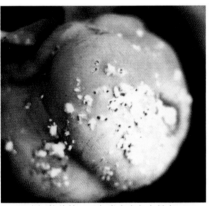

4.105 (a) 柿绒蚧，示与炭疽病复合侵害

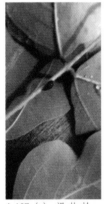

4.107 (a) 褐软蚧，示危害象牙红叶柄、叶片状

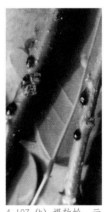

4.107 (b) 褐软蚧，示危害象牙红枝条状

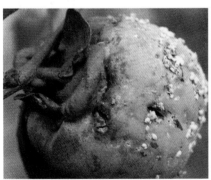

4.105 (b) 柿绒蚧，示与炭疽病复合侵害

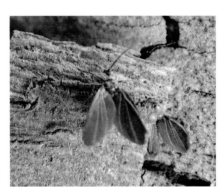

4.108 (a) 草履蚧（示雄成虫）

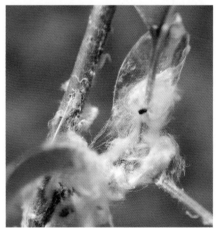

4.109 (b) 绵蚧一种

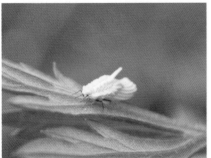

4.106 明旌蚧（示雌成虫及其卵囊）

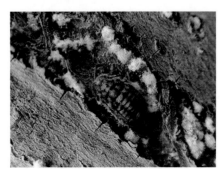

4.108 (b) 草履蚧

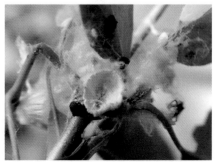

4.109 (c) 绵蚧一种

4.110
杨绵蚧
Pulvinaria costata Borchs
【寄主】青杨、加杨、北京杨、垂柳、旱柳等多种杨树和柳树。
【分布】蔚县、涿鹿。
【危害程度】+

4.111
榆蛎盾蚧
Lepidosaphes ulmi (Linnaeus)
【寄主】榆、苹果、梨、海棠、桃、李等。
【分布】各县、区。
【危害程度】+

4.112
月季白轮盾蚧
Aulacaspis rosarum Borchs
【寄主】月结、玫瑰、黄刺玫、悬钩子等。
【分布】市区等。
【危害程度】+

4.113
槐蛎盾蚧
Mitilaspis yanagicola (Kuwana)
【寄主】槐、杨、柳、榆。
【分布】怀来、桥东、桥西。
【危害程度】+

4.114
橙褐圆盾蚧
Chrysomphalus dictyospermi (Morgan)
【寄主】蔷薇、橡皮树、一叶兰等。
【分布】市区、宣化。
【危害程度】+

4.115
柳蛎盾蚧
Lepidosaphes salicina Borchsanius
【寄主】柳、杨、红瑞木、丁香、蔷薇、核桃、白蜡、黄檗、忍冬、卫矛、蔍子及多种果树。
【分布】各县、区。
【危害程度】+

4.116
日本长白盾蚧
Lopholeucaspis japonica Ckll.
【寄主】刺玫、皂角、榆、槐、杨、苹果、梨、樱花、樱桃、李、柿、花椒、山楂等。
【分布】涿鹿、蔚县、万全、怀安、崇礼。
【危害程度】+

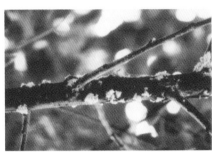
4.110 (a) 杨绵蚧（示杨树侧枝被寄生状）

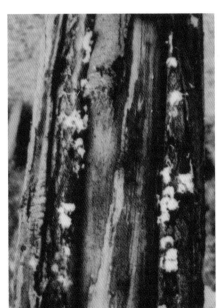
4.110 (b) 杨绵蚧（示柳树主干上的卵囊）

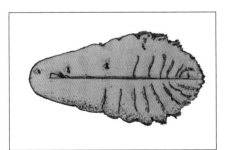
4.111 榆蛎盾蚧（示雌成虫）

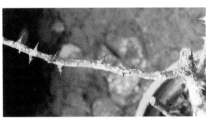
4.112 月季白轮盾蚧，示危害月季致死状

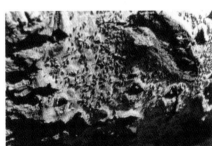
4.113 槐蛎盾蚧

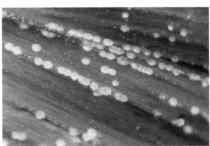
4.114 (a) 橙褐圆盾蚧，示蚧壳

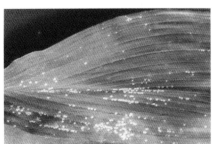
4.114 (b) 橙褐圆盾蚧，示一叶兰受害状

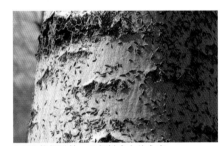
4.115 柳蛎盾蚧，示杨树皮上的介壳

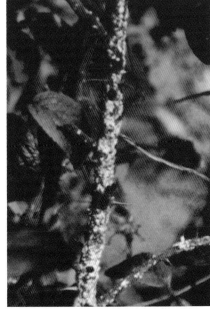
4.116 日本长白盾蚧（示刺玫被寄生枯死状）

4.117
杨盾蚧
Quadraspidiotus slavonicus (Green)

【寄主】杨、柳。

【分布】各县、区。

【危害程度】+

4.118
考氏白盾蚧
Pseudaulacaspis cockerelli (Cooley)

【寄主】构骨、夹竹桃等。

【分布】市区、宣化、怀来。

【危害程度】+

4.119
糠片盾蚧
Parlatoria pergandii Comstock

【寄主】枸杞、大叶黄杨、苹果、梨等。

【分布】怀来。

【危害程度】+

4.120
刺槐黑盔蚧
Saissetia sp.

【寄主】刺槐。

【分布】怀来、市区。

【危害程度】+

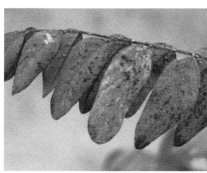

4.119 (a) 糠片盾蚧，示危害柑橘状（北方温室内）

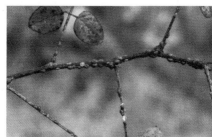

4.120 (a) 刺槐黑盔蚧，示危害刺槐叶柄状

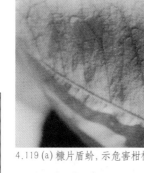

4.117 杨盾蚧（示雌成虫）

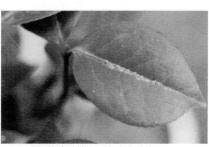

4.119 (b) 糠片盾蚧，示危害山茶状

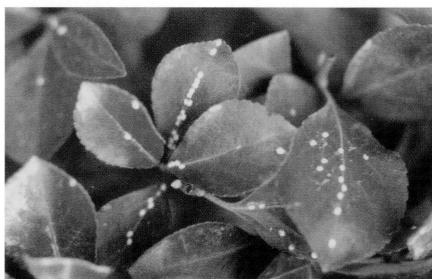

4.119 (c) 糠片盾蚧，示危害大叶黄杨状

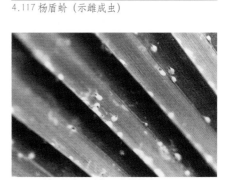

4.118 (a) 考氏白盾蚧，示雌蚧壳

4.120 (b) 刺槐黑盔蚧，示危害刺槐嫩枝、叶柄状

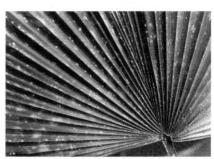

4.118 (b) 考氏白盾蚧，示蒲葵受害状

4.121

桑盾蚧

Pseudaulacaspis pentagona (Targioni-Tozzetti)

【寄主】杏、山杏、苹果、杨、桑、樱桃、桃、山桃、樱花、山毛桃、槐树、臭椿、丁香、猕猴桃、核桃、花椒等。

【分布】蔚县、涿鹿、怀来、赤城、阳原、怀安、市区。

【危害程度】+

4.122

圆盾蚧

Aspidiotus hederae Wall.

【寄主】苏铁、紫叶李、女贞、夹竹桃等。

【分布】宣化温室大棚。

【危害程度】+

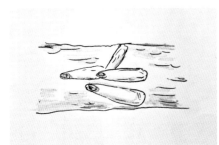

4.121 (a) 桑盾蚧 (示雄蚧壳)

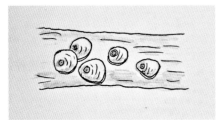

4.121 (b) 桑盾蚧 (示雌蚧壳)

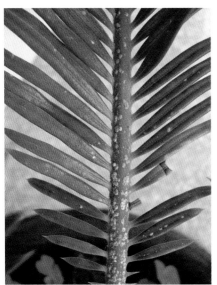

4.122 圆盾蚧 (示雌雄蚧壳)

4.123

皱大球蚧

Eulecanium kuwanai (Kanda)

【寄主】栎、紫穗槐、榆、柳、刺槐、槐树、杨、复叶槭、紫薇、紫叶李、玫瑰、沙果、桃、杏、苹果等。

【分布】蔚县、怀来。

【危害程度】+

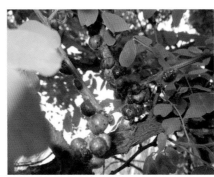

4.123 (a) 皱大球蚧

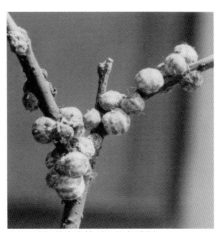

4.123 (b) 皱大球蚧 (示雌虫形态)

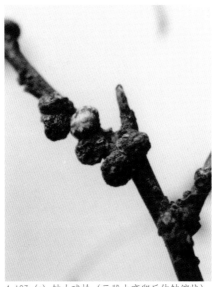

4.123 (c) 皱大球蚧 (示雌虫产卵后体皱缩状)

4.124

瘤坚大球蚧

Eulecanium gigantea (Shinji)

【寄主】苹果、桃、柳、榆、桦、杨、酸枣、核桃、玫瑰、紫穗槐。

【分布】蔚县、涿鹿、怀来。

【危害程度】+

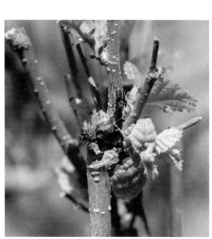

4.123 (d) 皱大球蚧 (示雌成虫)

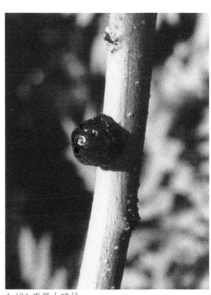

4.124 瘤坚大球蚧

4.125

日本龟蜡蚧

Ceroplastes japonicus Green

【寄主】卫矛、枣、柿、苹果、梨、山楂、桃、柳、杜梨、黄杨、杏、李、樱桃、梅等。

【分布】怀来、蔚县、涿鹿、赤城。

【危害程度】+

4.126

杏球坚蚧

Didesmococcus koreanus Borchs

【寄主】仁用杏（杏扁）、山杏、桃、李、沙果、苹果、梨、紫叶李等。

【分布】涿鹿、蔚县、怀来、宣化。

【危害程度】+

4.127

桃木坚蚧

Parthenolecanium persicae (Fabricius)

【寄主】山杏、仁用杏（杏扁）、桃、苹果、李等。

【分布】涿鹿、蔚县、怀来、怀安、万全。

【危害程度】+

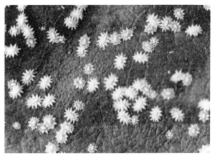

4.125（a）日本龟蜡蚧（示雄虫蚧体）

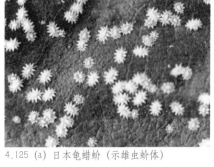

4.125（b）日本龟蜡蚧（示雌虫蚧体）

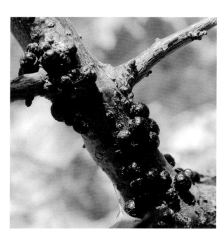

4.126（a）杏球坚蚧

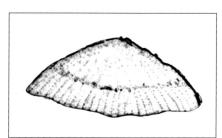

4.127（a）桃木坚蚧（示雌成虫）

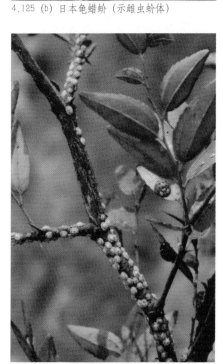

4.125（c）日本龟蜡蚧（示枣树被寄生状）

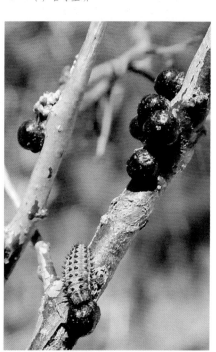

4.126（b）杏球坚蚧

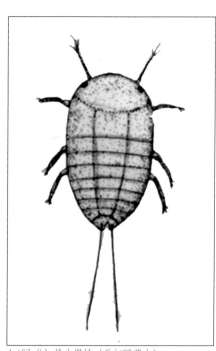

4.127（b）桃木坚蚧（示初孵若虫）

4.128

水木坚蚧

Parthenolecanium corni (Bouche)

【寄主】玫瑰、白蜡、糖槭、白榆、槐树、刺槐、毛刺槐、柳、小叶杨、苹果、桃、葡萄等。

【分布】蔚县。

【危害程度】+

4.129

石榴绒蚧

Eriococcus lagerstroemiae Kuwana

【寄主】石榴、紫薇等。

【分布】怀来。

【危害程度】+

4.130

三点盲蝽

Adelphocoris fasiaticollis Reuter

【寄主】杨、柳、榆、杏、刺槐、观赏番茄等。

【分布】涿鹿、蔚县、市区、宣化、怀来、赤城、张北。

【危害程度】+

4.131

绿盲蝽

Lygus lucorum Meyer-Dur

【寄主】枣、桑、枸杞、十字花科花卉等。

【分布】蔚县、涿鹿、怀来、赤城。

【危害程度】+

4.132

赤须盲蝽

Trigonotylus coelestialium (Kirkaldy)

【寄主】多种草坪草。

【分布】蔚县、市区。

【危害程度】+

4.133

细足赭缘蝽

Ochrochira stenopodura Ren

【寄主】栎等。

【分布】蔚县、涿鹿、赤城。

【危害程度】+

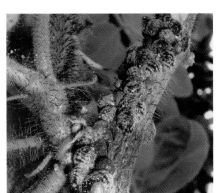

4.128 水木坚蚧（示雌蚧壳）

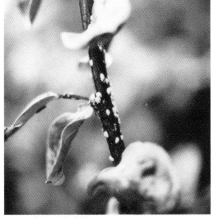

4.129 (a) 石榴绒蚧

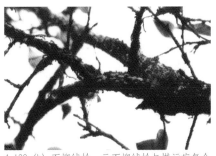

4.129 (b) 石榴绒蚧，示石榴绒蚧与煤污病复合侵害，紫薇植株衰弱状

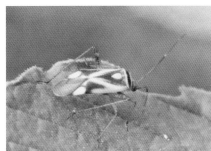

4.130 三点盲蝽

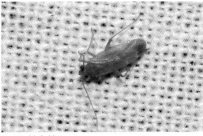

4.131 绿盲蝽

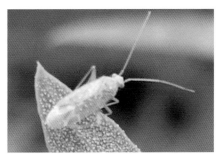

4.132 赤须盲蝽

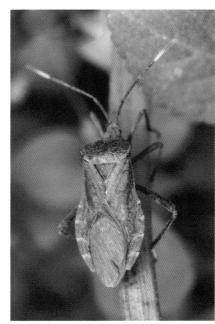

4.133 (a) 细足赭缘蝽

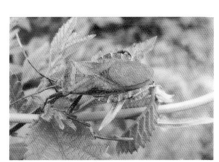

4.133 (b) 细足赭缘蝽

4.134

梨冠网蝽

Stephanitis (Stephanitis) *nashi* Esaki et Takeya

【寄主】梨、苹果、海棠、山楂、李、樱桃等。

【分布】涿鹿、怀来、宣化、蔚县。

【危害程度】+

4.135

中国螳瘤蝽

Cnizocoris sinensis Kormilev

【寄主】侧柏等。

【分布】蔚县

【危害程度】+

4.136

波赭缘蝽

Ochrochira potanini Kiritshenko

【寄主】油松、榆、核桃楸。

【分布】蔚县、怀安、涿鹿。

【危害程度】+

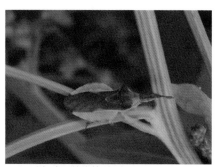

4.135 (a) 中国螳瘤蝽（♀）

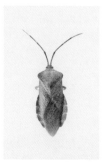

4.136 (a) 波赭缘蝽

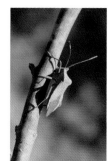

4.136 (b) 波赭缘蝽

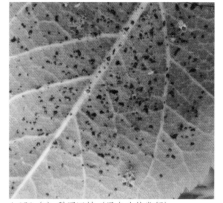

4.134 (a) 梨冠网蝽（黑点为其粪便）

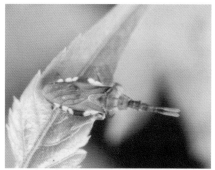

4.135 (b) 中国螳瘤蝽（♂）

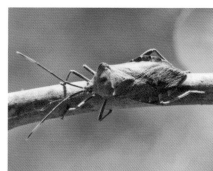

4.136 (c) 波赭缘蝽

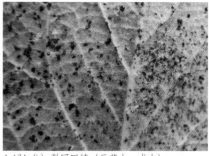

4.134 (b) 梨冠网蝽（示若虫、成虫）

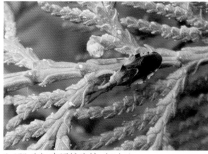

4.135 (c) 中国螳瘤蝽（♂）

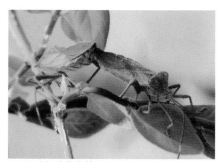

4.136 (d) 波赭缘蝽

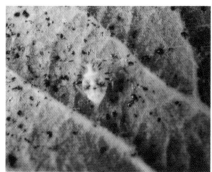

4.134 (c) 梨冠网蝽（示若虫）

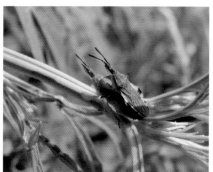

4.135 (d) 中国螳瘤蝽（♂，♀）

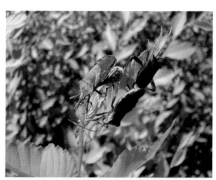

4.136 (e) 波赭缘蝽

4.137
斑背安缘蝽
Anoplocnemis binotata Distant
【寄主】紫穗槐、赤松、榆、槲、胡枝子等。
【分布】涿鹿、蔚县。
【危害程度】+

4.138
红背安缘蝽
Anoplocnemis phasianas Fabricius
【寄主】紫穗槐等。
【分布】涿鹿、蔚县。
【危害程度】+

4.139
点蜂缘蝽
Riptortus pedestris Fabricius
【寄主】刺槐等。
【分布】涿鹿、蔚县、怀安、怀来、赤城、崇礼、万全。
【危害程度】+

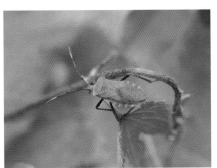
4.136 (g) 波赭缘蝽

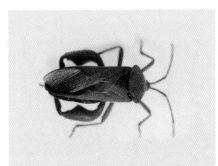
4.138 (a) 红背安缘蝽

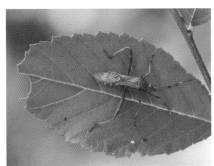
4.139 (b) 点蜂缘蝽

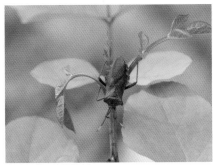
4.136 (f) 波赭缘蝽

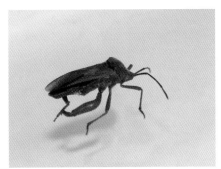
4.138 (b) 红背安缘蝽

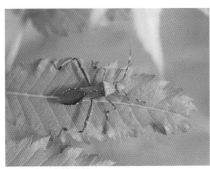
4.139 (c) 点蜂缘蝽

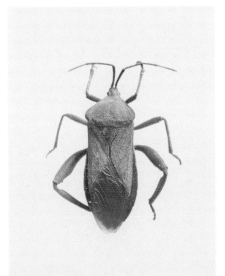
4.137 斑背安缘蝽

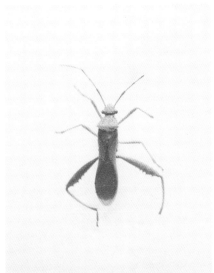
4.139 (a) 点蜂缘蝽

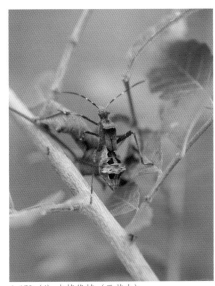
4.139 (d) 点蜂缘蝽 (示若虫)

4.140
广腹同缘蝽
Homoeocerus (H.) *diltatus* Horvath
【寄主】胡枝子等。
【分布】涿鹿、蔚县、怀来、怀安、万全。
【危害程度】+

4.141
双痣圆龟蝽
Coptosoma biguttula Motschulsky
【寄主】刺槐、紫穗槐等。
【分布】蔚县、涿鹿、怀安、怀来、崇礼。
【危害程度】+

4.142
长点边土蝽
Legnotus longiguttulus Hsiao
【寄主】林木幼苗。
【分布】怀来等。
【危害程度】+

4.143
金绿宽盾蝽
Poecilocoris lewisi (Distant)
【寄主】油松、葡萄、榆、杏等。
【分布】涿鹿。
【危害程度】+

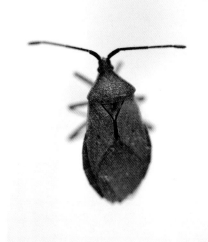

4.140（a）广腹同缘蝽

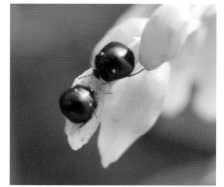

4.141（b）双痣圆龟蝽

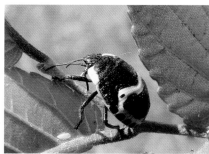

4.143（a）金绿宽盾蝽（示若虫）

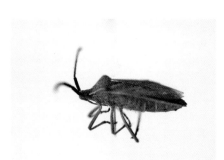

4.140（b）广腹同缘蝽（示侧面观）

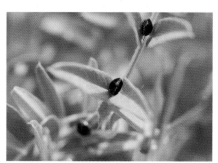

4.141（c）双痣圆龟蝽

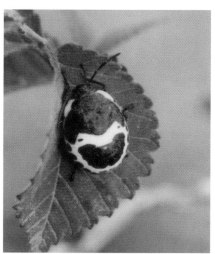

4.143（b）金绿宽盾蝽，示若虫

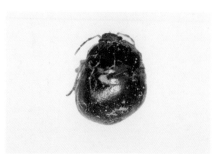

4.141（a）双痣圆龟蝽

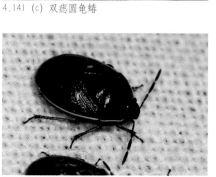

4.142 长点边土蝽（成虫）

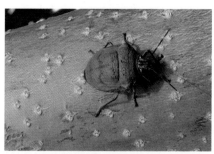

4.143（c）金绿宽盾蝽（示成虫）

4.144
驼蝽
Brachycerocoris camelus Costa
【寄主】蛇葡萄等。
【分布】蔚县。
【危害程度】+

4.145
扁盾蝽
Eurygaster testudinarius (Geoffroy)
【寄主】草坪草等。
【分布】市区。
【危害程度】+

4.146
斑须蝽
Dolycoris baccarum (Linnaeus)
【寄主】柳、泡桐、梨、桃、山楂、苹果等。
【分布】蔚县、涿鹿、怀来、怀安、崇礼、万全、市区、宣化。
【危害程度】+

4.147
褐片蝽
Sciocoris microphthalmus Flor
【寄主】榆树。
【分布】蔚县、涿鹿、怀安、赤城、崇礼。
【危害程度】+

4.148
弯角蝽
Lelia decempunctata Motschulsky
【寄主】糖槭、核桃楸、榆、杨等。
【分布】涿鹿、蔚县、赤城、万全、崇礼、怀来、怀安。
【危害程度】+

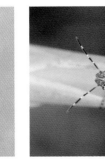
4.144 (a) 驼蝽（示侧面观）

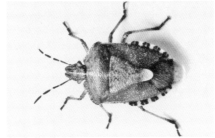
4.146 (a) 斑须蝽（成虫）

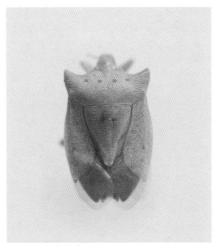
4.148 (a) 弯角蝽

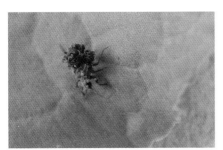
4.144 (b) 驼蝽（示背面观）

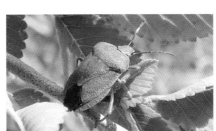
4.146 (b) 斑须蝽

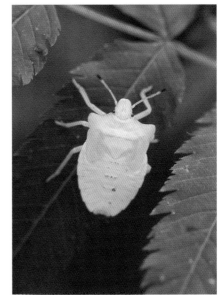
4.148 (b) 弯角蝽（示若虫）

4.145 (a) 扁盾蝽

4.147 (a) 褐片蝽

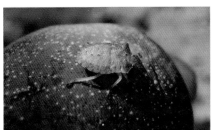
4.145 (b) 扁盾蝽（示若虫）

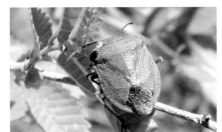
4.147 (b) 褐片蝽

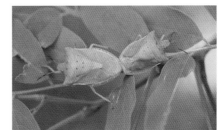
4.148 (c) 弯角蝽

4.149

珀蝽

Plautia fimbriata (Fabricius)

【寄主】丁香、草坪草等。

【分布】怀来、蔚县、市区。

【危害程度】+

4.150

紫蓝曼蝽

Menida violacea Motschulsky

【寄主】梨、榆、杨、五角枫等。

【分布】蔚县、涿鹿。

【危害程度】+

4.151

褐真蝽

Pentatoma armandi Fallou

【寄主】桦、杨、刺槐、落叶松、梨等。

【分布】蔚县、涿鹿、怀来、怀安、万全等。

【危害程度】+

4.152

金绿真蝽

Pentatoma metallifera Motshulsky

【寄主】杨、榆、核桃、柳、油松、落叶松、梨等。

【分布】蔚县、涿鹿等。

【危害程度】+

4.153

红足真蝽

Pentatoma rufipes (Linnaeus)

【寄主】桦、梨、海棠、杨、柳、榆、栎、山楂等。

【分布】蔚县、涿鹿。

【危害程度】+

4.154

耳蝽

Troilus luridus (Fabricius)

【寄主】华北落叶松。

【分布】蔚县等。

【危害程度】+

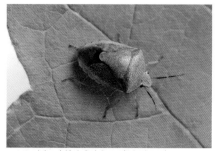

4.149 (a) 珀蝽（成虫），寄主为丁香

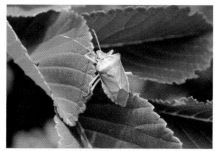

4.151 (a) 褐真蝽（成虫），寄主为杨树

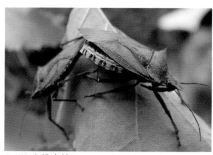

4.152 金绿真蝽

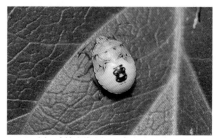

4.149 (b) 珀蝽（若虫），寄主为丁香

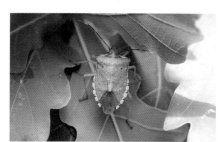

4.151 (b) 褐真蝽（成虫），寄主为杨树

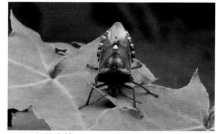

4.153 红足真蝽

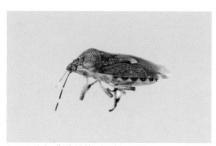

4.150 (a) 紫蓝曼蝽（示侧面观）

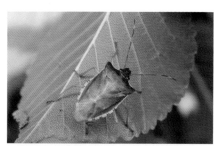

4.151 (c) 褐真蝽（成虫），寄主为杨树

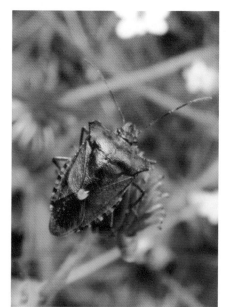

4.154 耳蝽

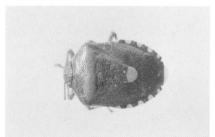

4.150 (b) 紫蓝曼蝽

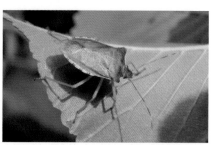

4.151 (d) 褐真蝽（成虫），寄主为杨树

4.155
赤条蝽
Graphosoma rubrolineata (Westwood)

【寄主】栎、榆等。

【分布】各县、区。

【危害程度】+

4.156
全蝽
Homalogonia obtuse (Walker)

【寄主】胡枝子、栎、油松。

【分布】涿鹿、蔚县、崇礼、怀来、万全。

【危害程度】+

4.157
麻皮蝽
Erthesina fullo (Thunberg)

【寄主】柳、槐、臭椿、榆、杨、刺槐、桑、梨、苹果、桃、沙果、海棠、葡萄、李、杏、枣、柿、山楂、石榴、樱桃等。

【分布】蔚县、涿鹿、怀来。

【危害程度】+

4.158
菜蝽
Eurydema dominulus (Scopoli)

【寄主】十字花科花卉等。

【分布】各县、区。

【危害程度】+

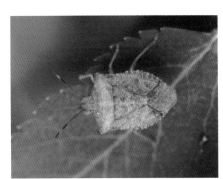
4.156 (a) 全蝽

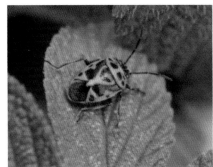
4.158 (a) 菜蝽

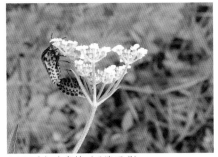
4.155 (a) 赤条蝽（示腹面观）

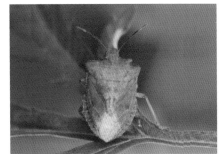
4.156 (b) 全蝽

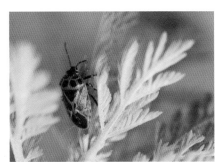
4.158 (b) 菜蝽

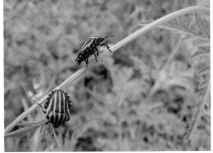
4.155 (b) 赤条蝽

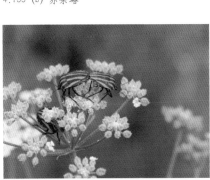
4.155 (c) 赤条蝽

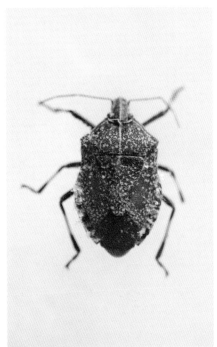
4.157 麻皮蝽

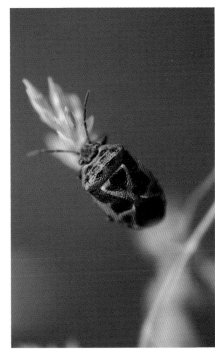
4.158 (c) 菜蝽

4.159
横纹菜蝽
Eurydema gebleri Kolenati

【寄主】十字花科花卉。

【分布】涿鹿、张北、蔚县。

【危害程度】+

4.160
华麦蝽
Aelia nasuta Wagner

【寄主】梨等。

【分布】蔚县、怀来、涿鹿、宣化。

【危害程度】+

4.161
珠蝽
Rubiconia intermedia (Wolff)

【寄主】苹果、枣等。

【分布】蔚县。

【危害程度】+

4.162
异色蝽
Carpocoris pudicus Poda

【寄主】朴树等。

【分布】蔚县等。

【危害程度】+

4.163
紫翅果蝽
Carpocoris purpureipennis (De Geer)

【寄主】梨。

【分布】蔚县、涿鹿、怀来、万全。

【危害程度】+

4.164
稻绿蝽
Nezara viridula (L.)

【寄主】苹果、梨等。

【分布】怀来、涿鹿、蔚县、市区。

【危害程度】+

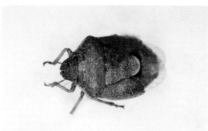

4.161（a）珠蝽

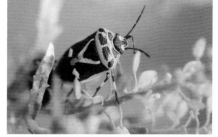

4.159（a）横纹菜蝽

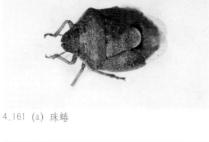

4.161（b）珠蝽

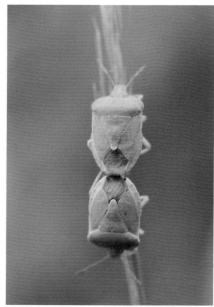

4.164（a）稻绿蝽，示全绿型

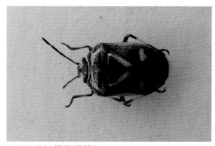

4.159（b）横纹菜蝽

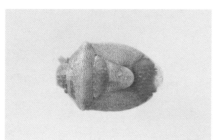

4.162 异色蝽

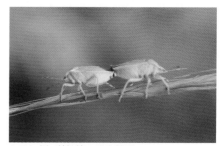

4.164（b）稻绿蝽，示全绿型

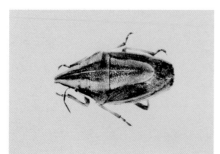

4.160 华麦蝽

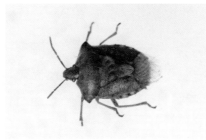

4.163 紫翅果蝽

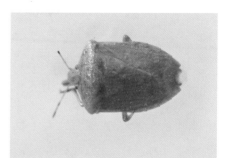

4.164（c）稻绿蝽，示全绿型

4.165
茶翅蝽
Halyomorpha picus (Fabricius)

【寄主】梨、苹果、桃、杏、葡萄、李、梅、海棠、樱桃、柿、山楂、石榴、桑、丁香、榆等。

【分布】各县、区。

【危害程度】+

4.166
宽肩直同蝽
Elasmostethus humeralis Jakovlev

【寄主】油松、榆。

【分布】蔚县、涿鹿。

【危害程度】+

4.167
直同蝽
Elasmostethus interstinctus (Linnaeus)

【寄主】梨、油松、榆。

【分布】蔚县。

【危害程度】+

4.168
宽铗同蝽
Acanthosoma labiduroides Jakovlev

【寄主】桧柏、柞树。

【分布】蔚县、涿鹿。

【危害程度】+

4.169
短壮异蝽
Urochela falloui Reuter

【寄主】梨、栗。

【分布】涿鹿、怀来。

【危害程度】+

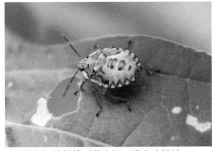
4.165 (a) 茶翅蝽（若虫），寄主为杨树

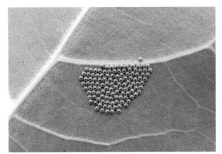
4.165 (e) 茶翅蝽（卵），寄主为杨树

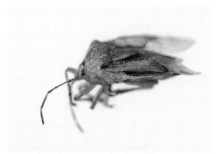
4.166 (b) 宽肩直同蝽（示侧面观）

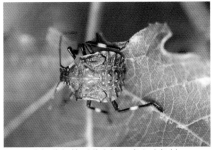
4.165 (b) 茶翅蝽（若虫），寄主为杨树

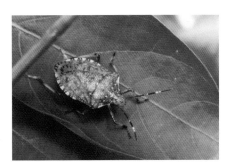
4.165 (f) 茶翅蝽

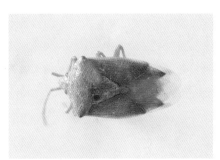
4.167 直同蝽

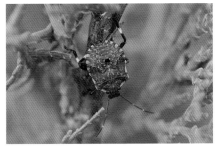
4.165 (c) 茶翅蝽，寄主为侧柏

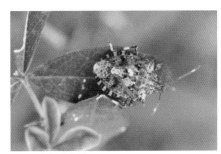
4.165 (g) 茶翅蝽

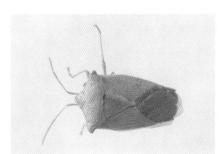
4.168 宽铗同蝽

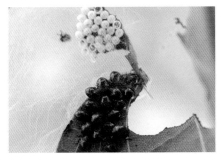
4.165 (d) 茶翅蝽，示幼虫（下）和卵（上）

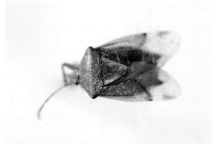
4.166 (a) 宽肩直同蝽

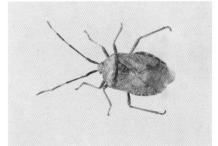
4.169 短壮异蝽

第三节　鞘翅目

4.170
皱纹琵琶甲
Blaps rugosa Gebl

【寄主】林木幼苗。

【分布】各县、区。

【危害程度】+

4.171
网目沙潜
Opatrum reticulatum Motschulsky

【寄主】杨、刺槐、苹果、梨等。

【分布】各县、区。

【危害程度】+

4.172
沙潜
Opatrum subaratum Faldermann

【寄主】杨、刺槐、板栗、苹果等。

【分布】各县、区。

【危害程度】+

4.173
绿边芫菁
Lytta suturella Motschulsky

【寄主】锦鸡儿。

【分布】蔚县、涿鹿、怀来、赤城、崇礼、万全、怀安、阳原。

【危害程度】+

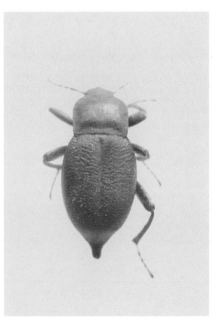

4.170（a）皱纹琵琶甲

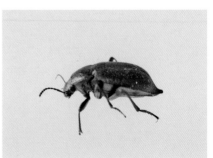

4.170（b）皱纹琵琶甲（示侧面观）

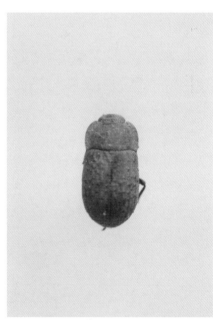

4.171（a）网目沙潜

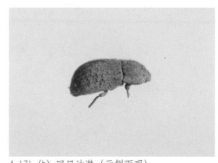

4.171（b）网目沙潜（示侧面观）

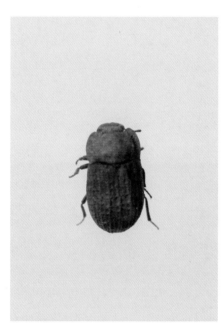

4.172 沙潜

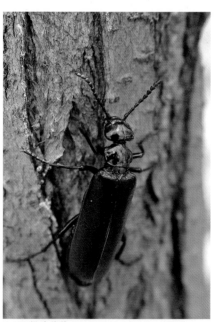

4.173 绿边芫菁

4.174
绿芫菁
Lytta caraganae pallas
【寄主】刺槐、槐树、紫穗槐、黄波罗、锦鸡儿等。
【分布】坝下各县、区。
【危害程度】+

4.175
暗头豆芫菁
Epicauta obscurocepnala Reitter
【寄主】紫穗槐等豆科植物。
【分布】各县、区。
【危害程度】+

4.176
小黑芫菁
Epicauta megalocephala Gebler
【寄主】苜蓿等。
【分布】怀来等。
【危害程度】+

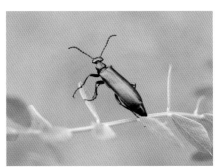
4.174 (a) 绿芫菁（成虫）

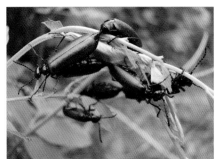
4.174 (d) 绿芫青

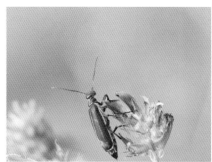
4.176 (c) 小黑芫菁

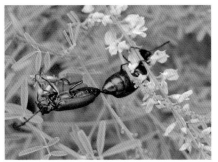
4.174 (b) 绿芫菁

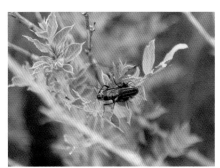
4.175 暗头豆芫菁

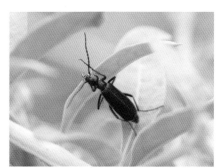
4.176 (d) 小黑芫菁

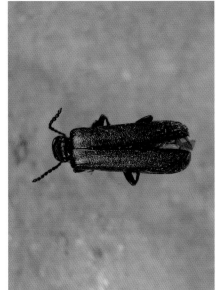
4.174 (c) 绿芫青（示鞘翅蓝色）

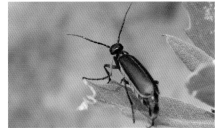
4.176 (a) 小黑芫菁

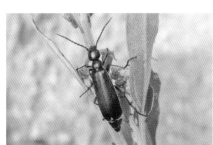
4.176 (b) 小黑芫菁

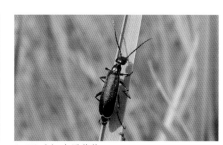
4.176 (e) 小黑芫菁

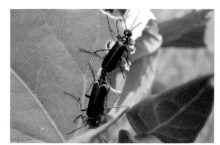
4.176 (f) 小黑芫菁

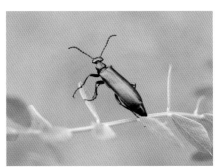

4.177

中国黑芫菁

Epicauta chinesis (Laporte)

【寄主】槐树、紫穗槐等。

【分布】各县、区。

【危害程度】+

4.178

红头黑芫菁

Epicauta sibirica Pallas

【寄主】苜蓿、向日葵等。

【分布】各县、区。

【危害程度】+

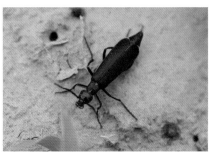

4.177 (a) 中国黑芫菁 (♀)

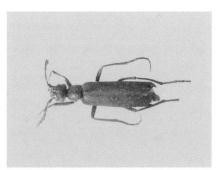

4.177 (b) 中国黑芫菁 (♂)

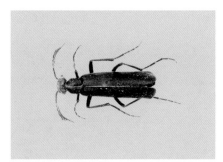

4.177 (c) 中国黑芫菁

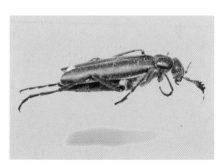

4.177 (d) 中国黑芫菁

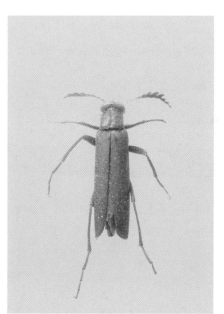

4.178 (a) 红头黑芫菁

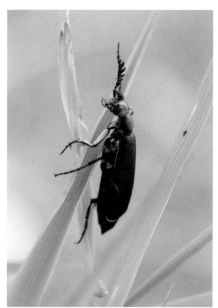

4.178 (b) 红头黑芫菁

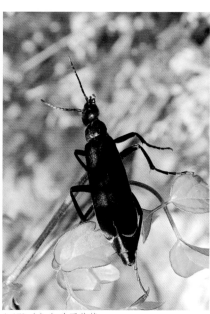

4.178 (c) 红头黑芫菁

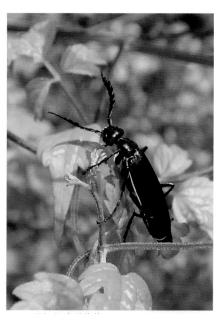

4.178 (d) 红头黑芫菁

4.179
眼斑芫菁
Mylabris cichorii Linnaeus
【寄主】成虫取食苹果等的叶。
【分布】蔚县、阳原、涿鹿。
【危害程度】+

4.180
腋斑芫菁
Mylabris axillari (Billberg)
【寄主】成虫取食刺槐等豆科植物。
【分布】蔚县、涿鹿、怀来。
【危害程度】+

4.181
苹斑芫菁
Mylabris calida Pallas
【寄主】锦鸡儿、苹果、沙果、野芍药、桔梗的花。
【分布】涿鹿、蔚县、赤城、崇礼、万全、怀安、怀来。
【危害程度】+

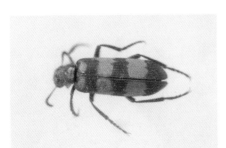

4.179 (a) 眼斑芫菁

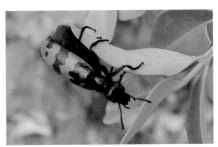

4.180 腋斑芫菁

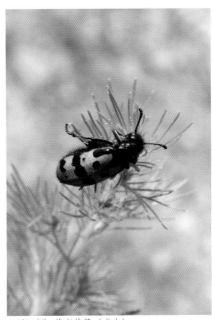

4.181 (d) 苹斑芫菁（成虫）

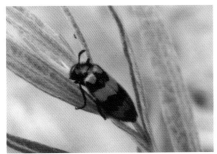

4.179 (b) 眼斑芫菁

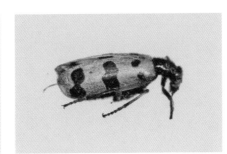

4.181 (a) 苹斑芫菁

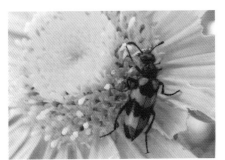

4.179 (c) 眼斑芫菁

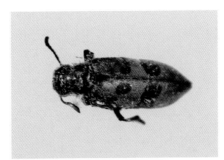

4.181 (b) 苹斑芫菁

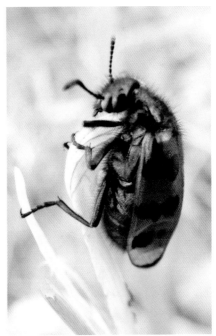

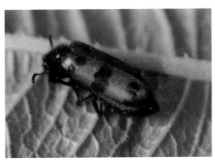

4.179 (d) 眼斑芫菁

4.181 (c) 苹斑芫菁

4.181 (e) 苹斑芫菁

4.182
小斑芫菁
Mylabris splendidula Pallas
【寄主】锦鸡儿等。
【分布】各县、区。
【危害程度】+

4.183
阔胸犀金龟
Pentodon patruelis Frivaldszky
【寄主】林、果、桑及多种植物根部。
【分布】各县、区。
【危害程度】+

4.184
华北大黑鳃金龟
Holotrichia oblita (Faldermann)
【寄主】杨、柳、榆、桑、茶、槐、草坪草等。
【分布】各县、区。
【危害程度】+

4.185
暗黑鳃金龟
Holotrichia parallela Motschulsky
【寄主】桑、榆、柳、杨。
【分布】各县、区。
【危害程度】+

4.186
东北大黑鳃金龟
Holotrichia diomphalia Bates
【寄主】小叶杨、加杨、香椿、油松、落叶松、水曲柳、榆、柳、苦楝、板栗、核桃、栎。
【分布】各县、区。
【危害程度】+

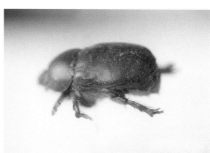

4.182 (a) 小斑芫菁

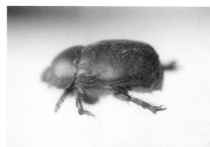

4.183 (a) 阔胸犀金龟（示侧面观）

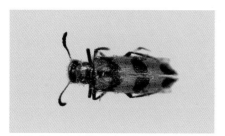

4.182 (b) 小斑芫菁

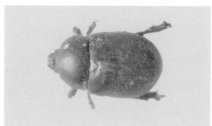

4.183 (b) 阔胸犀金龟（示背面观）

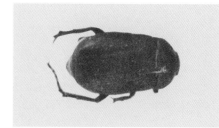

4.185 暗黑鳃金鱼

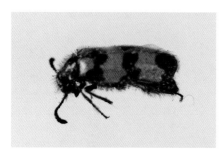

4.182 (c) 小斑芫菁

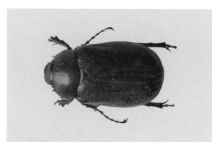

4.184 (a) 华北大黑鳃金龟

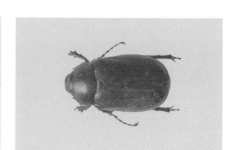

4.186 (a) 东北大黑鳃金龟

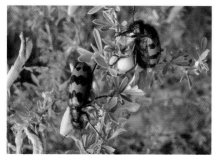

4.182 (d) 小斑芫菁

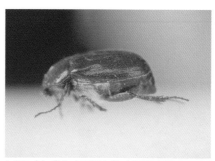

4.184 (b) 华北大黑鳃金龟（示侧面观）

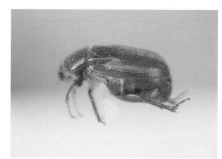

4.186 (b) 东北大黑鳃金龟（示侧面观）

4.187

毛黄鳃金龟

Holotrichia trichophora Fairmaire

【寄主】杨等。

【分布】各县、区。

【危害程度】+

4.188

小黄鳃金龟

Melubohus flavescens Brenske

【寄主】杨、草坪草和一些花卉。

【分布】怀来。

【危害程度】+

4.189

大云斑鳃金龟

Polyphylla laticollis Lewis

【寄主】松、榆、柳、杨、刺槐等。

【分布】涿鹿。

【危害程度】+

4.190

小云斑鳃金龟

Polyphylla gracilicornis Blamch

【寄主】松、栎、杨等。

【分布】涿鹿。

【危害程度】+

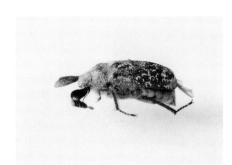

4.189 (a) 大云斑鳃金龟（♂；示侧面观）

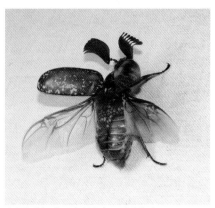

4.189 (e) 大云斑鳃金龟，示飞翔态

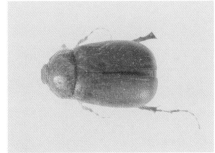

4.187 (a) 毛黄鳃金龟

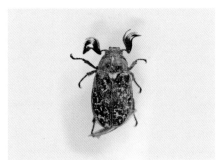

4.189 (b) 大云斑鳃金龟（♂）

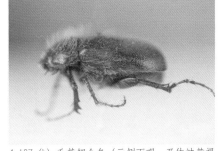

4.187 (b) 毛黄鳃金龟（示侧面观，及体被黄褐色细毛）

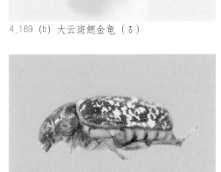

4.189 (c) 大云斑鳃金龟（♀）

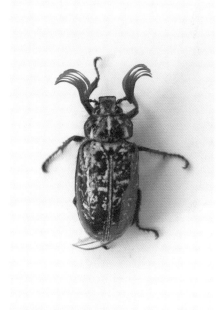

4.190 (a) 小云斑鳃金龟（♂）

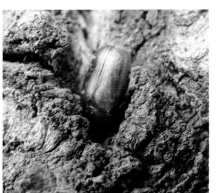

4.188 小黄鳃金龟（成虫）

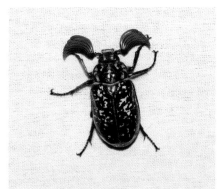

4.189 (d) 大云斑鳃金龟

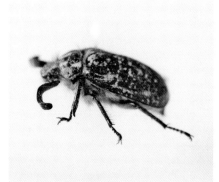

4.190 (b) 小云斑鳃金龟（♂；示侧面观）

4.191

灰粉鳃金龟

Melolontha incanus (Motschulsky)

【寄主】多种树木。

【分布】涿鹿。

【危害程度】+

4.192

小灰粉鳃金龟

Melolontha frater Arrow

【寄主】多种树木。

【分布】涿鹿。

【危害程度】+

4.193

黑绒鳃金龟

Maladera orientalis Moeschlsky

【寄主】榆、杨、桑、刺槐、落叶松、沙枣、枣、苹果、梨、杏、柿、葡萄等100多种植物。

【分布】各县、区。

【危害程度】+

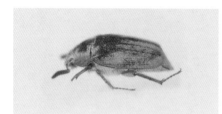

4.191（a）灰粉鳃金龟（♂；示侧面观）

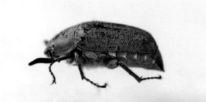

4.192（b）小灰粉鳃金龟（♂；示侧面观）

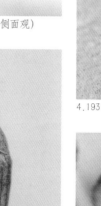

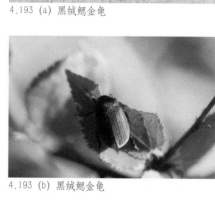

4.193（a）黑绒鳃金龟

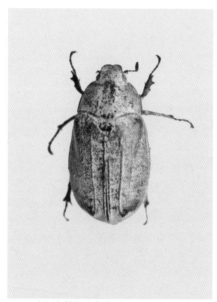

4.191（b）灰粉鳃金龟（♀）

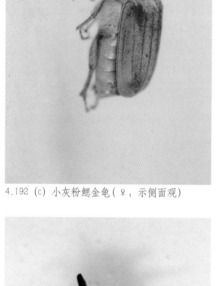

4.192（c）小灰粉鳃金龟（♀；示侧面观）

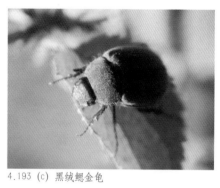

4.193（b）黑绒鳃金龟

4.193（c）黑绒鳃金龟

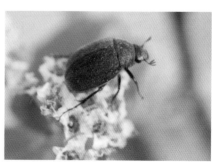

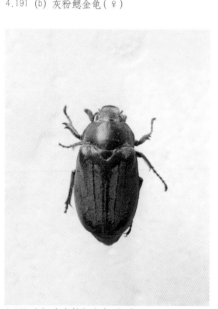

4.192（a）小灰粉鳃金龟（♀）

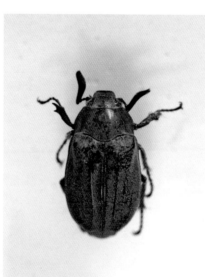

4.192（d）小灰粉鳃金龟（♂）

4.193（d）黑绒鳃金龟

4.194

阔胫鳃金龟

Maladera verticalis (Fairmaire,1888)

【寄主】杨、柳、榆、苹果、梨等。

【分布】各县、区。

【危害程度】+

4.195

小阔胫鳃金龟

Maladera ovatula (Fairmaire)

【寄主】杨、柳、柿、枣等。

【分布】蔚县、怀来。

【危害程度】+

4.196

黑星长脚鳃金龟

Hoplia aupeola (Pallas)

【寄主】杏、梨等。

【分布】蔚县、怀来、涿鹿。

【危害程度】+

4.197

戴单爪鳃金龟

Hoplia davidis (Faldermann)

【寄主】杨、桦等。

【分布】蔚县、怀来、涿鹿。

【危害程度】+

4.198

黄绿单爪鳃金龟

Hoplia communis Waterhouse

【寄主】丁香等。

【分布】蔚县。

【危害程度】+

4.199

黑皱鳃金龟

Trematodes tenebrioides (Pallas)

【寄主】榆、杨、柳等。

【分布】蔚县。

【危害程度】+

4.200

斑单爪鳃金龟

Hoplia rufipes (pallas)

【寄主】丁香等。

【分布】蔚县、崇礼、涿鹿、怀来等。

【危害程度】+

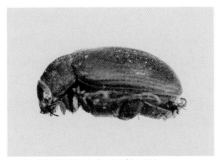

4.194 (a) 阔胫鳃金龟 (示侧面观)

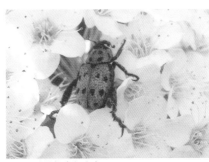

4.196 黑星长脚鳃金龟

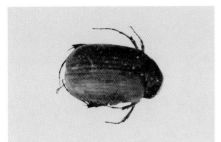

4.194 (b) 阔胫鳃金龟

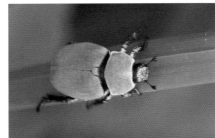

4.197 (a) 戴单爪鳃金龟

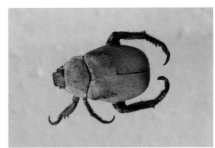

4.198 (a) 黄绿单爪鳃金龟 (♀)

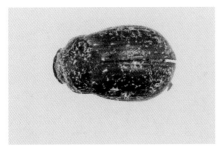

4.195 (a) 小阔胫鳃金龟

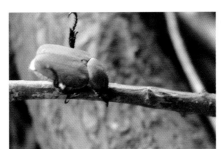

4.197 (b) 戴单爪鳃金龟

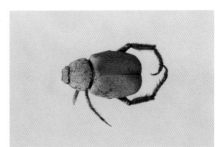

4.198 (b) 黄绿单爪鳃金龟 (♂)

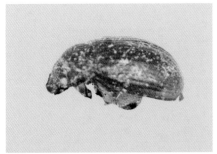

4.195 (b) 小阔胫鳃金龟 (示侧面观)

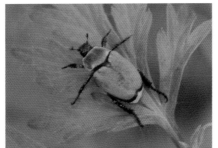

4.197 (c) 戴单爪鳃金龟

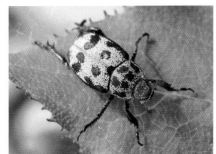

4.200 斑单爪鳃金龟

4.201

粗绿丽金龟

Mimela holosericea Fabricius

【寄主】油松等。

【分布】蔚县、怀来。

【危害程度】+

4.202

琉璃弧丽金龟

Popillia atrocoerulea Bates

【寄主】杨、柳。

【分布】蔚县、涿鹿。

【危害程度】+

4.203

中华弧丽金龟

Popillia quadricguttata Fabricius

【寄主】杨、栎、榆、紫穗槐、栗、月季、山花椒、苹果、梨。

【分布】各县、区。

【危害程度】+

4.204

豆蓝弧丽金龟

Popillia indigonacea Motsch-ulsky

【寄主】杨、梨、苹果。

【分布】涿鹿、蔚县、阳原、宣化。

【危害程度】+

4.205

无斑弧丽金龟

Popillia mutans Newman

【寄主】栎等。

【分布】蔚县。

【危害程度】+

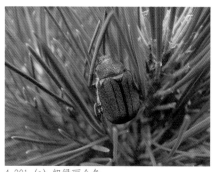

4.201（a）粗绿丽金龟

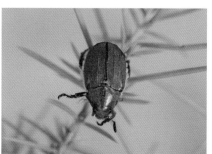

4.201（b）粗绿丽金龟

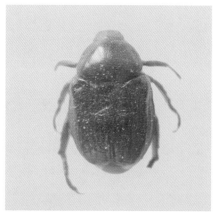

4.202 琉璃弧丽金龟

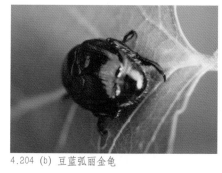

4.204（b）豆蓝弧丽金龟

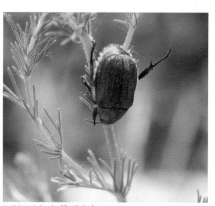

4.201（c）粗绿丽金龟

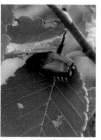

4.203（a）中华弧丽金龟

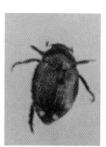

4.203（b）中华弧丽金龟

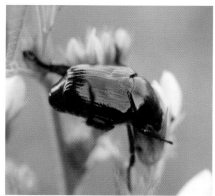

4.205（a）无斑弧丽金龟

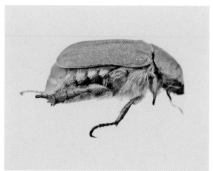

4.201（d）粗绿丽金龟（示侧面观）

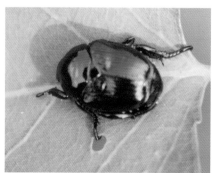

4.204（a）豆蓝弧丽金龟

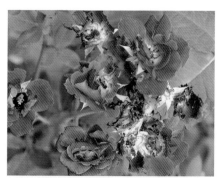

4.205（b）无斑弧丽金龟，示月季被害状

4.206
黄褐异丽金龟
Anomala exoleta Faldermann
【寄主】杨、柳、榆、黄波罗。
【分布】涿鹿、蔚县。
【危害程度】+

4.207
铜绿丽金龟
Anomala corpulenta Motschulsky
【寄主】杨、柳、榆、栎、松、杉、柏、核桃、栗、柿、苹果、沙果、海棠、樱桃、梨、杏、桃等。
【分布】坝下各县、区。
【危害程度】+

4.208
蒙古丽金龟
Anomala mongolica Faldermann
【寄主】杨、柳、柞、黄波罗等。
【分布】蔚县、涿鹿。
【危害程度】+

4.209
斑喙丽金龟
Adoretus tenuimaculatus Waterhouse
【寄主】刺槐、杨、柳、栎、核桃、苹果、杏、木槿。
【分布】各县、区。
【危害程度】+

4.210
普发丽金龟
Phyllopertha pubicollis Waterhouse
【寄主】沙棘、柳、苹果、梨、杨、杏、葡萄等。
【分布】蔚县、怀来、阳原。
【危害程度】+

4.211
苹毛丽金龟
Proagopertha lucidula Fald
【寄主】杨、柳、榆、苹果、梨、杏、桃、樱桃、核桃、栗、葡萄。
【分布】各县、区。
【危害程度】+

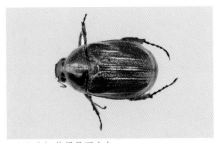
4.206 (a) 黄褐异丽金龟

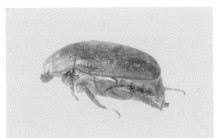
4.208 (a) 蒙古丽金龟（示不同色型；侧面观）

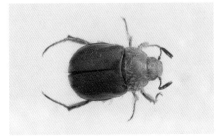
4.211 (a) 苹毛丽金龟(♂)

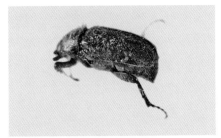
4.206 (b) 黄褐异丽金龟（示侧面观）

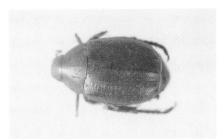
4.208 (b) 蒙古丽金龟

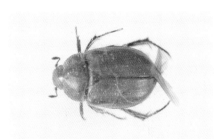
4.211 (b) 苹毛丽金龟(♀)

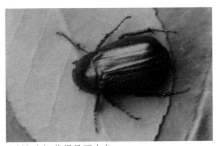
4.206 (c) 黄褐异丽金龟

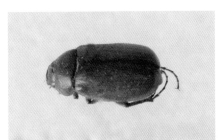
4.209 (a) 斑喙丽金龟（示侧面观）

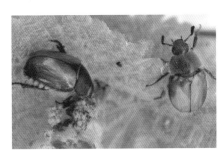
4.211 (c) 苹毛丽金龟

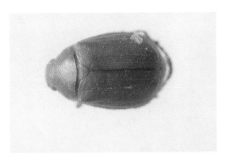
4.207 铜绿丽金龟

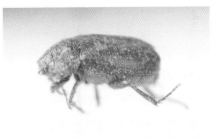
4.209 (b) 斑喙丽金龟

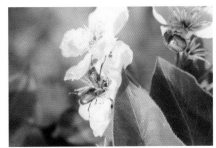
4.211 (d) 苹毛丽金龟（示取食梨花状）

4.212
弓斑丽金龟
Cyriopertha arcuata Gebler
【寄主】杨、榆。
【分布】蔚县、涿鹿、赤城、崇礼。
【危害程度】+

4.213
虎皮斑金龟
Trichius fasciatus Linnaeus
【寄主】油松等。
【分布】蔚县、涿鹿。
【危害程度】+

4.214
白星花金龟
Potosia (Liocola) brevitarsis Lewis
【寄主】杨、榆、柏、栎、苹果、李、梨、桃、杏、樱桃等。
【分布】各县、区。
【危害程度】+

4.215
小青花金龟
Oxycetonia jocunda Faldermann
【寄主】榆、杨、栎、苹果、杏、桃、山楂、栗。
【分布】各县、区。
【危害程度】+

4.216
褐锈花金龟
Poecilophilides rusticola Burmeister
【寄主】榆、杨、柳、栎等。
【分布】蔚县、涿鹿。
【危害程度】+

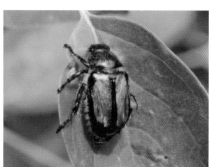

4.212（a）弓斑丽金龟

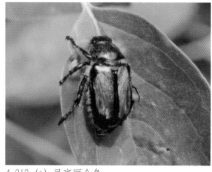

4.212（b）弓斑丽金龟

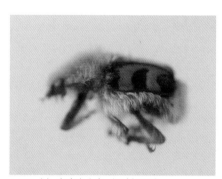

4.213（b）虎皮斑金龟（示侧面观）

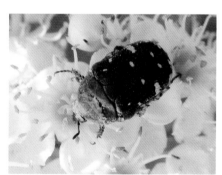

4.215 小青花金龟

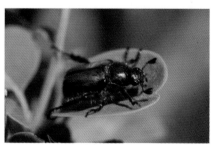

4.212（c）弓斑丽金龟

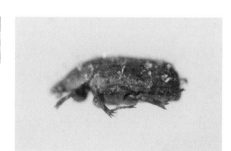

4.216（a）褐锈花金龟（示侧面观）

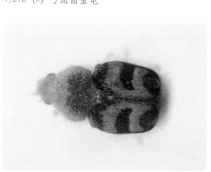

4.213（a）虎皮斑金龟

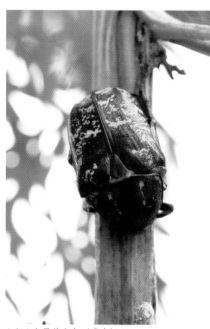

4.214 白星花金龟（成虫）

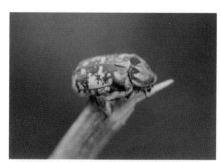

4.216（b）褐锈花金龟

4.217
黄斑短突花金龟
Glycyphana fulvistermma Motschulsky
【寄主】山杨等。
【分布】各县、区。
【危害程度】+

4.218
细胸叩甲
Agriotes fuscicollis Miwa
【寄主】多种树木的种子、嫩茎、根。
【分布】各县、区。
【危害程度】+

4.219
沟叩甲
Pleonomus canaliculatus Faldermann
【寄主】多种林、果苗木的根、嫩茎和刚发芽的种子。
【分布】各县、区。
【危害程度】+

4.220
杨锦纹截尾吉丁虫
Poecilonota variolosa (Paykull)
【寄主】小青杨、青杨、小叶杨。
【分布】蔚县。
【危害程度】+

4.221
山杨截尾吉丁虫
Poecilonota chinensis Thery
【寄主】山杨、柳。
【分布】涿鹿、蔚县。
【危害程度】+

4.222
翡翠吉丁虫
Scintillatrix limbata (Gebler)
【寄主】苹果、沙果、杏、桃、梨等。
【分布】怀来、蔚县、涿鹿。
【危害程度】+

4.223
六星吉丁虫
Chrysobothris affinis Fabricius
【寄主】苹果、梨、桃、杏、樱桃、核桃、栗、木槿等。
【分布】怀安、蔚县、涿鹿、阳原、怀来、万全、赤城、崇礼。
【危害程度】+

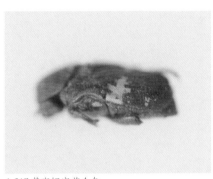

4.217 黄斑短突花金龟

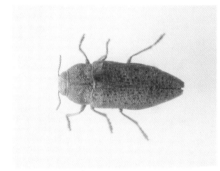

4.222 (a) 翡翠吉丁虫

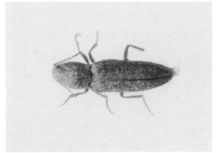

4.218 细胸叩甲

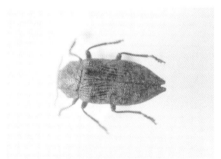

4.220 (a) 杨锦纹截尾吉丁虫

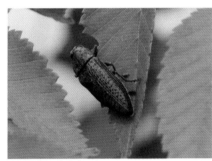

4.222 (b) 翡翠吉丁虫

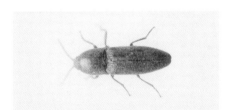

4.219 (a) 沟叩甲

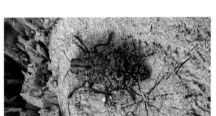

4.220 (b) 杨锦纹截尾吉丁虫

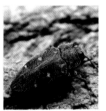 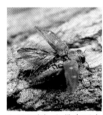

4.223 (a) 六星吉丁虫　　4.223 (b) 六星吉丁虫

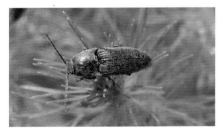

4.219 (b) 沟叩甲

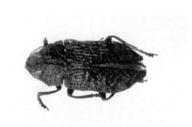

4.221 山杨截尾吉丁虫

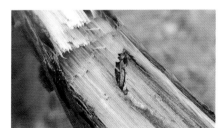

4.223 (c) 六星吉丁虫

4.224

桦双尾吉丁虫

Dicerca acuminata (Pall.)

【寄主】桦、山楂。

【分布】涿鹿、蔚县。

【危害程度】+

4.225

蓝负泥虫

Lema (Lema) concinnipennis Baly

【寄主】鸭跖草、菊、蓟等。

【分布】坝下各县、区。

【危害程度】+

4.226

枸杞负泥虫

Lema decempunctata Gebler

【寄主】枸杞。

【分布】各县、区。

【危害程度】+

4.227

蓝翅距甲

Poecilomorpha (Clytraxeloma) cyanipennis(Kraatz)

【寄主】胡枝子等。

【分布】蔚县、涿鹿。

【危害程度】+

4.228

豆蓝叶甲

Colasposoma dauricum Mannerheim

【寄主】杨柳等。

【分布】坝下各县、区。

【危害程度】+

4.229

麦颈叶甲

Colasposoma dauricum Mannerheim

【寄主】旋花科花卉。

【分布】各县、区。

【危害程度】+

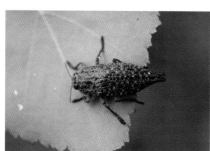

4.224 桦双尾吉丁虫

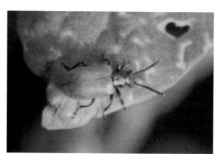

4.226 (b) 枸杞负泥虫

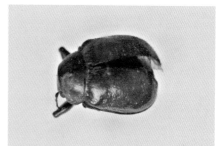

4.228 豆蓝叶甲

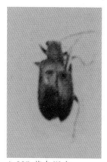

4.225 蓝负泥虫

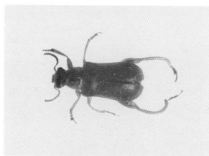

4.227 (a) 蓝翅距甲

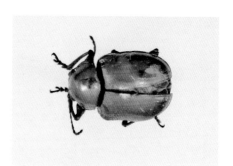

4.229 (a) 麦颈叶甲

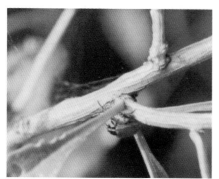

4.226 (a) 枸杞负泥虫 (示交尾状)

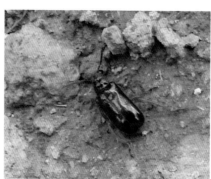

4.227 (b) 蓝翅距甲

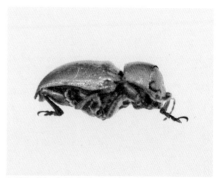

4.229 (b) 麦颈叶甲 (示侧面观)

4.230
皱背叶甲
Abiromorphus anceyi Pic
【寄主】杨、柳、枣、桃等。
【分布】各县、区。
【危害程度】+

4.231
杨梢叶甲
Parnops glasunowi Jacobson
【寄主】杨、柳、梨。
【分布】各县、区。
【危害程度】+

4.232
东北杨梢叶甲
Parnops sp.
【寄主】杨、柳等。
【分布】各县、区。
【危害程度】+

4.233
中华萝藦叶甲
Chrychus chinensis Baly
【寄主】观赏茄等。
【分布】市区。
【危害程度】+

4.230 皱背叶甲

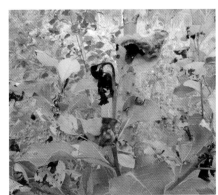
4.231 (a) 杨梢叶甲，示被害状

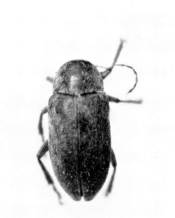
4.232 东北杨梢叶甲

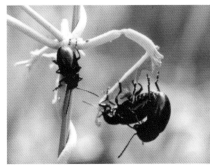
4.233 (c) 中华萝藦叶甲

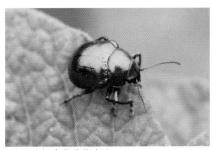
4.233 (d) 中华萝藦叶甲

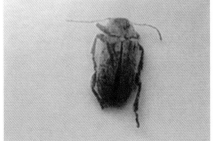
4.231 (b) 杨梢叶甲

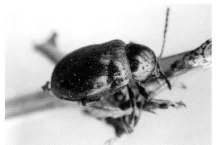
4.233 (a) 中华萝藦叶甲

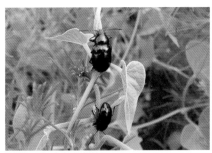
4.233 (e) 中华萝藦叶甲

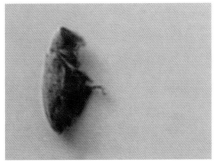
4.231 (c) 杨梢叶甲

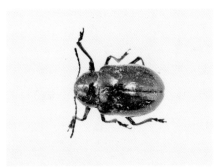
4.233 (b) 中华萝藦叶甲

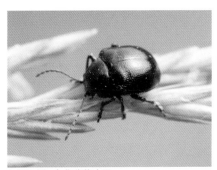
4.233 (f) 中华萝藦叶甲

4.234
中华钳叶甲
Labidostomis chinensis Lefevre

【寄主】胡枝子、青杨。

【分布】各县、区。

【危害程度】+

4.235
二点钳叶甲
Labidostomis bipunctata (Mannerheim)

【寄主】胡枝子、青杨、榆。

【分布】各县、区。

【危害程度】+

4.236
光背锯角叶甲
Clytra laeviuscula Ratzeburg

【寄主】柳、桦、榆、水青冈属。

【分布】各县、区。

【危害程度】+

4.237
梨光叶甲
Smaragdina semiaurantiaca (Fairmaire)

【寄主】榆、梨、杏、苹果。

【分布】各县、区。

【危害程度】+

4.238
黑额光叶甲
Smaragdina nigrifrons (Hope)

【寄主】柳等。

【分布】蔚县。

【危害程度】+

4.239
褐足角胸叶甲
Basilepta fulvipes (Motschulsky)

【寄主】李、梅、樱桃、苹果、梨、枫杨、酸枣等。

【分布】各县、区。

【危害程度】+

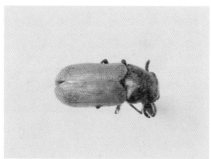

4.234 中华钳叶甲

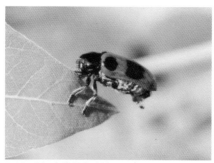

4.236 (a) 光背锯角叶甲

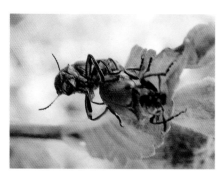

4.235 (a) 二点钳叶甲

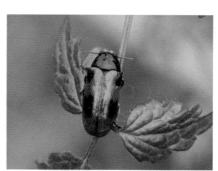

4.236 (b) 光背锯角叶甲

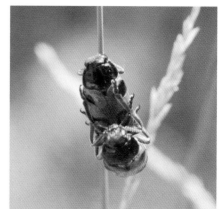

4.236 (d) 光背锯角叶甲

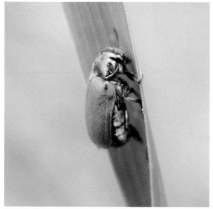

4.235 (b) 二点钳叶甲 (成虫)

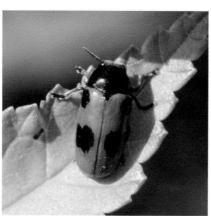

4.236 (c) 光背锯角叶甲

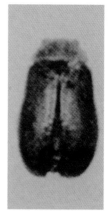

4.237 梨光叶甲

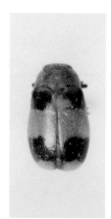

4.238 黑额光叶甲

4.240

榆隐头叶甲

Cryptocephalus lemniscatus Suffrian

【寄主】榆。

【分布】各县、区。

【危害程度】+

4.241

酸枣隐头叶甲

Cryptocephalus japanus Baly

【寄主】酸枣、枣、鼠李。

【分布】各县、区。

【危害程度】+

4.242

槭隐头叶甲

Cryptocephalus mannerheimi Gebler

【寄主】榆等。

【分布】各县、区。

【危害程度】+

4.243

柳隐头叶甲

Cryptocephalus hieracii Weise

【寄主】柳。

【分布】各县、区。

【危害程度】+

4.244

斑腿隐头叶甲

Cryptocephalus pustulipes Menetries

【寄主】栎属、柳属。

【分布】各县、区。

【危害程度】+

4.245

胡枝子隐头叶甲

Cryptocephalus kraatzi Chuj

【寄主】胡枝子。

【分布】各县、区。

【危害程度】+

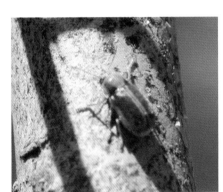

4.240 (a) 榆隐头叶甲

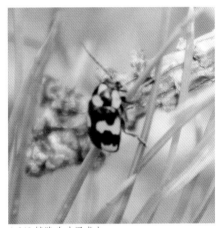

4.242 槭隐头叶甲成虫

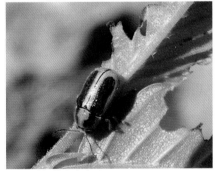

4.240 (b) 榆隐头叶甲

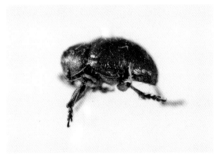

4.243 (a) 柳隐头叶甲（示侧面观）

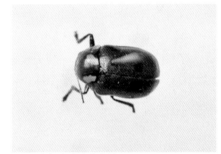

4.244 (a) 斑腿隐头叶甲

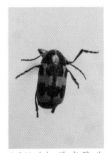

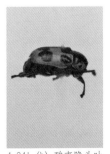

4.241 (a) 酸枣隐头叶甲

4.241 (b) 酸枣隐头叶甲（示侧面观）

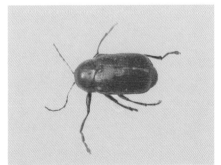

4.243 (b) 柳隐头叶甲

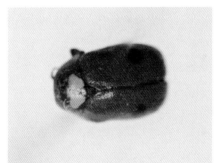

4.244 (b) 斑腿隐头叶甲

4.246

齿腹隐头叶甲

Cryptocephalus stchukini Faldermann

【寄主】榆。

【分布】各县、区。

【危害程度】+

4.247

斑额隐头叶甲

Cryptocephalus kulibini Gebler

【寄主】胡枝子、油松。

【分布】各县、区。

【危害程度】+

4.248

艾蒿隐头叶甲

Cryptocephalus koltzei Weise

【寄主】菊科部分花卉。

【分布】各县、区。

【危害程度】+

4.249

绿蓝隐头叶甲

Cryptocephalus regalis cyanescens Weise

【寄主】柳等。

【分布】涿鹿、蔚县。

【危害程度】+

4.250

杨叶甲

Chrysomela populi Linnaeus

【寄主】多种杨、柳。

【分布】各县、区。

【危害程度】+

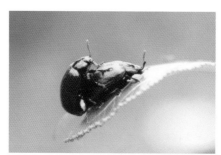

4.250（a）杨叶甲

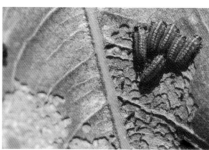

4.250（d）杨叶甲（示低龄幼虫）

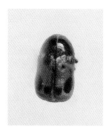

4.246 齿腹隐头叶甲

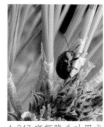

4.247 斑额隐头叶甲成虫

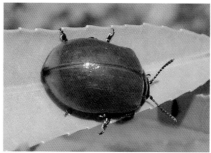

4.250（b）杨叶甲

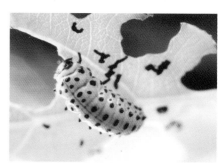

4.250（e）杨叶甲（示大龄幼虫）

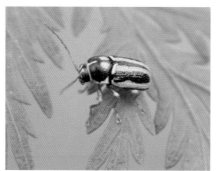

4.248 艾蒿隐头叶甲

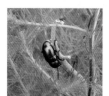

4.249 绿蓝隐头叶甲成虫

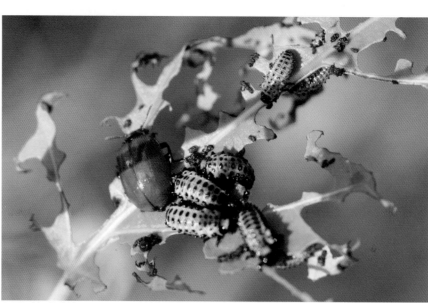

4.250（c）杨叶甲

4.251
白杨叶甲
Chrysomela tremulae Fabricius
【寄主】杨、柳。
【分布】各县、区。
【危害程度】+

4.252
柳椭圆跳甲
Crepidodera pluta (Latreille)
【寄主】杨、柳。
【分布】蔚县。
【危害程度】+

4.253
柳蓝叶甲
Plagiodera versicolora (Laicharting)
【寄主】杨、柳。
【分布】各县、区。
【危害程度】+

4.254
薄翅萤叶甲
Pallasiola absinthii (Pallas)
【寄主】草坪草等。
【分布】蔚县、涿鹿、市区。
【危害程度】+

4.255
柳萤叶甲
Galeruca spectabilis Faldermann
【寄主】柳。
【分布】蔚县。
【危害程度】+

4.256
二纹柱萤叶甲
Gallerucida bifasciata Motschursky
【寄主】桃、杨等。
【分布】各县、区。
【危害程度】+

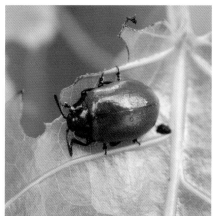

4.251 白杨叶甲（成虫）

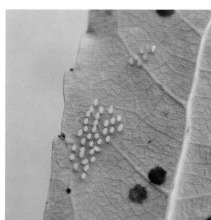

4.253（c）柳蓝叶甲（卵）

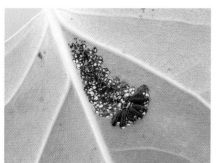

4.253（a）柳蓝叶甲（初孵幼虫）

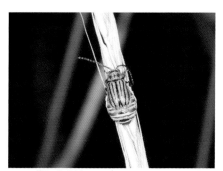

4.254 薄翅萤叶甲

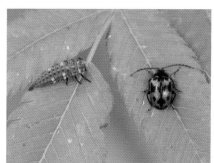

4.256（a）二纹柱萤叶甲（左为瓢虫幼虫）

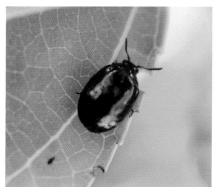

4.253（b）柳蓝叶甲（成虫）

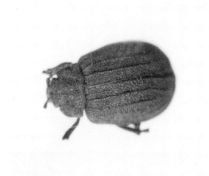

4.255 柳萤叶甲

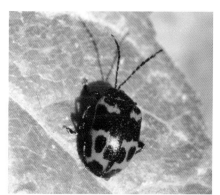

4.256（b）二纹柱萤叶甲

4.257

榆紫叶甲

Ambrostoma quadriimpressum Motschulsky

【寄主】榆。

【分布】各县、区。

【危害程度】+

4.258

榆绿叶甲

Pyrrhalra aenescens(Sairmaire)

【寄主】榆。

【分布】各县、区。

【危害程度】+

4.259

榆黄叶甲

Pyrrhalta maculicollis Motschulsky

【寄主】榆。

【分布】蔚县、涿鹿、怀来。

【危害程度】+

4.260

核桃扁叶甲

Gastrolina depressa thoracioca Baly

【寄主】核桃、核桃楸。

【分布】涿鹿、蔚县、怀来。

【危害程度】+

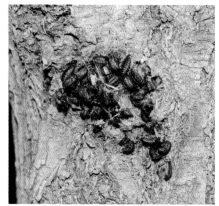

4.258（b）榆绿叶甲（若虫）

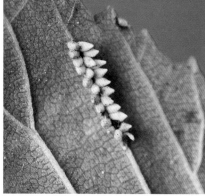

4.259（a）榆黄叶甲（卵）

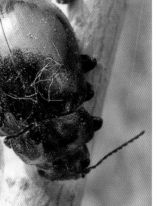

4.257 榆紫叶甲

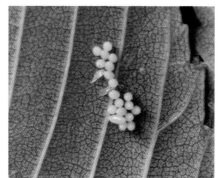

4.258（c）榆绿叶甲（卵）

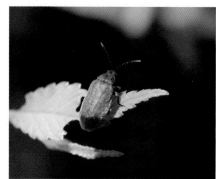

4.259（b）榆黄叶甲（成虫）

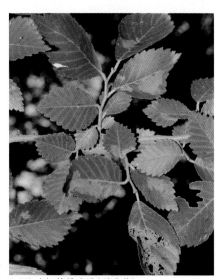

4.258（a）榆绿叶甲（被害状）

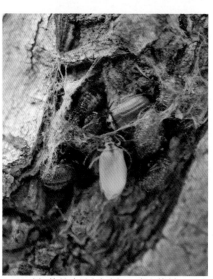

4.258（d）榆绿叶甲（成虫），寄主榆树，下为初羽化成虫

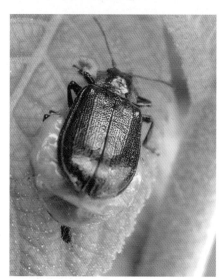

4.260 核桃扁叶甲（♀）

4.261
弧斑叶甲
Chrysomela lapponica Linnaeus
【寄主】桦、杨、柳等。
【分布】涿鹿、蔚县、赤城。
【危害程度】+

4.262
柳二十斑叶甲
Chrysomela vigintipunctata (Scopoli)
【寄主】柳。
【分布】各县、区。
【危害程度】+

4.263
柳十八斑叶甲
Chrysomela salicivorax(Fairmaire)
【寄主】杨、柳。
【分布】各县、区。
【危害程度】+

4.264
薄荷金叶甲
Chrysolina exanthematica(Wied-emann)
【寄主】薄荷。
【分布】涿鹿、蔚县、赤城。
【危害程度】+

4.265
葡萄十星叶甲
Oides deacempunctata(Billber)
【寄主】葡萄、野葡萄、爬山虎等。
【分布】涿鹿、蔚县、宣化、怀来。
【危害程度】+

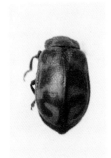
4.261 弧斑叶甲

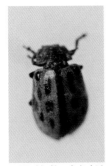
4.262 (a) 柳二十斑叶甲

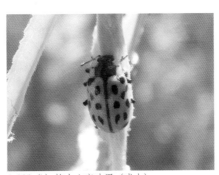
4.263 (b) 柳十八斑叶甲（成虫）

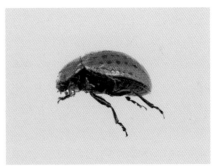
4.264 (a) 薄荷金叶甲（示侧面观）

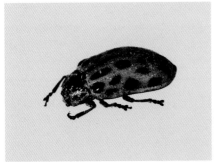
4.262 (b) 柳二十斑叶甲

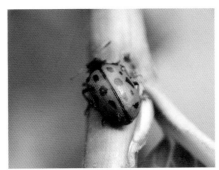
4.263 (c) 柳十八斑叶甲（成虫）

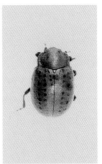
4.264 (b) 薄荷金叶甲

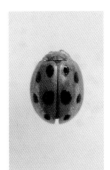
4.265 (a) 葡萄十星叶甲

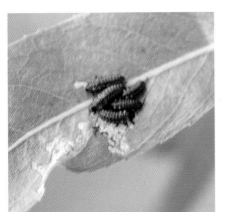
4.263 (a) 柳十八斑叶甲（幼虫）

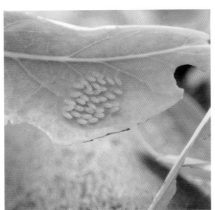
4.263 (d) 柳十八斑叶甲（卵）

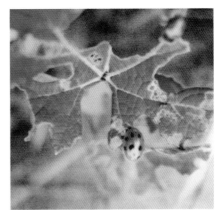
4.265 (b) 葡萄十星叶甲

4.266

红翅伪叶甲

Lagria rufipennis Marseul

【寄主】油松。

【分布】怀来。

【危害程度】＋

4.267

波氏栉甲

Cteniopinus potanini Heyd

【寄主】枣、椿树等。

【分布】怀来、蔚县、涿鹿等。

【危害程度】＋

4.268

甜菜龟甲

Cassida nebulosa Linnaeus

【寄主】苋、旋花等花卉。

【分布】各县、区。

【危害程度】＋

4.269

黄褐前凹锹甲

Prosopocoilus blanchardi (Parry)

【寄主】树液。

【分布】蔚县。

【危害程度】＋

4.270

马铃薯瓢虫

Henosepilachna vigintioctomaculata (Motschulsky)

【寄主】茄、番茄、曼陀罗、双色茉莉等。

【分布】各县、区。

【危害程度】＋

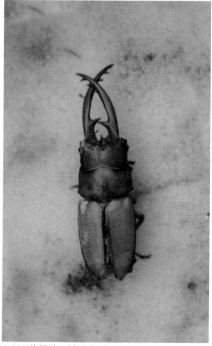

4.269 黄褐前凹锹甲（♀）

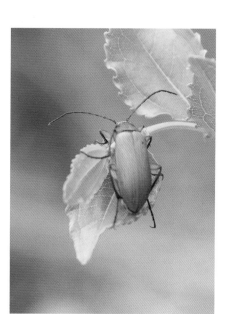

4.267（a）波氏栉甲（成虫）

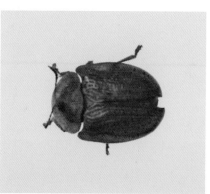

4.268（a）甜菜龟甲

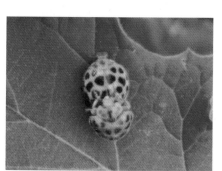

4.270（a）马铃薯瓢虫（示交尾状）

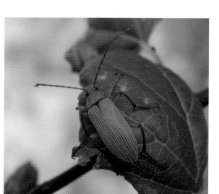

4.267（b）波氏栉甲（成虫）

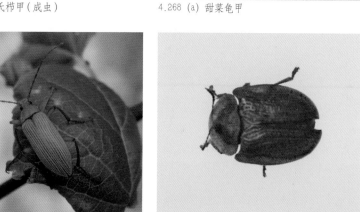

4.268（b）甜菜龟甲

4.270（b）马铃薯瓢虫

4.271

茄二十八星瓢虫

Henosepilachna vigintioct opunctata(Fabricius，1775)

【寄主】观赏茄等。

【分布】市区。

【危害程度】＋

4.272

黑点粉天牛

Olenecamptus clarus Pascoe

【寄主】桑等。

【分布】怀来。

【危害程度】＋

4.273

曲牙锯天牛

Dorysthenes hydropicus Pascoe

【寄主】柳、刺槐、杨等。

【分布】各县、区。

【危害程度】＋

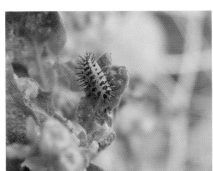

4.271（a）茄二十八星瓢虫（示幼虫形态）

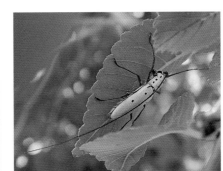

4.272（a）黑点粉天牛

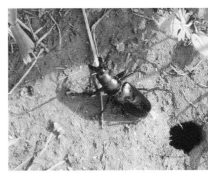

4.273（b）曲牙锯天牛

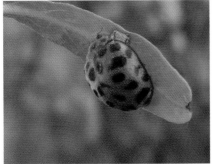

4.271（b）茄二十八星瓢虫

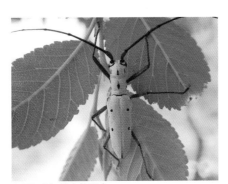

4.272（b）黑点粉天牛

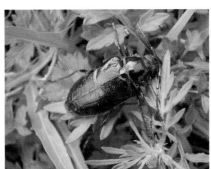

4.273（c）曲牙锯天牛

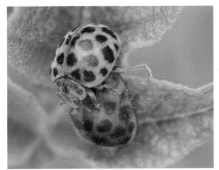

4.271（c）茄二十八星瓢虫

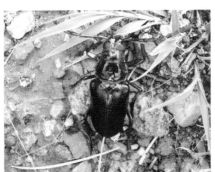

4.273（a）曲牙锯天牛

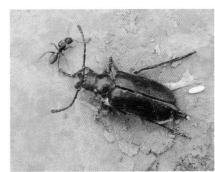

4.273（d）曲牙锯天牛

4.274
锯天牛
Prionus insularis Motschulsky
【寄主】松、冷杉、云杉、榆、苹果、栎等。
【分布】各县、区。
【危害程度】+

4.275
薄翅锯天牛
Megopis sinica White
【寄主】苹果、枣、杨、柳、榆、桑、栎、栗、白蜡、云杉冷杉。
【分布】各县、区。
【危害程度】+

4.276
中华锯花天牛
Apatophysis sinica (Semenov)
【寄主】榆。
【分布】蔚县、涿鹿。
【危害程度】+

4.277
芫天牛
Mantitheus pekinensis Fairmaire
【寄主】刺槐、白皮松等。
【分布】蔚县。
【危害程度】+

4.278
松幽天牛
Asemum amurense Kraatz
【寄主】红松、赤松、油松、华山松、云杉。
【分布】涿鹿。
【危害程度】+

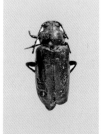 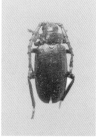

4.274 (a) 锯天牛（♀）　　4.274 (b) 锯天牛（♂）

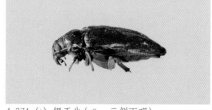

4.274 (c) 锯天牛（♀；示侧面观）

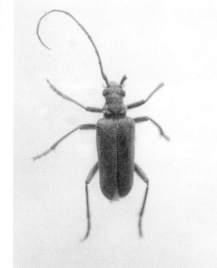

4.276 中华锯花天牛

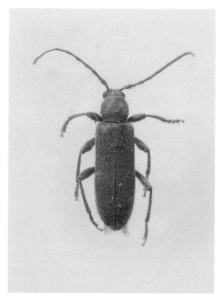

4.278 (a) 松幽天牛（♂）

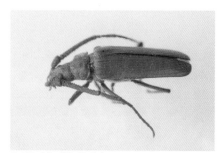

4.275 (a) 薄翅锯天牛

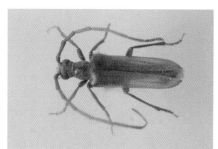

4.277 (a) 芫天牛（♂）

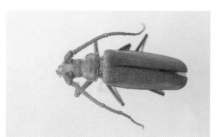

4.275 (b) 薄翅锯天牛

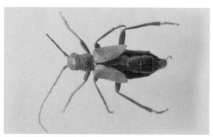

4.277 (b) 芫天牛（♀）

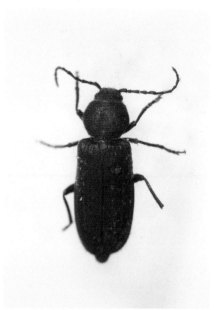

4.278 (b) 松幽天牛（♀）

4.279

褐幽天牛
Arhopalus rusticus Linnaeus
【寄主】赤松、桧、冷杉、柏等。
【分布】蔚县。
【危害程度】+

4.280

黑缘花天牛
Anoplodera sequensi (Reitter)
【寄主】松等。
【分布】赤城等。
【危害程度】+

4.281

黄胫宽花天牛
Evodinus bifasciatus (Olivier)
【寄主】芍药等。
【分布】怀来、涿鹿。
【危害程度】+

4.282

曲纹花天牛
Leptura arcuata Panzer
【寄主】云杉、冷杉、松、桦、坚桦。
【分布】涿鹿、蔚县。
【危害程度】+

4.283

十二斑花天牛
Leptura duodecimguttata (Fabricius)
【寄主】云杉、栎、杨、柳、栎等。
【分布】涿鹿。
【危害程度】+

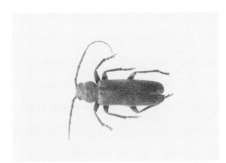

4.279（a）褐幽天牛

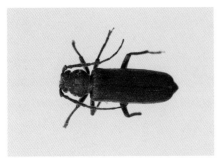

4.279（b）褐幽天牛

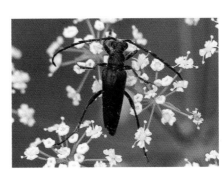

4.280 黑缘花天牛（雄）

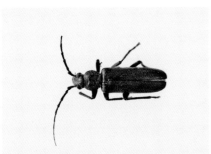

4.279（c）褐幽天牛

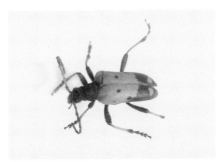

4.281 黄胫宽花天牛

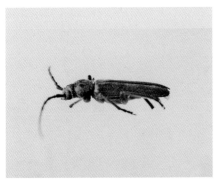

4.279（d）褐幽天牛（示侧面观）

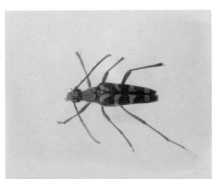

4.282（a）曲纹花天牛

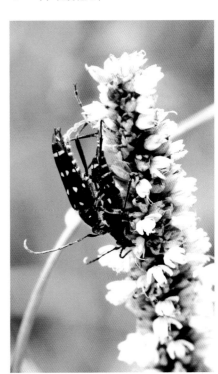

4.283 十二斑花天牛

4.284
云杉大墨天牛
Monochamus urussov (Fischer)

【寄主】云杉、红松、臭冷杉、落叶松、白桦等。

【分布】赤城、涿鹿。

【危害程度】+

4.285
栗山天牛
Mallambyx raddei Blessig

【寄主】栎等。

【分布】涿鹿、蔚县等。

【危害程度】+

4.286
橡黑天牛
Leptura aethiops Poda

【寄主】橡、槲、柞、桦、榛。

【分布】涿鹿。

【危害程度】+

4.287
血翅纵天牛
Nivellia sanguinosa (Gyllenha)

【寄主】松、冷杉。

【分布】蔚县、涿鹿。

【危害程度】+

4.288
赤杨褐天牛
Anopiodera rubra dichroa (Blanch.)

【寄主】松、杨、栎。

【分布】坝下各县。

【危害程度】+

4.289
家茸天牛
Trichoferus campestris (Faldermann)

【寄主】刺槐、油松、枣、丁香、杨、黄芪、苹果、桦、云杉。

【分布】坝下各县、区。

【危害程度】+

4.290
刺角天牛
Trirachys orientalis Hope

【寄主】柳、梨等。

【分布】蔚县、涿鹿、怀来。

【危害程度】+

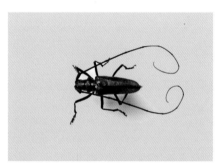

4.284（a）云杉大墨天牛（♂）

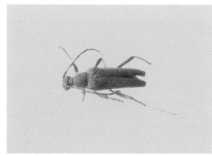

4.286 橡黑天牛

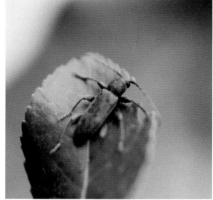

4.289（a）家茸天牛

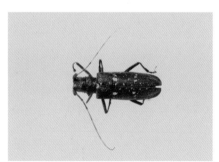

4.284（b）云杉大墨天牛（♀）

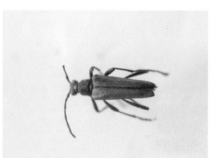

4.287 血翅纵天牛

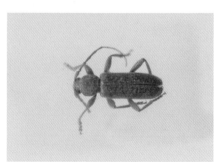

4.289（b）家茸天牛（♂）

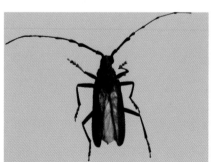

4.285 栗山天牛

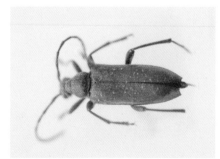

4.288 赤杨褐天牛

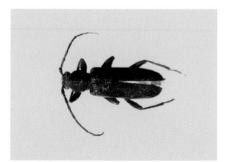

4.290 刺角天牛

4.291
桃红颈天牛
Aromia bungii Fald
【寄主】桃、杏、樱桃、杨、柳、栎、核桃、桦、榆、梨、等，为仁用杏产区的主要蛀干昆虫。
【分布】蔚县、涿鹿、怀来等。
【危害程度】++

4.292
杨红颈天牛
Aromia moschata orientalis Plavils
【寄主】杨、柳。
【分布】各县、区。
【危害程度】+

4.293
黄带蓝天牛
Polyzonus fasciatus (Fabricius)
【寄主】柳、菊等。
【分布】各县、区。
【危害程度】+

4.294
红缘天牛
Asias halodendri (Pallas)
【寄主】枣、刺槐、旱柳、榆、沙枣、枸杞、锦鸡儿、糖槭、忍冬等。
【分布】各县、区。
【危害程度】+

4.295
帽斑天牛
Purpuricenus petasifer Fairm.
【寄主】栎、苹果等。
【分布】涿鹿。
【危害程度】+

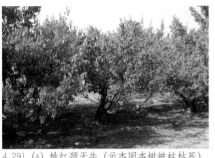
4.291（a）桃红颈天牛（示杏园杏树被蛀枯死）

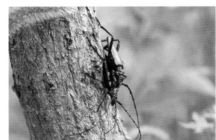
4.291（e）桃红颈天牛

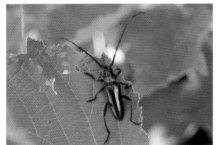
4.291（b）桃红颈天牛（成虫）

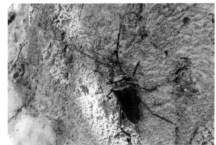
4.291（f）桃红颈天牛

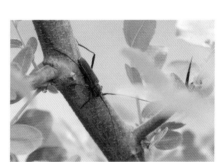
4.294（a）红缘天牛（♂）

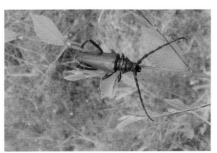
4.291（c）桃红颈天牛（示杏树干基天牛排泄物）

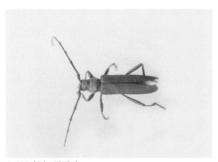
4.292 杨红颈天牛

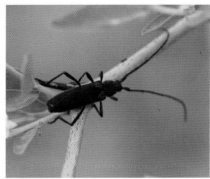
4.294（b）红缘天牛（♀）

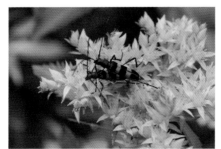
4.291（d）桃红颈天牛

4.293 黄带蓝天牛（成虫）

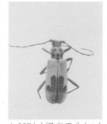
4.295(a)帽斑天牛（♀）

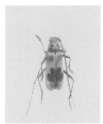
4.295(b)帽斑天牛（♂）

4.296
阿尔泰天牛
Amarysius altajensis (Laxmann)

【寄主】忍冬、锦鸡儿等。

【分布】赤城、蔚县。

【危害程度】+

4.297
冷杉虎天牛
Xylotrechus cuneipennis (Kraatz)

【寄主】冷杉、榆等。

【分布】蔚县。

【危害程度】+

4.298
桑虎天牛
Xylotrechus chinensis Chevrolat

【寄主】桑、苹果、梨等。

【分布】蔚县、赤城。

【危害程度】+

4.299
槐绿虎天牛
Chlorophorus Chlorophorus diadema Motschulsky

【寄主】刺槐、桦、樱桃等。

【分布】怀来、蔚县。

【危害程度】+

4.300
六斑绿虎天牛
Chlorophorus sexmaculatus (Motschulsky)

【寄主】枣、栎、板栗、油松、核桃、山杨、桑。

【分布】怀来、蔚县、涿鹿。

【危害程度】+

4.301
杨柳绿虎天牛
Chlorophorus motschulskyi (Canglbauer)

【寄主】杨、柳、桦等。

【分布】各县、区。

【危害程度】+

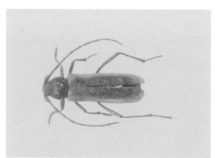

4.296 阿尔泰天牛

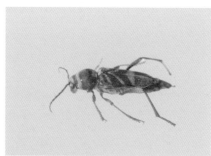

4.298 (b) 桑虎天牛

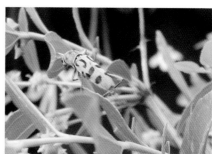

4.300 六斑绿虎天牛

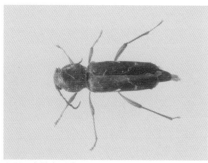

4.297 冷杉虎天牛

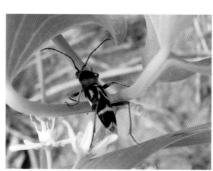

4.299 (a) 槐绿虎天牛

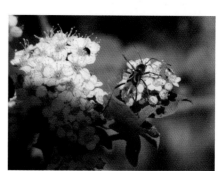

4.301 (a) 杨柳绿虎天牛

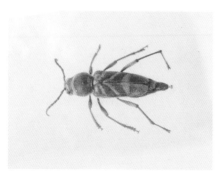

4.298 (a) 桑虎天牛

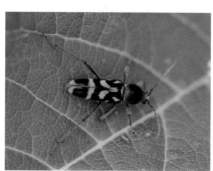

4.299 (b) 槐绿虎天牛

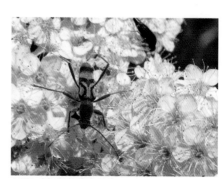

4.301 (b) 杨柳绿虎天牛

4.302

双条杉天牛

Semamotus bifasciatus (Motsch)

【寄主】侧柏、桧柏、松等。

【分布】市区、蔚县、涿鹿。

【危害程度】+

4.303

红肩丽虎天牛

Plaginontus christophi (Kraatz),1879

【寄主】栎、苹果等。

【分布】市区、涿鹿。

【危害程度】+

4.304

四星栗天牛

Stenygrinum quadrinotatum Bates,1873

【寄主】栎、栗、油松等。

【分布】张北、蔚县、赤城。

【危害程度】+

4.305

栎蓝天牛

Dere thoracica White5

【寄主】栎、梨、郁李等。

【分布】涿鹿。

【危害程度】+

4.306

密条草天牛

Eodorcadion virgatum (Motschulsky)

【寄主】杨、刺槐、核桃等。

【分布】蔚县、赤城。

【危害程度】+

4.307

光肩星天牛

Anoplophora glabripennis (Motschulsky)

【寄主】柳、杨、榆、桦、槭、元宝枫。

【分布】宣化、蔚县、涿鹿、怀来、万全。

【危害程度】+

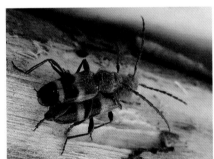

4.302 (a) 双条杉天牛

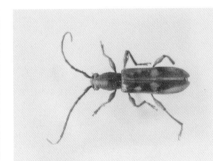

4.304 四星栗天牛

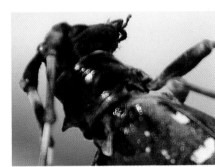

4.307 (a) 光肩星天牛，示"光肩"

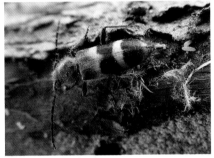

4.302 (b) 双条杉天牛

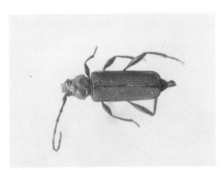

4.305 栎蓝天牛

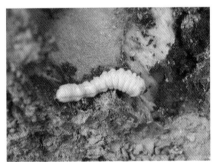

4.307 (b) 光肩星天牛（幼虫）

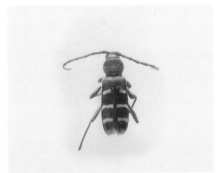

4.303 红肩丽虎天牛

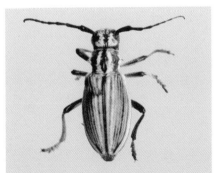

4.306 密条草天牛（♂）

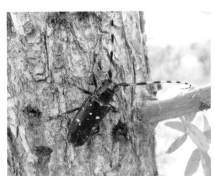

4.307 (c) 光肩星天牛（成虫）

4.308
星天牛
Anoplophora chinensis (Forster)

【寄主】榆、杨、柳、刺槐、苹果、梨、核桃、桑、栎、椴等。

【分布】蔚县。

【危害程度】+

4.309
双带粒翅天牛
Lamiomimus gottschei Kolbe

【寄主】柳、栎、槲、柞、杨、椿、油松、槐等。

【分布】怀安、蔚县。

【危害程度】+

4.310
苜蓿多节天牛
Agapanthia amurensis Kraatz

【寄主】刺槐、松、菖兰等。

【分布】宣化、涿鹿。

【危害程度】+

4.311
麻天牛
Thyestilla gebleri (Falderman)

【寄主】桑等。

【分布】各县、区。

【危害程度】+

4.312
白带坡天牛
Pterolophia albanina Gressitt

【寄主】核桃等。

【分布】坝下各县、区。

【危害程度】+

4.313
青扬楔天牛
Saperda populnea (Linnaeus)

【寄主】毛白杨、小叶杨、银白杨、山杨、河北杨、青冈栎、加杨、青杨、北京杨、钻天杨、箭杆杨等。

【分布】各县、区。

【危害程度】+

4.314
双条楔天牛
Saperda bilineatocollis Pic

【寄主】山杨、小叶杨、青杨、酸枣等。

【分布】蔚县。

【危害程度】+

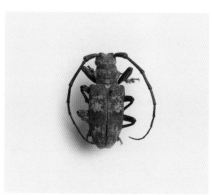

4.308 星天牛

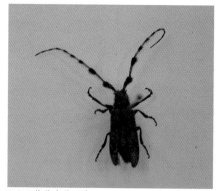

4.310 苜蓿多节天牛

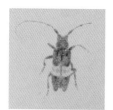

4.312 白带坡天牛

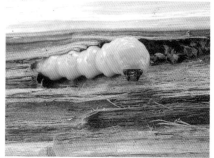

4.309 (a) 双带粒翅天牛 (♂)

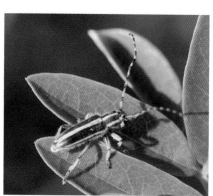

4.311 (a) 麻天牛

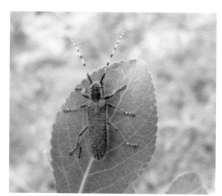

4.313 青扬楔天牛

4.309 (b) 双带粒翅天牛 (示大龄幼虫)

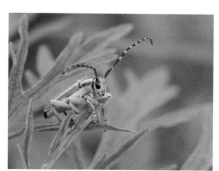

4.311 (b) 麻天牛

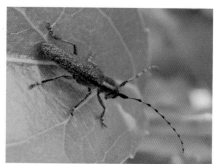

4.314 双条楔天牛

4.315
锈斑楔天牛
Saperda balsmifera Motschulsky
【寄主】山杨、青杨等杨树。
【分布】各县、区。
【危害程度】+

4.316
金绿楔天牛
Eutetrapha metallescens (Motschulsky)
【寄主】柳、椴、松等。
【分布】坝下县、区。
【危害程度】+

4.317
培甘弱脊天牛
Menesia sulphurata (Gebler)
【寄主】山核桃。
【分布】涿鹿。
【危害程度】+

4.318
菊小筒天牛
Phytoecia rufiventris Gautier
【寄主】菊花等菊科植物。
【分布】坝下县、区。
【危害程度】+

4.319
黑角瘤筒天牛
Linda atricornis Pic
【寄主】苹果、梅、李、梨、杏、板栗、臭椿等。
【分布】蔚县、涿鹿。
【危害程度】+

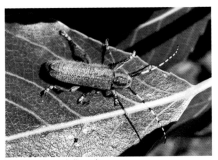

4.315 (a) 锈斑楔天牛

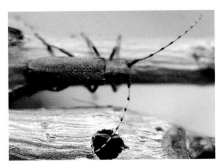

4.315 (d) 锈斑楔天牛

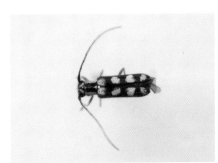

4.317 培甘弱脊天牛

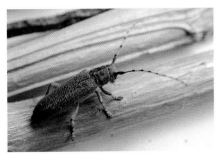

4.315 (b) 锈斑楔天牛

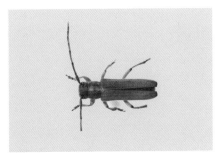

4.318 菊小筒天牛

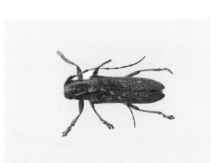

4.315 (c) 锈斑楔天牛

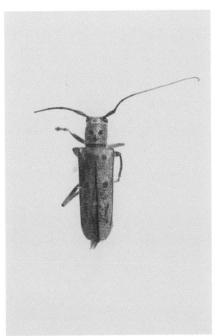

4.316 金绿楔天牛

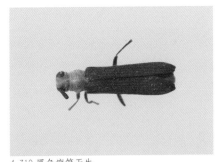

4.319 黑角瘤筒天牛

4.320

日本筒天牛
Oberea japonica (Thunberg)

【寄主】桑、桃、梅、杏、樱、苹果、梨、山楂、栗、榛、杉等。

【分布】各县、区。

【危害程度】+

4.321

双簇污天牛
Moechotypa diphysis (Pascoe)

【寄主】栎、栗、杨、核桃、香椿、松、柏、花椒、青冈栎。

【分布】各县、区。

【危害程度】+

4.322

四点象天牛
Mesosa myops (Dalman)

【寄主】杨、柳、榆、核桃楸、水曲柳、栎、柏、苹果、漆树、槭等。

【分布】涿鹿县。

【危害程度】+

4.323

八星粉天牛
Olenecamptus octopustulatus (Motschulsky)

【寄主】栎、核桃、杨、桑、等。

【分布】蔚县、涿鹿。

【危害程度】+

4.324

双斑锦天牛
Acalolepta sublusca (Thomson)

【寄主】卫矛、榆、桑、大叶黄杨等。

【分布】坝下县、区。

【危害程度】+

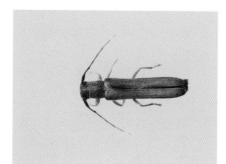

4.320 日本筒天牛

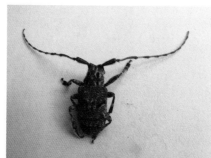

4.322 四点象天牛

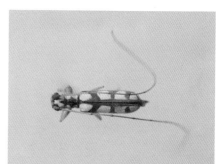

4.323 八星粉天牛

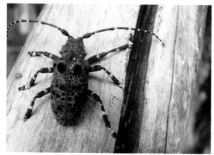

4.321（a）双簇污天牛

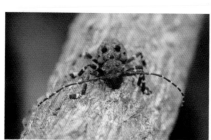

4.321（b）双簇污天牛

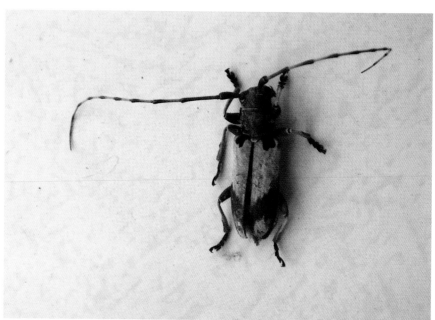

4.324 双斑锦天牛

4.325

金绿树叶象

Phyllobius virideaeris Laichart

【寄主】杨、李等。

【分布】蔚县等。

【危害程度】+

4.326

榛象

Curculio dieckmanni Faust

【寄主】榛子、胡榛子。

【分布】坝下各县、区。

【危害程度】+

4.327

柞栎象

Curculio arakawai Matsumura et Kono

【寄主】柞栎、麻栎、栓皮栎、蒙古栎、辽东栎、板栗的种实。

【分布】坝下各县、区。

【危害程度】+

4.328

红背绿象

Chlorophanus solarii Zumpt

【寄主】柳、枸杞。

【分布】各县、区。

【危害程度】+

4.329

金足绿象

Chlorophanus roseipes Hsller

【寄主】柳等。

【分布】坝下各县、区。

【危害程度】+

4.330

西伯利亚绿象

Chlorophanus sibiricus Gyllenhyl

【寄主】柳等。

【分布】坝下各县、区。

【危害程度】+

4.331

圆锥绿象

Chlorophanus circumcinctus Gyllenhyl

【寄主】白桦。

【分布】康保、涿鹿。

【危害程度】+

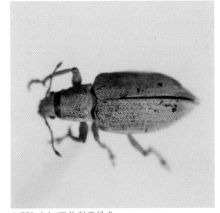

4.330（a）西伯利亚绿象

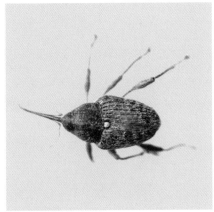

4.326 榛象

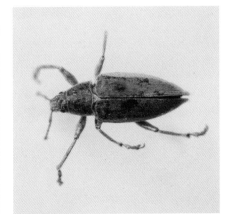

4.328 红背绿象

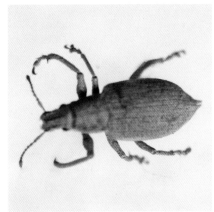

4.330（b）西伯利亚绿象

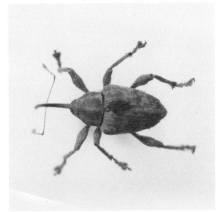

4.327 柞栎象

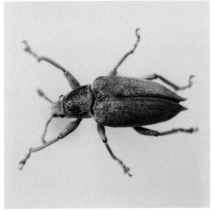

4.329 金足绿象

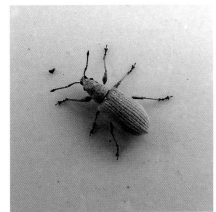

4.331 圆锥绿象（成虫）

4.332
短带长毛象
Enaptorrhinus convexiusculus Heller

【寄主】悬钩子、松、荆条等。

【分布】蔚县、涿鹿、怀来等。

【危害程度】+

4.333
中华长毛象
Enaptorrhinus sinensis Waterhouse

【寄主】苹果、梨、油松等。

【分布】蔚县、涿鹿等。

【危害程度】+

4.334
大灰象
Sympiezomias velatus (Chevrolat)

【寄主】杨、柳、榆、槐、核桃等。

【分布】各县、区。

【危害程度】+

4.335
蒙古土象
Xylinophorus mongolicus Faust

【寄主】杨、柳、栎、柞、板栗、刺槐、枣、杏等。

【分布】各县、区。

【危害程度】+

4.336
隆胸球胸象
Piazomias globulicollis Faldermann

【寄主】榆、荆条等。

【分布】蔚县、涿鹿县。

【危害程度】+

4.337
大球胸象
Piazomias validus Motschulsky

【寄主】枣、苹果、杨、榆、桑、柠条等。

【分布】涿鹿、怀来、蔚县。

【危害程度】+

4.338
中国方喙象
Cleonus freyi Zumpt

【寄主】落叶松等。

【分布】各县、区。

【危害程度】+

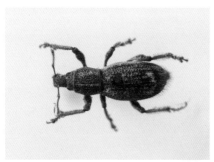

4.332 短带长毛象

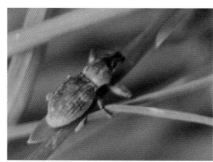

4.334（a）大灰象

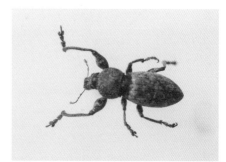

4.337（a）大球胸象

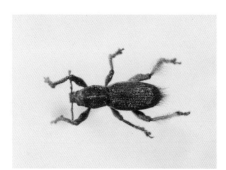

4.333（a）中华长毛象

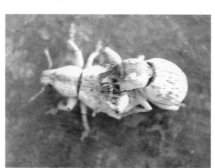

4.334（b）大灰象

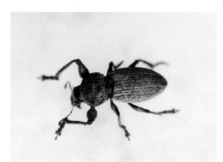

4.337（b）大球胸象

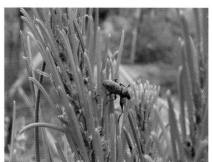

4.333（b）中华长毛象（成虫）

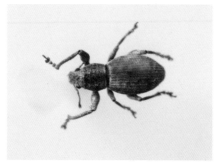

4.335 蒙古土象

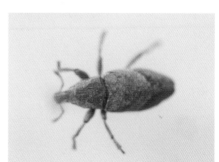

4.338 中国方喙象

4.339
波纹斜纹象
Lepyrus japonicus Roelofs
【寄主】杨、柳。
【分布】各县、区。
【危害程度】+

4.340
雀斑筒喙象
Lixus ascanii Linnaeus
【寄主】蓼科、锦葵科、石竹科、十字花科、豆科、伞形花科、菊科等科花卉。
【分布】各县、区。
【危害程度】+

4.341
油菜筒喙象
Lixus ochraceus Boheman
【寄主】榆等。
【分布】各县、区。
【危害程度】+

4.342
松树皮象
Hylobius abietis haroldi Faust
【寄主】油松、落叶松、云杉。
【分布】各县、区。
【危害程度】+

4.343
豹纹盘斑象
Paroplapoderus pardalls Senllen von Vollenhoven
【寄主】核桃楸。
【分布】蔚县、涿鹿县。
【危害程度】+

4.344
沟眶象
Eucryptorrhynchus chinensis(Olivier)
【寄主】臭椿。
【分布】坝下县、区。
【危害程度】+

127

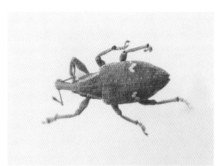
4.339 (a) 波纹斜纹象

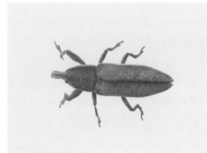
4.341 油菜筒喙象

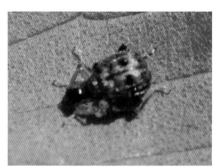
4.343 (b) 豹纹盘斑象

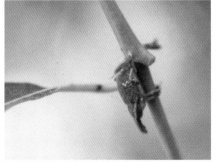
4.339 (b) 波纹斜纹象（示侧面观）

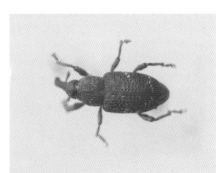
4.342 松树皮象

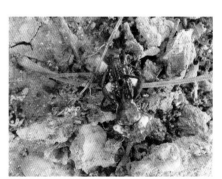
4.344 (a) 沟眶象（成虫）

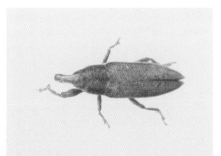
4.340 雀斑筒喙象

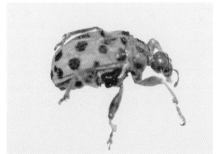
4.343 (a) 豹纹盘斑象

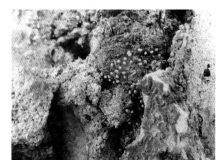
4.344 (b) 沟眶象（卵）

4.345

臭椿沟眶象

Eucryptorrhynchus brandti (Harold)

【寄主】臭椿。

【分布】涿鹿。

【危害程度】+

4.346

山杨绿卷象

Byctiscus omissus Voss

【寄主】杨、桦、椴、槭、榆、梨、苹果、山楂、胡枝子、榛。

【分布】坝下各县、区。

【危害程度】+

4.347

长臂卷象

Byctiscus sp.

【寄主】菊科花卉等。

【分布】怀来。

【危害程度】+

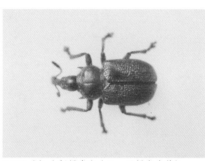

4.346（b）山杨绿卷象（♂；示绿色个体）

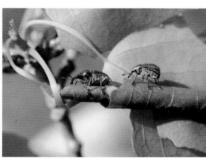

4.346（e）山杨绿卷象

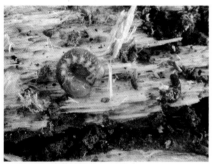

4.345（a）臭椿沟眶象，示幼虫

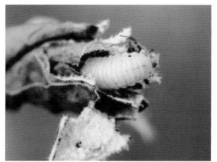

4.346（c）山杨绿卷象（示枯死卷叶内的幼虫）

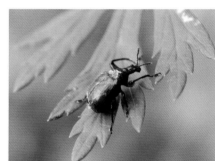

4.347 长臂卷象（成虫）

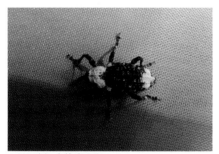

4.345（b）臭椿沟眶象

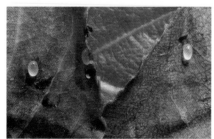

4.346（a）山杨绿卷象（示卷叶内卵粒形态）

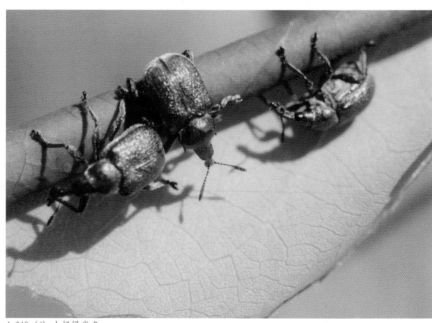

4.346（d）山杨绿卷象

4.348
梨虎象
Rhynchites foveipennis Fairm
【寄主】梨。
【分布】蔚县、涿鹿、怀来、宣化。
【危害程度】+

4.349
杏虎象
Rhynchites faldermanni Schoenherr
【寄主】杏、桃、樱桃。
【分布】蔚县、涿鹿、怀来、宣化。
【危害程度】+

4.350
苹绿卷象
Byctiscus princeps (Solsky)
【寄主】梨、苹果。
【分布】涿鹿、怀来。
【危害程度】+

4.351
桦绿卷象
Byctiscus betulae Linnaeus
【寄主】桦、杨、梨、苹果、山楂等。
【分布】坝下县、区。
【危害程度】+

4.352
核桃锐卷象
Tomapodoru sp.
【寄主】核桃、核桃楸。
【分布】涿鹿。
【危害程度】+

4.353
榆锐卷象
Tomapoderus ruficollis (Fabricius)
【寄主】榆。
【分布】蔚县。
【危害程度】+

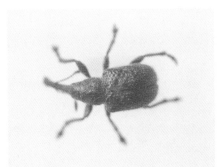
4.348 梨虎象

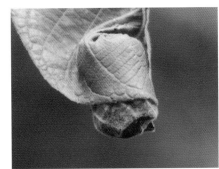
4.352 (a) 核桃锐卷象（示核桃叶被卷状）

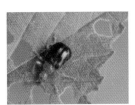
4.353 (a) 榆锐卷象（示成虫形态及榆叶被食状）

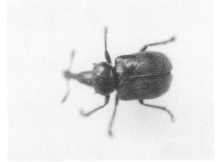
4.350 苹绿卷象（♂）

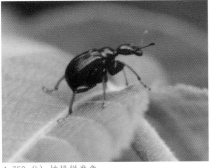
4.352 (b) 核桃锐卷象

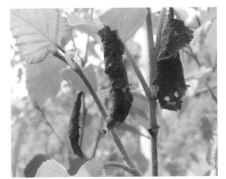
4.351 桦绿卷象（示桦叶被卷叶状）

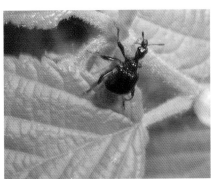
4.352 (c) 核桃锐卷象

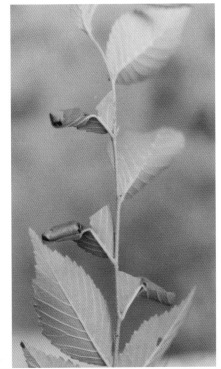
4.353 (b) 榆锐卷象（示其产卵卷叶状）

4.354
杨潜叶跳象
Rhynchaenus empopulifolis Chen
【寄主】杨。
【分布】怀安。
【危害程度】+

4.355
纵坑切梢小蠹
Tomicus piniperda Linnaeus
【寄主】油松、赤松、黑松、樟子松等。
【分布】蔚县。
【危害程度】+

4.356
横坑切梢小蠹
Tomicus minor Hartig
【寄主】油松、黑松、红松等。
【分布】涿鹿、蔚县。
【危害程度】+

4.357
脐腹小蠹
Scolytus schevyrewi Semenov
【寄主】榆、柳。
【分布】各县、区。
【危害程度】+

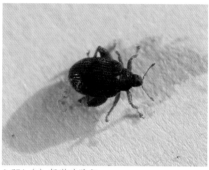

4.354（a）杨潜叶跳象

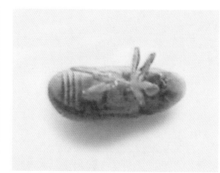

4.355（b）纵坑切梢小蠹（示腹面观）

4.356（b）横坑切梢小蠹

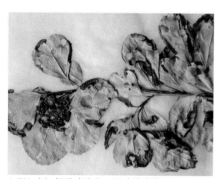

4.354（b）杨潜叶跳象，示叶被害状

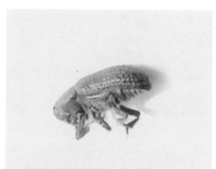

4.355（c）纵坑切梢小蠹（示侧面观）

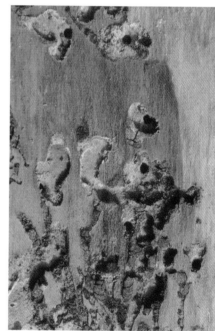

4.356（c）横坑切梢小蠹（示羽化孔，去除皮层的状态）

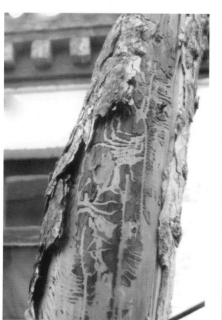

4.355（a）纵坑切梢小蠹（示坑道）

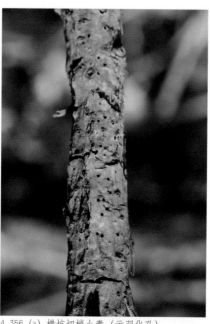

4.356（a）横坑切梢小蠹（示羽化孔）

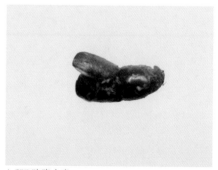

4.357 脐腹小蠹

4.358

柏肤小蠹
Phloeosinus aubei Perris

【寄主】侧柏、圆柏。

【分布】市区。

【危害程度】+

4.359

红脂大小蠹
Dendrotonus valens Leconle

【寄主】油松、白皮松。

【分布】涿鹿、赤城。

【危害程度】+

4.360

多毛小蠹
Scolytus seulensis Murayama

【寄主】仁用杏、山杏、桃、梨、樱桃、锦鸡儿、李等。

【分布】坝下县、区。

【危害程度】+

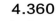
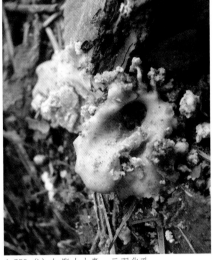

4.359（b）红脂大小蠹，示羽化孔

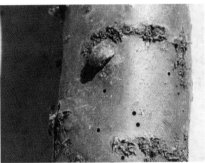

4.360（c）多毛小蠹（示仁用杏树干上的成虫羽化孔）

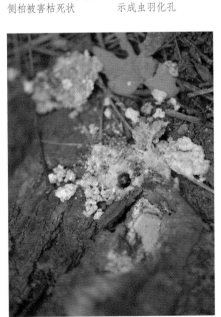

4.358（a）柏肤小蠹，侧柏被害枯死状　　4.358（b）柏肤小蠹，示成虫羽化孔

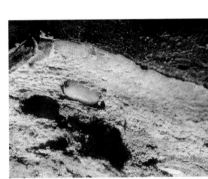

4.360（a）多毛小蠹（示幼虫形态）

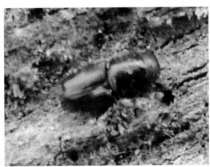

4.360（d）多毛小蠹（示杏树皮下的已死成虫）

4.359（a）红脂大小蠹，示羽化孔

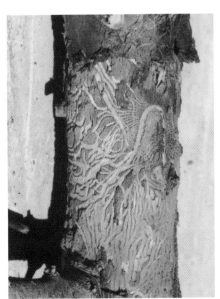

4.360（b）多毛小蠹（示其坑道）

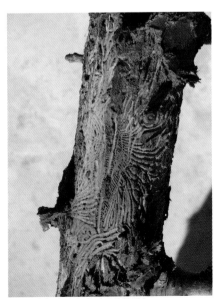

4.360（e）多毛小蠹（示其坑道）

4.361
六齿小蠹
Ips acuminatus Gyllenhal

【寄主】油松、落叶松、云杉等。

【分布】赤城、蔚县、涿鹿。

【危害程度】+

4.362
角胸小蠹
Scolytus butovitschi Stark

【寄主】榆。

【分布】蔚县。

【危害程度】+

4.363
三刺小蠹
Scolytus esurieus Blandford

【寄主】榆。

【分布】蔚县。

【危害程度】+

4.364
小小蠹
Scolytus confusus Egger

【寄主】榆。

【分布】涿鹿。

【危害程度】++

4.365
黄色梢小蠹
Cryphalus fulvus Niisima

【寄主】油松。

【分布】涿鹿。

【危害程度】++

4.366
建庄油松梢小蠹
Cryphalus tabulaeformis chienzhuangensis Tsai et Li

【寄主】油松。

【分布】涿鹿。

【危害程度】++

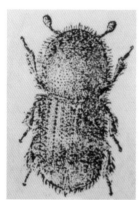

4.361（a）六齿小蠹

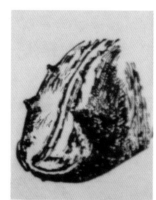

4.361（b）六齿小蠹（示鞘盘形态）

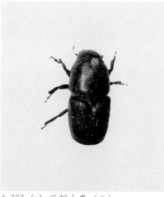

4.363（a）三刺小蠹（♀）

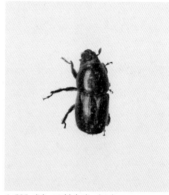

4.363（b）三刺小蠹（♂）

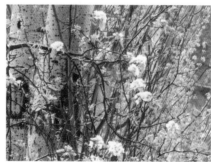

4.364（a）小小蠹（示成虫飞翔期梨花正盛开）

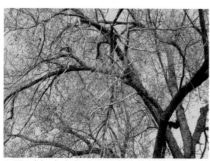

4.364（b）小小蠹（示 35 年生榆树枝被害，树枝枯死状）

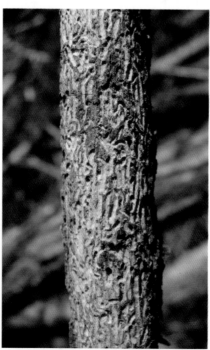

4.364（c）小小蠹（示榆树韧皮部与木质部之间的坑道）

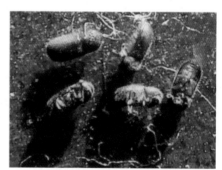

4.365 黄色梢小蠹

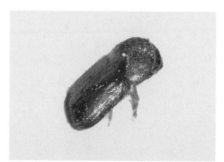

4.366 建庄油松梢小蠹（显微片）

4.367

红皮臭梢小蠹

Cryphalus piceus Eggers

【寄主】油松、云杉、冷杉等。

【分布】涿鹿。

【危害程度】++

4.368

梢小蠹

Cryphalus sp.

【寄主】油松等，寄生 50 多年生油松，致上部枝条枯死。

【分布】涿鹿。

【危害程度】++

4.369

双齿长蠹

Sinoxylon japonicus Lesne

【寄主】槐树、栾树。

【分布】怀来。

【危害程度】+

4.370

落叶松八齿小蠹

Ips subelongatus (Motschulsky)

【寄主】落叶松。

【分布】沽源。

【危害程度】++

4.371

四斑露尾甲

Nitidulidae sp.

【寄主】柳。

【分布】怀来。

【危害程度】+

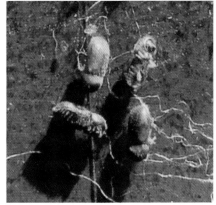

4.367（a）红皮臭梢小蠹

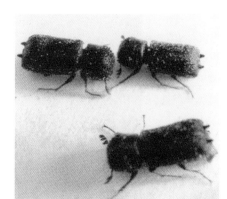

4.369（b）双齿长蠹（示成虫）

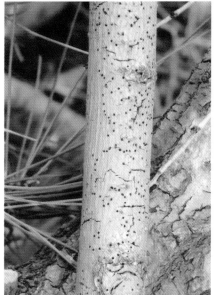

4.367（b）红皮臭梢小蠹（示羽化孔）

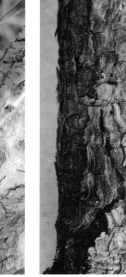
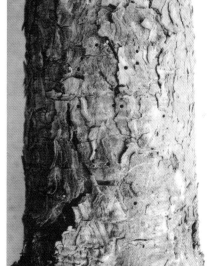

4.368（b）梢小蠹（示羽化孔）

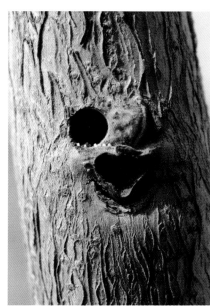

4.369（c）双齿长蠹，示羽化孔

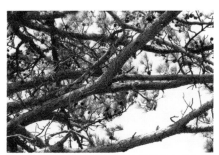

4.368（a）梢小蠹（寄生 50 年生油松的上部枝条，致枝条枯死）

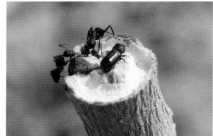

4.369（a）双齿长蠹（成虫）

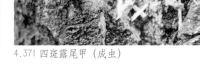

4.371 四斑露尾甲（成虫）

第四节 鳞翅目

4.372

蒙古木蠹蛾

Cossus mongolicus Ersohoff

【寄主】杨、柳、榆等。

【分布】各县、区。

【危害程度】+

4.373

东方木蠹蛾

Holcocerus orientalis (Gaede)

【寄主】杨、柳、榆、丁香、白桦、刺槐、白蜡、稠李、梨等。

【分布】各县、区。

【危害程度】+

4.374

沙棘木蠹蛾

Holcocerus hippophaecolus Hua, Chou,Fang et Chen *arenicola* (Staudinger)

【寄主】沙棘、柠条等。

【分布】怀来、蔚县。

【危害程度】+

4.375

小褐木蠹蛾

Holcoerus insularis Staudinger

【寄主】槐树。

【分布】怀来、涿鹿。

【危害程度】+

4.376

柳干木蠹蛾

Holcocerus vicarius (Walker)

【寄主】杨、柳、栎、苹果等。

【分布】各县、区。

【危害程度】+

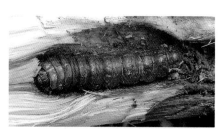

4.374 沙棘木蠹蛾，示幼虫

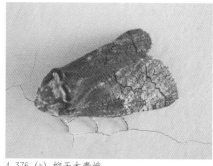

4.376 (a) 柳干木蠹蛾

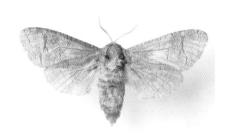

4.372 蒙古木蠹蛾

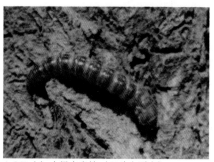

4.375 (a) 小褐木蠹蛾（示幼虫形态）

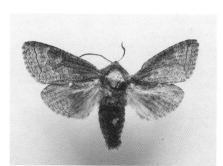

4.376 (b) 柳干木蠹蛾

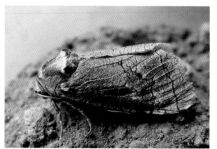

4.373 东方木蠹蛾

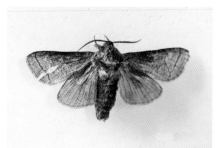

4.375 (b) 小褐木蠹蛾

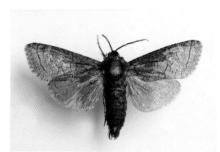

4.376 (c) 柳干木蠹蛾

4.377

多斑豹蠹蛾
Zeuzera multistrigata Moore

【寄主】栎、枫、榆、桦、苹果、梨等。

【分布】涿鹿、蔚县。

【危害程度】+

4.378

梨豹蠹蛾
Zeuzera pyrina Staudinger et Rebel

【寄主】梨、苹果、樱桃、杏、杨、柳、榆等。

【分布】涿鹿、蔚县、怀来。

【危害程度】+

4.379

枣豹蠹蛾
Zeuzera sp.

【寄主】枣、苹果、梨、樱桃、刺槐等。

【分布】怀来。

【危害程度】+

4.380

菊潜叶蛾
Lyonefiide sp.

【寄主】多种菊花、鸡冠花、一串红等。

【分布】市区。

【危害程度】+

4.381

杨白纹潜蛾
Leucoptera susinella Herrich-Schafferä

【寄主】小叶杨、加杨、二青杨、北京杨等。

【分布】各县、区。

【危害程度】+

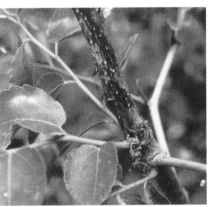

4.379 (a) 枣豹蠹蛾, 示被害枝基部虫孔

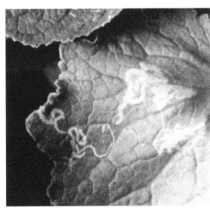

4.380 (b) 菊潜叶蛾, 示瓜叶菊被害状

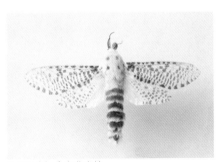

4.377 (a) 多斑豹蠹蛾

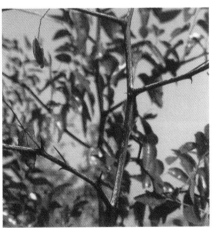

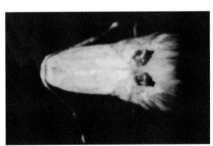

4.381 (a) 杨白纹潜蛾 (示成虫)

4.377 (b) 多斑豹蠹蛾

4.379 (b) 枣豹蠹蛾, 示被害枝枯死

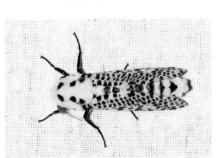

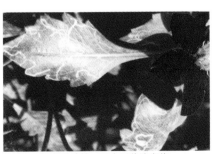

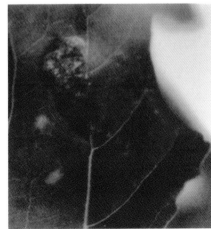

4.378 梨豹蠹蛾

4.380 (a) 菊潜叶蛾, 示小丽花被害状

4.381 (b) 杨白纹潜蛾 (示杨叶被幼虫潜食状)

4.382

桃潜蛾

Lyonetia clerkella Linnaeus

【寄主】桃、樱桃、李、杏、苹果、山楂、梨、稠李等。

【分布】桥东、桥西、宣化、下花园、张北、康保、沽源、尚义、蔚县、阳原、怀安、万全、怀来、涿鹿、赤城、崇礼。

【危害程度】+

4.383

杨银潜蛾

Phyllocnistis saligna Zeller

【寄主】杨、柳等。

【分布】各县、区。

【危害程度】+

4.384

金纹细蛾

Lithocolletis ringoniella Matsumura

【寄主】苹果、梨、桃、樱、李等。

【分布】蔚县、涿鹿、宣化、怀来。

【危害程度】+

4.385

柳细蛾

Lithocolletis pastorella Zeller

【寄主】杨、柳等。

【分布】蔚县、宣化、涿鹿、怀来。

【危害程度】+

4.386

华北落叶松鞘蛾

Coleophora sinensis Yang

【寄主】华北落叶松。

【分布】蔚县、涿鹿、怀来、崇礼、赤城。

【危害程度】+

4.387

苹果雕蛾

Anthophila pariana Glerck

【寄主】苹果、山楂等。

【分布】涿鹿、蔚县。

【危害程度】+

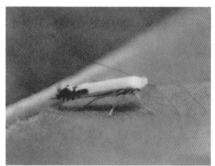

4.382 (a) 桃潜蛾（示成虫）

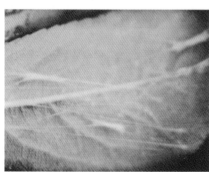

4.382 (b) 桃潜蛾（示在叶背结茧）

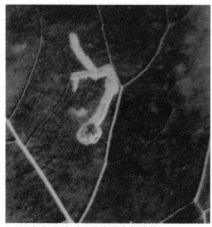

4.383 杨银潜蛾（示幼虫潜食杨叶状）

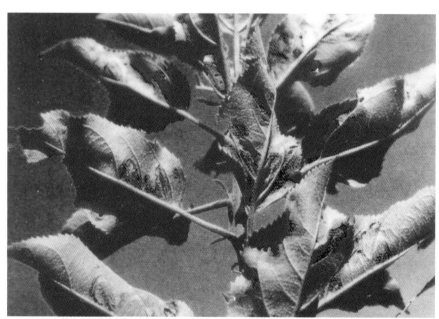

4.384 金纹细蛾（示苹果叶被潜食状）

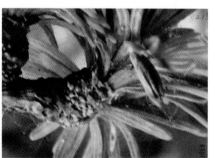

4.386 (a) 华北落叶松鞘蛾（示叶被幼虫蛀食形成的"叶鞘"）

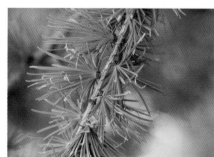

4.386 (c) 华北落叶松鞘蛾，示受害状

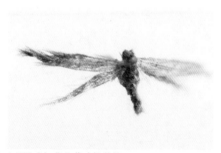

4.386 (b) 华北落叶松鞘蛾

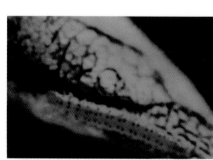

4.387 苹果雕蛾（示幼虫形态）

4.388

核桃举肢蛾

Atrijuglans hetauhei Yang

【寄主】核桃、核桃楸。

【分布】涿鹿、蔚县。

【危害程度】+

4.389

柿举肢蛾

Stathmopoda massinissa Meyrick

【寄主】柿、君迁子。

【分布】涿鹿、怀来。

【危害程度】+

4.390

菜蛾

Plutella xylostella Linnaeus

【寄主】十字花科花卉。

【分布】各县、区。

【危害程度】+

4.391

苹果巢蛾

Yponomeuta padella (Linnaeus)

【寄主】苹果等蔷薇科植物。

【分布】桥东、桥西、宣化、下花园、张北、康保、沽源、尚义、蔚县、阳原、怀安、万全、怀来、涿鹿、赤城、崇礼。

【危害程度】+

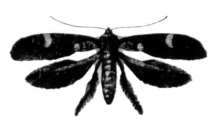

4.388（a）核桃举肢蛾，示成虫

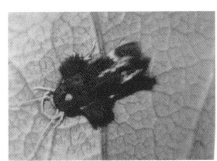

4.389（a）柿举肢蛾

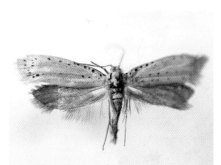

4.391（a）苹果巢蛾

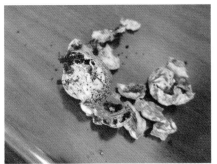

4.388（b）核桃举肢蛾，示被害核桃果实

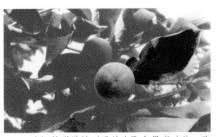

4.389（b）柿举肢蛾（示幼虫取食果实叶片，致其提前变红、变黄）

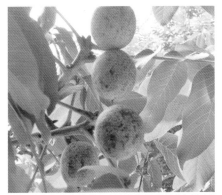

4.388（c）核桃举肢蛾，示受害核桃果实（在树上）

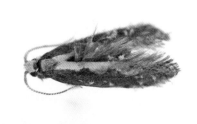

4.390 菜蛾

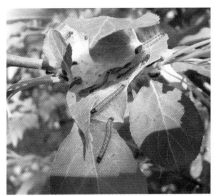

4.391（c）苹果巢蛾，示幼虫形态

4.392
稠李巢蛾
Yponomeuta evonymellus Linnaeus
【寄主】稠李、苹果等。
【分布】坝下各县、区。
【危害程度】+

4.393
卫矛巢蛾
Yponomeuta polystigmellus Felder
【寄主】卫矛、栎、花楸等。
【分布】桥东、桥西、宣化、下花园。
【危害程度】+

4.394
禾尖蛾
Cosmopterix fulminella Stringer
【寄主】草坪草等。
【分布】市区。
【危害程度】+

4.395
黑带麦蛾
Telphusa euryzeucta Meyrick
【寄主】桃、杏、李、梅、樱桃。
【分布】各县、区。
【危害程度】+

4.396
黑星麦蛾
Telphusa chloroderces Meyrick
【寄主】苹果、桃、李、杏、樱桃、梨等。
【分布】各县、区。
【危害程度】+

4.397
褐星麦蛾
Telphusa sp.
【寄主】桃、李、杏、苹果、梨、樱桃等。
【分布】各县、区。
【危害程度】+

4.398
胡枝子麦蛾
Recurvaria albidorsella Snellen
【寄主】胡枝子。
【分布】桥东、桥西、宣化、下花园、蔚县、阳原、怀安、万全、怀来、涿鹿、赤城、崇礼。
【危害程度】+

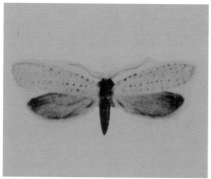
4.392 (a) 稠李巢蛾

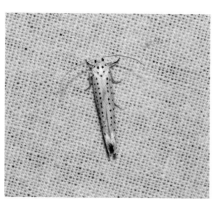
4.392 (b) 稠李巢蛾

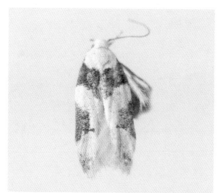
4.395 黑带麦蛾

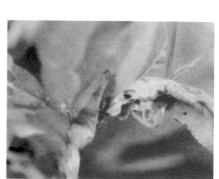
4.396 (b) 黑星麦蛾

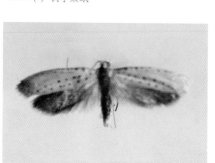
4.393 卫矛巢蛾

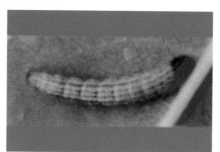
4.396 (a) 黑星麦蛾

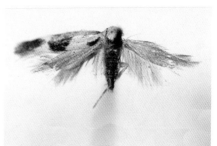
4.398 胡枝子麦蛾

4.399
绣线菊麦蛾
Compsolechia metagramma Meyrick
【寄主】绣线菊属花卉。
【分布】各县、区。
【危害程度】+

4.400
苹果卷叶木蛾
Odites perissopis Meyrick
【寄主】苹果、樱桃、梅、李等。
【分布】涿鹿、怀来。
【危害程度】+

4.401
黑足草蛾
Ethmia nigripedella (Ergschoff)
【寄主】山楂等。
【分布】桥东、桥西、宣化、下花园、蔚县、阳原、怀安、万全、怀来、涿鹿、赤城、崇礼。
【危害程度】+

4.402
青海草蛾
Ethmia nigripedella Erschoff
【寄主】山楂等。
【分布】各县、区。
【危害程度】+

4.403
榆织蛾
Cheimophila salicellus Hübner
【寄主】榆。
【分布】各县、区。
【危害程度】+

4.404
桃蛀果蛾
Carposina niponensis Walsingham
【寄主】梨、苹果、李、杏、桃、梅、枣、山楂等。
【分布】各县、区。
【危害程度】+

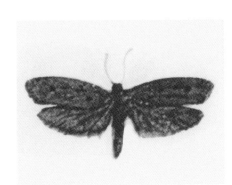

4.401 黑足草蛾

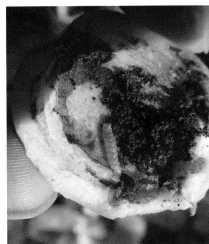

4.404 (a) 桃蛀果蛾 (示幼虫)

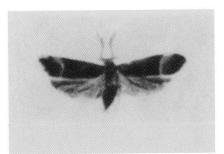

4.399 绣线菊麦蛾

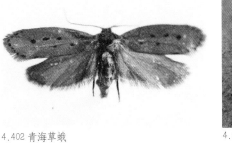

4.402 青海草蛾

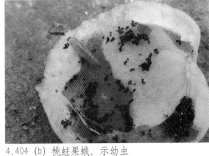

4.404 (b) 桃蛀果蛾, 示幼虫

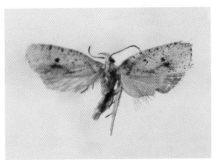

4.400 苹果卷叶木蛾

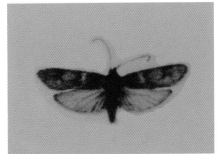

4.403 榆织蛾 (♂)

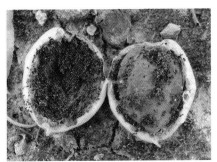

4.404 (c) 桃蛀果蛾 (示被其幼虫蛀食的杏果)

4.405
沙果细卷蛾
Stenodes jaculana Snellen
【寄主】沙果等。
【分布】各县、区。
【危害程度】+

4.406
牛蒡细卷蛾
Aethes rubigana Treitschke
【寄主】牛蒡等。
【分布】各县、区。
【危害程度】+

4.407
河北褐纹细卷蛾
Phalonidia permixtana Caradja
【寄主】马先蒿、泽泻等。
【分布】各县、区。
【危害程度】+

4.408
黄斑长翅卷蛾
Acleris fimbriana (Thnuberg)
【寄主】苹果、梨、桃、杏、海棠、山丁子等。
【分布】各县、区。
【危害程度】+

4.409
榆白长翅卷蛾
Acleris ulmicola (Meyrick)
【寄主】榆。
【分布】各县、区。
【危害程度】+

4.410
榆棕长翅卷蛾
Acleris proximana (Caradja)
【寄主】榆等。
【分布】涿鹿。
【危害程度】+

4.411
蚊子草长翅卷蛾
Acleris shepherdana Stephens
【寄主】绣线菊、地榆等。
【分布】蔚县、涿鹿、赤城等。
【危害程度】+

4.412
柳凹长翅卷蛾
Acleris emargana (Fabricius)
【寄主】杨、柳、桦等。
【分布】桥东、桥西、宣化、下花园、蔚县、阳原、怀安、万全、怀来、涿鹿、赤城、崇礼。
【危害程度】+

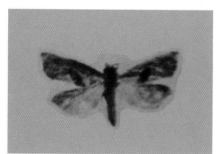
4.405 沙果细卷蛾

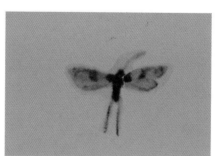
4.407 河北褐纹细卷蛾

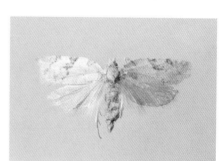
4.409 榆白长翅卷蛾

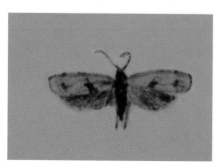
4.406 牛蒡细卷蛾

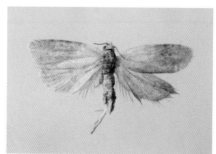
4.408 黄斑长翅卷蛾（♂）

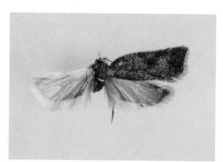
4.411 蚊子草长翅卷蛾

4.413
棉褐带卷蛾
Adoxophyes orana Fischer von Röslerstamm

【寄主】苹果、梨、山楂、桃、李、杏、榆、杨、柳、蔷薇、忍冬、刺槐、柿、丁香、石榴、醋栗等。

【分布】各县、区。

【危害程度】+

4.414
梨黄卷蛾
Archips breviplicana Walsingham

【寄主】梨、苹果。

【分布】桥东、桥西、宣化、下花园、张北、康保、沽源、尚义、蔚县、阳原、怀安、万全、怀来、涿鹿、赤城、崇礼。

【危害程度】+

4.415
苹黄卷蛾
Archips ingentana Christoph

【寄主】苹果、冷杉等。

【分布】各县、区。

【危害程度】+

4.416
桦黄卷蛾
Archips xylosteana Linnaeus

【寄主】柞、苹果、梨、杏、李、樱桃、栎、花楸、金银花、椴、悬钩子、柳、杨、榆、松、桦等。

【分布】各县、区。

【危害程度】+

4.417
山楂黄卷蛾
Archips crataegana Hübner

【寄主】梨、栎、椴、杨、樱、花楸、山楂、桦、榆、柳等。

【分布】各县、区。

【危害程度】+

4.418
云杉黄卷蛾
Archips piceana Linnaeus

【寄主】云杉、落叶松、曲松、雪松、冷杉等。

【分布】各县、区。

【危害程度】+

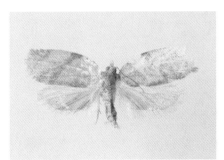

4.413 棉褐带卷蛾（♂）

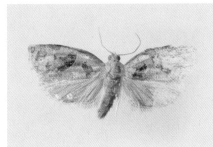

4.416 (a) 桦黄卷蛾（♀）

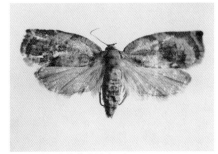

4.417 (b) 山楂黄卷蛾（♀）

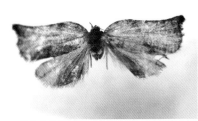

4.414 梨黄卷蛾（♀）

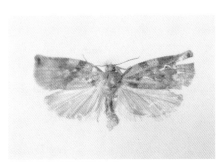

4.416 (b) 桦黄卷蛾（♂）

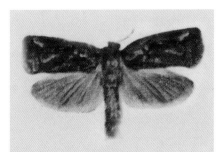

4.418 (a) 云杉黄卷蛾（♂）

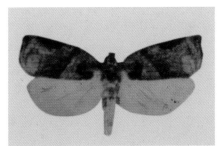

4.415 苹黄卷蛾

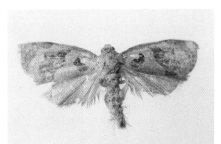

4.417 (a) 山楂黄卷蛾（♂）

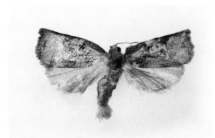

4.418 (b) 云杉黄卷蛾（♂）

4.419

后黄卷蛾

Archips asiaticus (Walsingham)

【寄主】苹果、梨、李、柿、石榴、柳、板栗。

【分布】涿鹿。

【危害程度】+

4.420

黄色卷蛾

Choristoneura longicellana Waisingham

【寄主】苹果、梨、杏、柿、核桃、山楂、槐树、柳、栎、山槐、樱桃等。

【分布】各县、区。

【危害程度】+

4.421

棉双斜卷蛾

Clepsis (*Siclobola*) *strigana* Hübner

【寄主】草坪草及多种灌木。

【分布】各县、区。

【危害程度】+

4.422

忍冬双斜卷蛾

Clepsis (*Siclobola*) *semialbana* (Guenée)

【寄主】忍冬、蔷薇、旋花、大蓟等。

【分布】各县、区。

【危害程度】+

4.423

樱桃双斜卷蛾

Clepsis (*Siclobola*) *imitator* Walsingham

【寄主】苹果等。

【分布】各县、区。

【危害程度】+

4.424

榛褐卷蛾

Pandemis corylana Fabricius

【寄主】杞柳、柞、落叶松、榛、山毛榉、桦、樱、鼠李、悬钩子等。

【分布】各县、区。

【危害程度】+

4.425

桃褐卷蛾

Pandemis dumetana (Treitschke)

【寄主】核桃楸、水曲柳、苹果、绣线菊、鼠李、藜、地榆、常春藤、野藿香、薄荷等。

【分布】各县、区。

【危害程度】+

4.426

醋栗褐卷蛾

Pandemis ribeana Hübner

【寄主】苹果、桃、梨、樱桃、栎、桦、槭、醋栗、花楸、椴、小檗、桑、鼠李等。

【分布】涿鹿、蔚县、赤城。

【危害程度】+

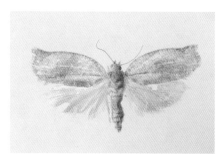

4.420 黄色卷蛾（♀）

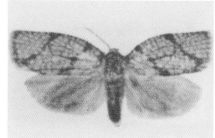

4.423 樱桃双斜卷蛾

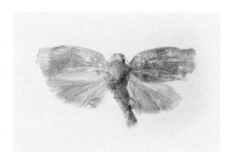

4.425（a）桃褐卷蛾

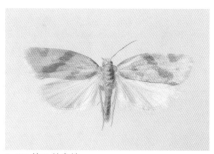

4.421 棉双斜卷蛾

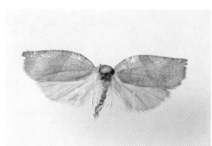

4.424（a）榛褐卷蛾（♀）

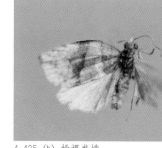

4.425（b）桃褐卷蛾

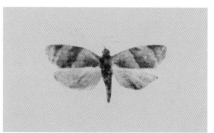

4.422 忍冬双斜卷蛾（♂）

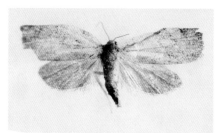

4.424（b）榛褐卷蛾（♂）

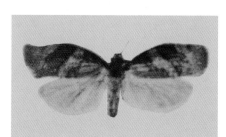

4.426 醋栗褐卷蛾

4.427
暗褐卷蛾
Pandemis phaiopteron Hübner
【寄主】苹果、梨、桃、李、梅、樱桃、榆、桦、栎、槭、椴、醋栗、花楸、鼠李、桑、小檗等。
【分布】各县、区。
【危害程度】+

4.428
苹褐卷蛾
Pandemis heparana Schiffermiller
【寄主】梨、苹果、杏、桃、樱桃、柳、榛、鼠李、绣线菊、栎、水曲柳、榆、椴、花楸等。
【分布】各县、区。
【危害程度】+

4.429
松褐卷蛾
Pandemis cinnamomeana Treitschke
【寄主】落叶松、柳、苹果、梨、樱桃、栎、桦、槭、冷杉等。
【分布】各县、区。
【危害程度】+

4.430
南川卷蛾
Hoshinoa longicellana (Walsingham)
【寄主】苹果、李、梨、杏、桑、栎、栗等。
【分布】涿鹿、蔚县。
【危害程度】+

4.431
落叶松卷蛾
Ptycholomoides aeriferanus Henich-Schaffer
【寄主】多种落叶松、桦。
【分布】怀安。
【危害程度】+++

4.432
鼠李镰翅小卷蛾
Ancylis (Anchylopera) unculana Haworth
【寄主】鼠李、杨、柳、悬钩子、李等。
【分布】涿鹿、蔚县。
【危害程度】+

4.433
杨柳小卷蛾
Gypsonma minutana Hübner
【寄主】杨、柳等。
【分布】各县、区。
【危害程度】+

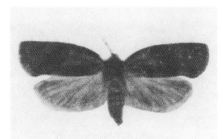

4.429 松褐卷蛾

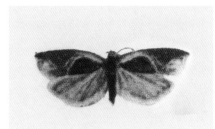

4.432 鼠李镰翅小卷蛾

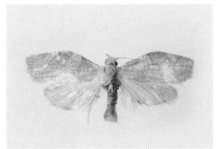

4.427 暗褐卷蛾

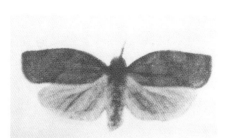

4.428 苹褐卷蛾

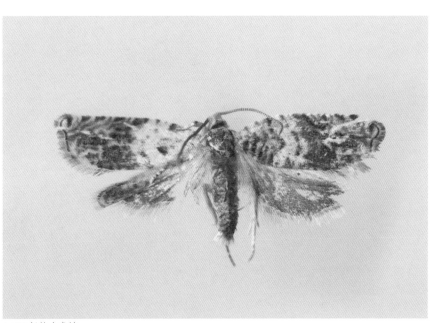

4.433 杨柳小卷蛾

4.434

松实小卷蛾

Petrova cristata Walsingham

【寄主】油松、马尾松、赤松、黑松等。

【分布】涿鹿、蔚县。

【危害程度】+

4.435

荔枝异形小卷蛾

Cryptophlebia ombrodelta Lower

【寄主】皂荚等。

【分布】涿鹿、蔚县。

【危害程度】+

4.436

国槐小卷蛾

Cydia trasias (Meyrick)

【寄主】槐。

【分布】市区、涿鹿。

【危害程度】+

4.437

李小食心虫

Grapholitha funebrana Treitschke

【寄主】李、杏、樱桃等。

【分布】各县、区。

【危害程度】+

4.438

梨小食心虫

Grapholitha moleata Busck

【寄主】梨、山楂、桃、海棠、苹果、樱桃、杏、李、梅等。

【分布】各县、区。

【危害程度】+

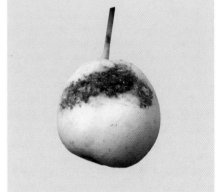

4.438（d）梨小食心虫危害状梨树

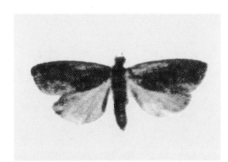

4.437 李小食心虫

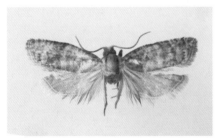

4.434 松实小卷蛾（腹部缺损）

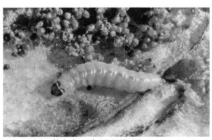

4.438（a）梨小食心虫（示幼虫）

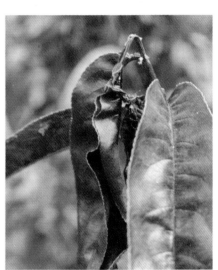

4.438（e）梨小食心虫，示紫叶李新梢被害状

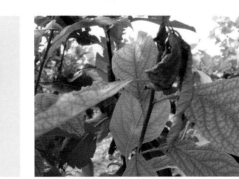

4.435（a）荔枝异形小卷蛾（♀）

4.438（b）梨小食心虫（危害李树）

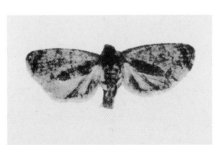

4.435（b）荔枝异形小卷蛾（♂）

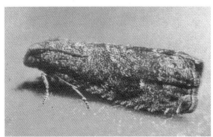

4.438（c）梨小食心虫

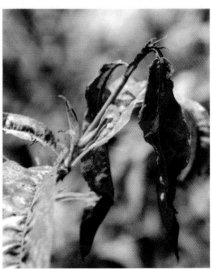

4.438（f）梨小食心虫，示碧桃新梢被害状

4.439
苹小食心虫
Grapholitha inopinata Heinrich

【寄主】苹果、梨、桃、山楂、沙果、海棠、山荆子等。

【分布】各县、区。

【危害程度】+

4.440
油松球果小卷蛾
Gravitarmata margarotana Heinemann

【寄主】油松、云杉、冷杉等。

【分布】各县、区。

【危害程度】+

4.441
柞新小卷蛾
Olethreutes subtilana Falkovitsh

【寄主】柞等。

【分布】宣化、下花园、尚义、蔚县、阳原、怀安、万全、怀来、涿鹿、赤城、崇礼。

【危害程度】+

4.442
栎新小卷蛾
Olethreutes arcuella Clerck

【寄主】多种森林矮生地被物。

【分布】各县、区。

【危害程度】+

4.443
银实小卷蛾
Petrova splendida Okn

【寄主】油松、赤松等。

【分布】蔚县、涿鹿等。

【危害程度】+

4.444
弯月小卷蛾
Saliciphaga archris Butler

【寄主】杨、柳等。

【分布】各县、区。

【危害程度】+

4.445
桃白小卷蛾
Spilonota albicana Motschulsky

【寄主】苹果、梨、杏、桃、李、樱桃、山楂、榅桲等。

【分布】涿鹿、蔚县。

【危害程度】+

4.446
芽白小卷蛾
Spilonota lechriaspis Meyrick

【寄主】梨、苹果、山楂等。

【分布】宣化、下花园、张北、康保、沽源、尚义、蔚县、阳原、怀安、万全、怀来、涿鹿、赤城、崇礼。

【危害程度】+

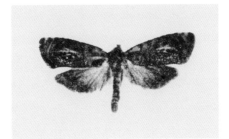
4.441 柞新小卷蛾

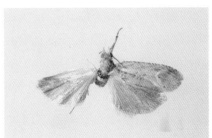
4.444 弯月小卷蛾（虫体不全）

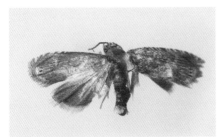
4.439 苹小食心虫

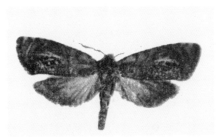
4.442 栎新小卷蛾

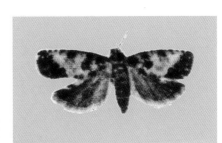
4.445 桃白小卷蛾

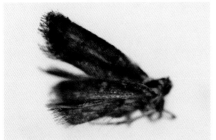
4.440 油松球果小卷蛾

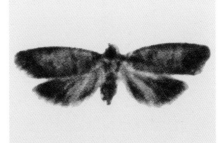
4.443 银实小卷蛾

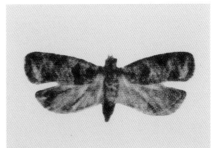
4.446 芽白小卷蛾

4.447
苹白小卷蛾
Spilonota ocellana (Schiffermüller et Denis)

【寄主】苹果、梨、杏、桃、李、樱桃、山楂、沙果、海棠、榅桲等。

【分布】张北、康保、沽源、尚义、蔚县、阳原、怀安、万全、怀来、涿鹿、赤城、崇礼。

【危害程度】+

4.448
草小卷蛾
Celypha flavipalpana Herrich—Schüffer

【寄主】百里香等。

【分布】涿鹿、蔚县。

【危害程度】+

4.449
冷杉芽小卷蛾
Cymolomis hartigiana Saxesen

【寄主】云杉、冷杉等。

【分布】涿鹿、蔚县。

【危害程度】+

4.450
菜花小卷蛾
Eucosma(Eucosma) expallidana Haworth

【寄主】菊科的一些花卉。

【分布】涿鹿、蔚县。

【危害程度】+

4.451
蓟花小卷蛾
Eucosma (Eucosma) fulvana Stephens

【寄主】矢车菊等菊科花卉。

【分布】各县、区。

【危害程度】+

4.452
云杉毬小卷蛾
Pseudotomoides strobilellus Linnaeus

【寄主】云杉。

【分布】涿鹿、赤城、蔚县、怀来。

【危害程度】+

4.453
黑翅小卷蛾
Pseudohermenias clausthaliana Saxesen

【寄主】云杉、冷杉等。

【分布】各县、区。

【危害程度】+

4.454
桦叶小卷蛾
Epinotia (panoplia) ramella Linnaeus

【寄主】桦、杨等。

【分布】各县、区。

【危害程度】+

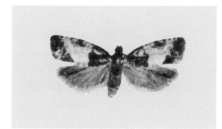

4.447 苹白小卷蛾

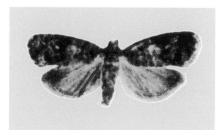

4.449 冷杉芽小卷蛾

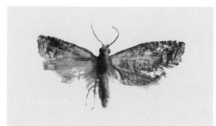

4.452 云杉毬小卷蛾

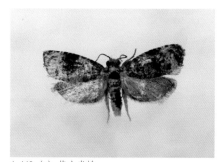

4.448 (a) 草小卷蛾

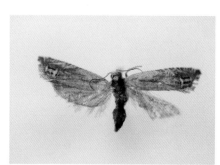

4.450 菜花小卷蛾

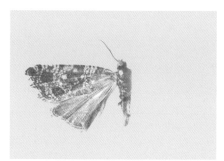

4.453 黑翅小卷蛾

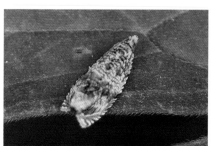

4.448 (b) 草小卷蛾（成虫）

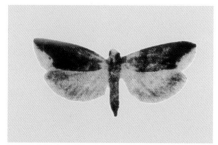

4.451 蓟花小卷蛾

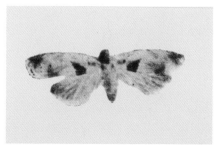

4.454 桦叶小卷蛾

4.455
杨叶小卷蛾
Epinotia (Steganoptycha) nisella
Clerck

【寄主】杨、柳、桦等。

【分布】各县、区。

【危害程度】+

4.456
松针小卷蛾
Epinotia (panoplia) rubiginosana
Herrich—Schäffer

【寄主】油松、赤松。

【分布】涿鹿、蔚县。

【危害程度】+

4.457
褐叶小卷蛾
Epinotia (Proteopteryx) ustulana
Hübner

【寄主】悬钩子等。

【分布】蔚县、涿鹿、赤城。

【危害程度】+

4.458
松皮小卷蛾
Laspeyresia grunertiana Rrzb

【寄主】华北落叶松等。

【分布】涿鹿、蔚县、赤城。

【危害程度】+

4.459
松瘿小卷蛾
Laspeyresia zebeana Ratzeburg

【寄主】华北落叶松等。

【分布】涿鹿、蔚县。

【危害程度】+

4.460
大豆食心虫
Leguminivora glycinivorella
(Matsunura)

【寄主】苦参等。

【分布】各县、区。

【危害程度】+

4.461
夏梢小卷蛾
Rhyacionia duplana (Hübner)

【寄主】油松、赤松及黑松。

【分布】涿鹿、蔚县、赤城。

【危害程度】+

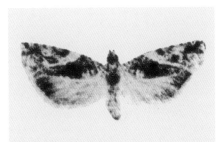

4.455（a）杨叶小卷蛾

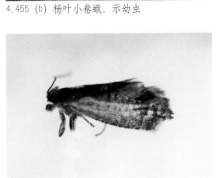

4.455（b）杨叶小卷蛾，示幼虫

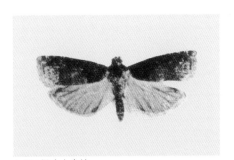

4.457 褐叶小卷蛾

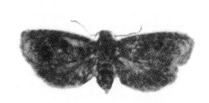

4.460 大豆食心虫

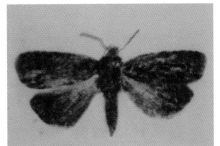

4.456 松针小卷蛾（示前翅形态）

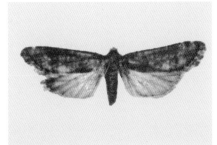

4.459 松瘿小卷蛾

4.461 夏梢小卷蛾

4.462

松梢小卷蛾

Rhyacionia pinicolana Doubleday

【寄主】油松。

【分布】各县、区。

【危害程度】+

4.463

直带小卷蛾

Orthotaenia undulana Deniset Schiffer—müller

【寄主】榛、柳、桧、松、桦、悬钩子等。

【分布】各县、区。

【危害程度】+

4.464

葡萄羽蛾

Stenoptilia vitis Sasaki

【寄主】葡萄、野葡萄等。

【分布】怀来、涿鹿、蔚县、宣化。

【危害程度】+

4.465

甘薯羽蛾

Pterophorus monodactylus Linnaeus

【寄主】旋花等。

【分布】蔚县、涿鹿、赤城。

【危害程度】+

4.466

条螟

Proceras venosatus (Walker)

【寄主】禾本科草坪草。

【分布】张北、康保、沽源、尚义、蔚县、阳原、怀安、万全、怀来、涿鹿、赤城、崇礼。

【危害程度】+

4.467

四斑绢野螟

Diaphania quadrimaculalis (Bremer et Grey)

【寄主】侧柏等。

【分布】赤城等。

【危害程度】+

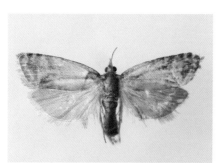

4.462（a）松梢小卷蛾

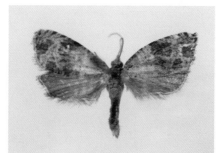

4.463（b）直带小卷蛾

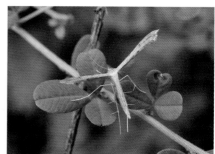

4.465 甘薯羽蛾（成虫）

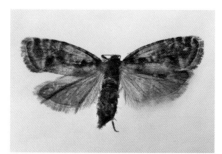

4.462（b）松梢小卷蛾

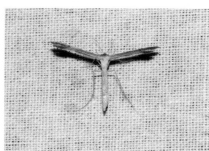

4.464（a）葡萄羽蛾，示栖息态

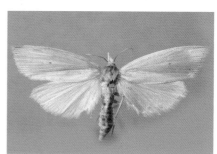

4.466 条螟

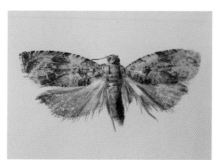

4.463（a）直带小卷蛾

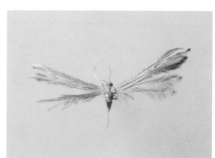

4.464（b）葡萄羽蛾

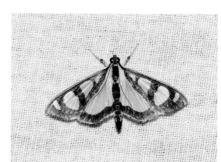

4.467 四斑绢野螟

4.468
大禾螟
Schoenobius gigantellus
Schiffermüller et Denis
【寄主】芦苇等。
【分布】涿鹿、蔚县。
【危害程度】+

4.469
菊髓斑螟
Myelois cribrumella Hübner
【寄主】牛蒡。
【分布】涿鹿、蔚县。
【危害程度】+

4.470
豆荚斑螟
Etiella zinckenella Treischke
【寄主】刺槐、苦参等。
【分布】怀来、涿鹿、蔚县。
【危害程度】+

4.471
松果梢斑螟
Dioryctria mendacella Staudinger
【寄主】油松、云杉。
【分布】怀来、蔚县、涿鹿。
【危害程度】+

4.472
松梢斑螟
Dioryctria splendidella Herrich Schaeffer
【寄主】油松、黑松、赤松。
【分布】各县、区。
【危害程度】+

4.473
松球果螟
Dioryctria abietella (Sehiffemüller et Denis)
【寄主】油松等。
【分布】涿鹿、蔚县。
【危害程度】+

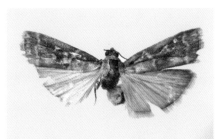
4.471 (a) 松果梢斑螟

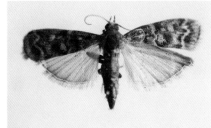
4.472 松梢斑螟

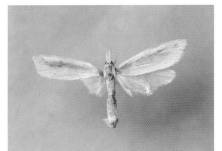
4.468 大禾螟（♀）

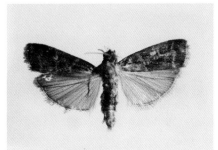
4.471 (b) 松果梢斑螟

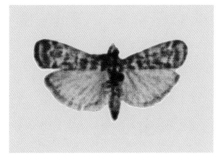
4.473 松球果螟

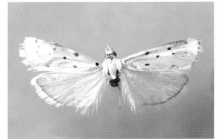
4.469 菊髓斑螟（腹部缺损）

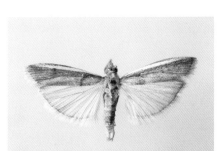
4.470 豆荚斑螟

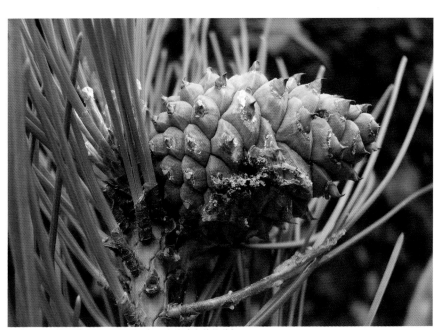
4.471 (c) 松果梢斑螟（示油松球果被其幼虫钻蛀状）

4.474
云杉梢斑螟

Dioryctria schuetzeela Fuchs

【寄主】云杉。

【分布】蔚县、涿鹿、赤城、怀来。

【危害程度】+

4.475
红云杉斑螟

Nephopteryx semirubella Scopoli

【寄主】落叶松等。

【分布】各县区。

【危害程度】+

4.476
梨云翅斑螟

Nephopteryx pirivorella Matsumura

【寄主】苹果、桃。

【分布】坝下各县、区。

【危害程度】+

4.477
缀叶丛螟

Locastra muscosalis Walker

【寄主】核桃、黄连木等。

【分布】怀来、涿鹿。

【危害程度】+

4.478
伊锥歧角螟

Cotachena histricalis (Walker)

【寄主】朴树等。

【分布】怀来、涿鹿、蔚县。

【危害程度】+

4.479
蜂巢螟

Hypsopygia mauritalis Boisduval

【寄主】胡蜂幼虫。

【分布】怀来、涿鹿、蔚县。

【危害程度】+

4.480
紫斑谷螟

Pyralis farinalis L.

【寄主】干制果品。

【分布】蔚县、涿鹿、怀来。

【危害程度】+

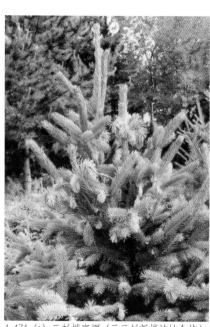

4.474（a）云杉梢斑螟（示云杉新梢被蛀食状）

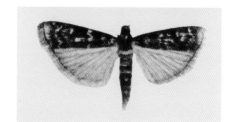

4.474（b）云杉梢斑螟（示成虫）

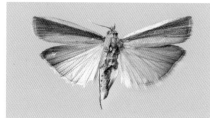

4.475 红云杉斑螟

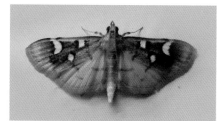

4.478 伊锥歧角螟

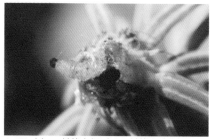

4.474（c）云杉梢斑螟（示云杉梢内幼虫）

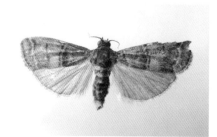

4.476 梨云翅斑螟

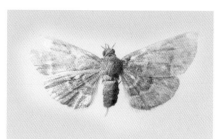

4.479 蜂巢螟

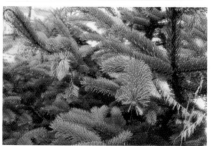

4.474（d）云杉梢斑螟（示云杉梢被幼虫蛀食状）

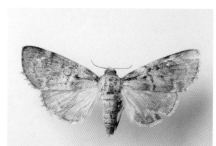

4.477 缀叶丛螟

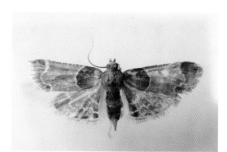

4.480 紫斑谷螟

4.481
棉水螟
Nymphula interruptalis (Pryer)
【寄主】子午莲等。
【分布】各县、区。
【危害程度】+

4.482
紫苏野螟
Pyrausta phoenicealis Hübner
【寄主】紫苏、丹参、泽兰、糙苏等。
【分布】宣化、下花园、尚义、蔚县、阳原、怀安、万全、怀来、涿鹿、赤城、崇礼。
【危害程度】+

4.483
甜菜白带野螟
Hymenia recurvalis Fabricius
【寄主】向日葵等。
【分布】各县、区。
【危害程度】+

4.484
夏枯草展须野螟
Eurrhypara hortulata Linnaeus
【寄主】夏枯草等。
【分布】各县、区。
【危害程度】+

4.485
扶桑四点野螟
Lygropia quaternalis Zeller
【寄主】扶桑等。
【分布】市区、宣化、下花园、蔚县、阳原、怀安、万全、怀来、涿鹿、赤城、崇礼。
【危害程度】+

4.486
枇杷卷叶野螟
Sylepta balteata (Fabricius)
【寄主】柞、栗等。
【分布】宣化、下花园、张北、蔚县、阳原、怀安、万全、怀来、涿鹿、赤城、崇礼。
【危害程度】+

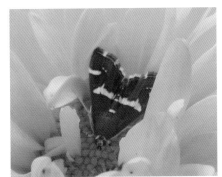
4.483 甜菜白带野螟

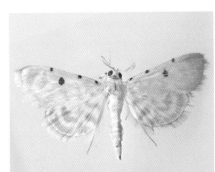
4.485 扶桑四点野螟

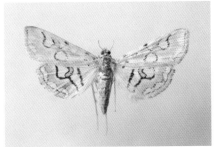
4.481 棉水螟

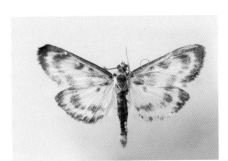
4.484 (a) 夏枯草展须野螟

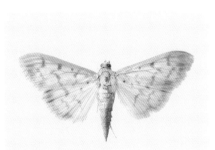
4.486 (a) 枇杷卷叶野螟

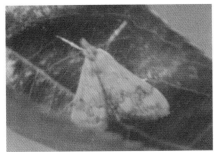
4.482 紫苏野螟

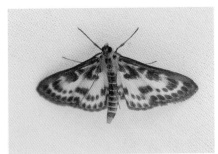
4.484 (b) 夏枯草展须野螟

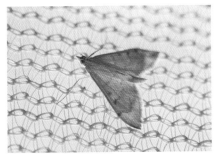
4.486 (b) 枇杷卷叶野螟

4.487
棉卷叶野螟
Sylepta derogata Fabricius
【寄主】木槿、锦葵等。
【分布】怀来、蔚县、涿鹿。
【危害程度】+

4.488
葡萄卷叶野螟
Sylepta luctuosalis (Guenée)
【寄主】葡萄、山葡萄。
【分布】蔚县、涿鹿、宣化、怀来。
【危害程度】+

4.489
黄翅缀叶野螟
Botyodes diniasalis Walker
【寄主】杨、柳。
【分布】各县、区。
【危害程度】+

4.490
桃蛀螟
Dichocrocis punctiferalis Guenée
【寄主】桃、梨、苹果、梅、山楂、栗、柿、向日葵等。
【分布】宣化、下花园、蔚县、阳原、怀安、万全、怀来、涿鹿、赤城。
【危害程度】+

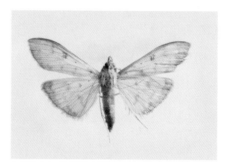

4.489（a）黄翅缀叶野螟

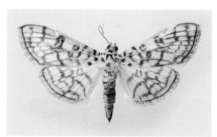

4.487 棉卷叶野螟

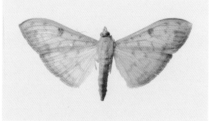

4.489（b）黄翅缀叶野螟

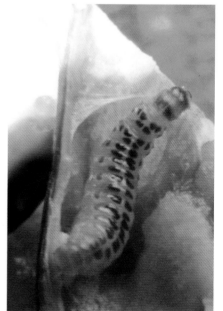

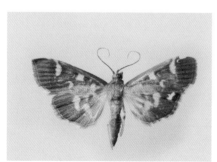

4.488（a）葡萄卷叶野螟

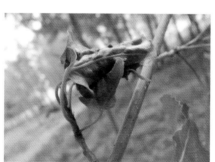

4.489（c）黄翅缀叶野螟（柳树被害状）

4.490（b）桃蛀螟（示幼虫）

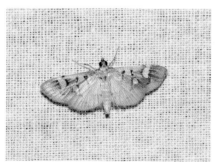

4.488（b）葡萄卷叶野螟

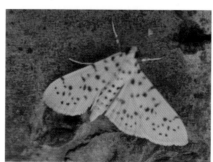

4.490（a）桃蛀螟

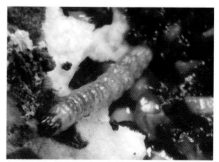

4.490（c）桃蛀螟（示幼虫）

4.491

豆蚀叶野螟

Lamprosema indicata Fabricius

【寄主】薄荷等。

【分布】宣化、下花园、蔚县、阳原、怀安、万全、怀来、涿鹿、赤城。

【危害程度】+

4.492

瓜绢野螟

Diaphania indica (Saunders)

【寄主】木槿等。

【分布】坝下各县、区。

【危害程度】+

4.493

桑绢野螟

Diaphania pyloalis (Walker)

【寄主】桑等。

【分布】坝下各县、区。

【危害程度】+

4.494

黄杨绢野螟

Diaphania perspectalis (Walker)

【寄主】卫矛、冬青、黄杨等。

【分布】市区、蔚县、怀来、涿鹿。

【危害程度】+

4.495

尖锥额野螟

Loxostege verticalis Linnaeus

【寄主】酸模等。

【分布】怀来、涿鹿等。

【危害程度】+

4.496

旱柳原野螟

Proteuclasta oetzneri (Caradja)

【寄主】旱柳等。

【分布】坝下各县、区。

【危害程度】+

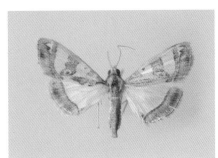

4.493 桑绢野螟

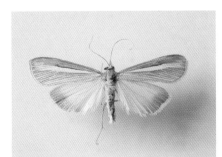

4.496 (a) 旱柳原野螟

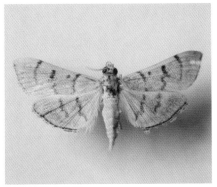

4.491 豆蚀叶野螟

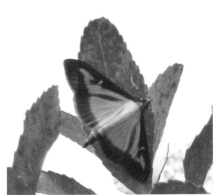

4.494 黄杨绢野螟

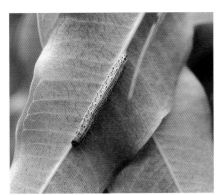

4.496 (b) 旱柳原野螟（幼虫）

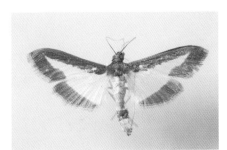

4.492 瓜绢野螟

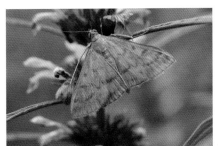

4.495 尖锥额野螟（成虫）

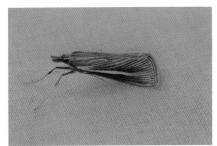

4.496 (c) 旱柳原野螟

4.497

贯众伸喙野螟

Mecyna gracilis Butler

【寄主】贯众等。

【分布】怀来、涿鹿、蔚县。

【危害程度】+

4.498

黄伸喙野螟

Mecyna gilvata Fabricins

【寄主】旱柳等。

【分布】蔚县、阳原、怀安、万全、怀来、涿鹿。

【危害程度】+

4.499

元参棘趾野螟

Anania verbascalis Schiffermüller et Denis

【寄主】藿香、元参等。

【分布】涿鹿、蔚县。

【危害程度】+

4.500

菜野螟

Mesographe forficalis Linnaeus

【寄主】花甘蓝等。

【分布】涿鹿、市区等。

【危害程度】+

4.501

麦牧野螟

Nomophila noctuella Schiffermülle et Denis

【寄主】柳等。

【分布】宣化、下花园、蔚县、阳原、怀安、万全、怀来、涿鹿、赤城、崇礼。

【危害程度】+

4.502

伞锥额野螟

Loxostege palealis Schiffermüller et Denis

【寄主】白芷、独活等。

【分布】坝下各县、区。

【危害程度】+

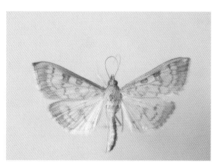

4.497 (a) 贯众伸喙野螟

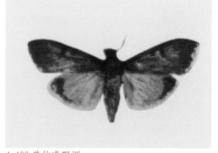

4.498 黄伸喙野螟

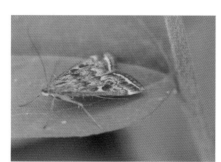

4.497 (b) 贯众伸喙野螟

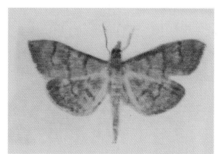

4.499 元参棘趾野螟

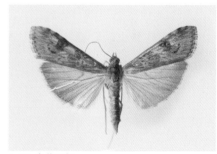

4.501 麦牧野螟

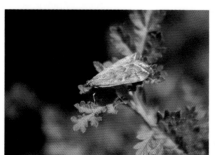

4.497 (c) 贯众伸喙野螟

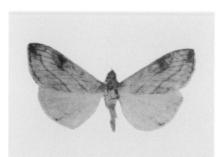

4.500 菜野螟

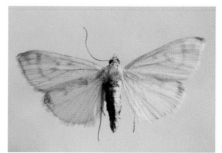

4.502 伞锥额野螟

4.503
网锥额野螟
Loxostege sticticalis Linnaeus
【寄主】多种植物。
【分布】各县、区。
【危害程度】+

4.504
艾锥额野螟
Loxostege aeruginalis Hübner
【寄主】艾草。
【分布】坝下县、区。
【危害程度】+

4.505
楸蠹野螟
Omphisa plagialis Wileman
【寄主】楸等。
【分布】涿鹿等。
【危害程度】+

4.506
茴香薄翅野螟
Evergestis extimalis Scopoli
【寄主】羽衣甘蓝等。
【分布】市区。
【危害程度】+

4.507
大丽花螟蛾
Ostrinia nubilalis (Hübner)
【寄主】大丽花、菊、观赏辣椒、观赏番茄等。
【分布】各县、区。
【危害程度】+

4.508
金黄镰翅野螟
Circobotys aureali (Leech)
【寄主】草坪草。
【分布】市区、涿鹿。
【危害程度】+

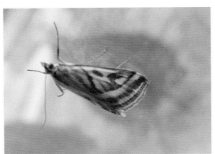

4.504 艾锥额野螟

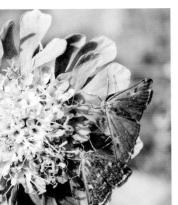

4.503 (a) 网锥额野螟

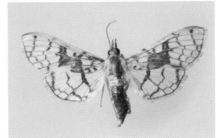

4.505 楸蠹野螟

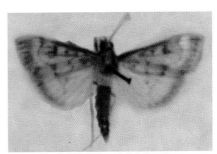

4.507 (a) 大丽花螟蛾,示成虫展翅状

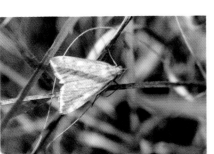

4.503 (b) 网锥额野螟,示成虫展翅态

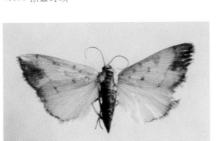

4.506 (a) 茴香薄翅野螟

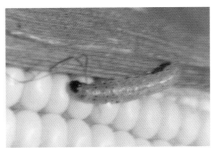

4.507 (b) 大丽花螟蛾(示幼虫)

4.503 (c) 网锥额野螟,示成虫栖息态

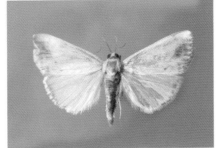

4.506 (b) 茴香薄翅野螟

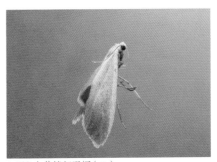

4.508 金黄镰翅野螟(♀)

4.509
亚洲玉米螟
Ostrinia furnacalis (Guenée)

【寄主】观赏辣椒、观赏番茄等。

【分布】坝下各县、区。

【危害程度】+

4.510
二化螟
Chilo suppressalis (Walker)

【寄主】芦苇等。

【分布】涿鹿等。

【危害程度】+

4.511
菜心野螟
Hellula undalis Fabricius

【寄主】羽衣甘蓝。

【分布】市区、涿鹿。

【危害程度】+

4.512
塘水螟
Nymphula stagnata (Donovan)

【寄主】萍蓬草等。

【分布】坝下各县、区。

【危害程度】+

4.513
褐萍水螟
Nymphula turbata (Butler)

【寄主】水浮萍、水浮莲、鸭舌草等。

【分布】市区、蔚县、怀来、涿鹿。

【危害程度】+

4.514
朴叶小斑螟
Acrobasis bellulella (Ragonot)

【寄主】朴树。

【分布】涿鹿、蔚县。

【危害程度】+

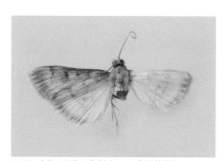

4.509（a）亚洲玉米螟（♂；腹部缺损）

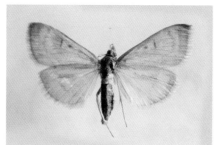

4.509（d）亚洲玉米螟（♀）

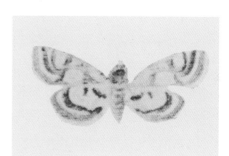

4.512 塘水螟

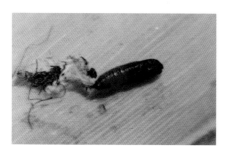

4.509（b）亚洲玉米螟（示蛹）

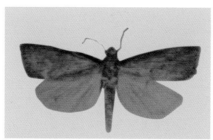

4.510 二化螟（♀）

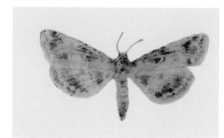

4.513 褐萍水螟

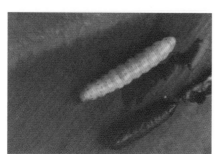

4.509（c）亚洲玉米螟（示幼虫）

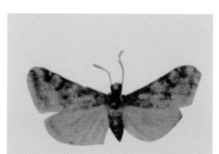

4.511 菜心野螟

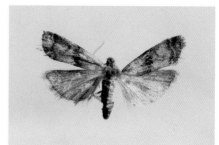

4.514 朴叶小斑螟

4.515
杨黄卷叶螟
Botyodes diniasalis Walker
【寄主】杨。
【分布】康保、沽源。
【危害程度】+

4.516
桃白条紫斑螟
Calguia defiguralis Walker
【寄主】桃树等。
【分布】坝下各县、区。
【危害程度】+

4.517
皮暗斑螟
Euzophera batangensis Caradja
【寄主】枣、苹果、梨、杏、杨、柳、香椿、杜梨等。
【分布】怀来等。
【危害程度】+

4.518
白杨透翅蛾
Parathrene tabaniformis Rottenberg
【寄主】杨、柳苗木及幼树。
【分布】各县、区。
【危害程度】+

4.519
杨大透翅蛾
Aegeria apiformis Clerck
【寄主】杨、柳苗木及幼树。
【分布】涿鹿、蔚县。
【危害程度】+

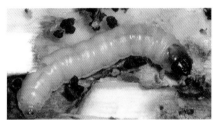
4.518 (b) 白杨透翅蛾（示幼虫形态）

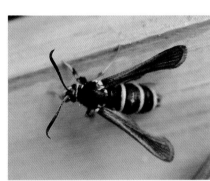
4.518 (c) 白杨透翅蛾

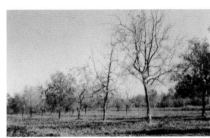
4.517 (b) 皮暗斑螟，示金丝小枣被害后大面积枯死状

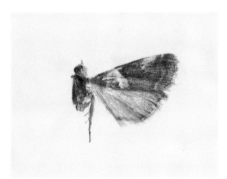
4.516 桃白条紫斑螟（腹部缺损）

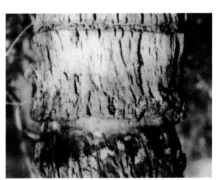
4.517(c) 皮暗斑螟,示甲口受害不能愈合状(下)，上为上年正常愈合甲口

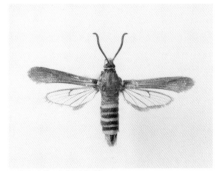
4.518 (d) 白杨透翅蛾

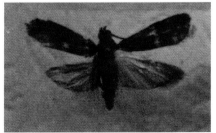
4.517 (a) 皮暗斑螟,示成虫展翅态

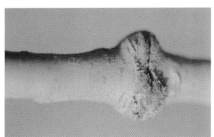
4.518 (a) 白杨透翅蛾（示毛白杨苗干受害状）

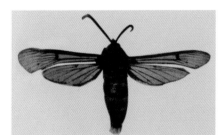
4.519 杨大透翅蛾

4.520

小蓑蛾

Cryptothelea minuscula Butler

【寄主】梨、桃、杏、李、榆、月季、玫瑰、蔷薇等。

【分布】市区、怀来。

【危害程度】+

4.521

碧皑蓑蛾

Acanthoecia bipars Walker

【寄主】冷杉、桧、黄刺梅、核桃、榆、槐、侧柏、刺槐、地黄等。

【分布】坝下各县、区。

【危害程度】+

4.522

杏叶斑蛾

Illiberis psychina Oberthür

【寄主】杏、桃、李等。

【分布】坝下各县、区。

【危害程度】+

4.523

梨叶斑蛾

Illiberis pruni Dyar

【寄主】梨、苹果、沙果、海棠、李、杏、桃、樱桃、山楂叶。

【分布】各县、区。

【危害程度】+

4.524

榆叶斑蛾

Illiberis ulmivora Graeser

【寄主】榆。

【分布】蔚县、涿鹿。

【危害程度】+

4.525

依叶斑蛾

Illiberis sp.

【寄主】油松。

【分布】蔚县。

【危害程度】+

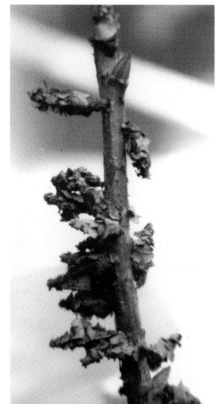

4.520 (a) 小蓑蛾，示月季叶上的幼虫袋囊

4.520 (b) 小蓑蛾，示悬铃木枝条上的幼虫袋囊

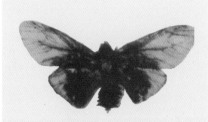

4.521 (a) 碧皑蓑蛾

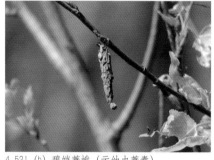

4.521 (b) 碧皑蓑蛾（示幼虫蓑囊）

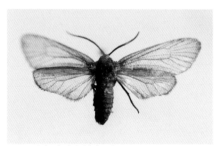

4.522 (a) 杏叶斑蛾（♀）

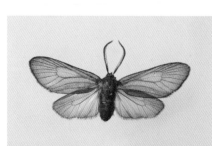

4.522 (b) 杏叶斑蛾（♂）

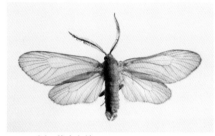

4.523 (a) 梨叶斑蛾

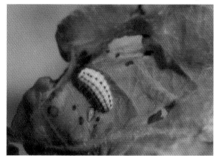

4.523 (b) 梨叶斑蛾（示幼虫）

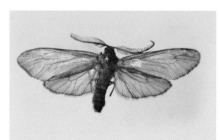

4.524 榆叶斑蛾

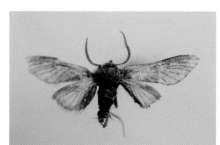

4.525 依叶斑蛾

4.526

柞树叶斑蛾

Illiberis sinensis Walker

【寄主】柞。

【分布】坝下各县、区。

【危害程度】+

4.527

葡萄叶斑蛾

Illiberis tenuis Butler

【寄主】葡萄。

【分布】尚义、蔚县、怀来、涿鹿。

【危害程度】+

4.528

大叶黄杨长毛斑蛾

Pryeria sinica Moore

【寄主】大叶黄杨等。

【分布】市区。

【危害程度】+

4.529

褐边绿刺蛾

Parasa consocia Walker

【寄主】杨、榆、柳、紫荆、枫、槭、柿、核桃、梨、苹果、海棠、杏、桃、李、樱桃。

【分布】各县、区。

【危害程度】+

4.530

中国绿刺蛾

Parasa sinica Moore

【寄主】杨、柳、刺槐、栎、柿、核桃、栗、枫、榆、苹果、梨、李、杏、桃、枣等。

【分布】各县、区。

【危害程度】+

4.531

双齿绿刺蛾

Parasa hilarata (Stadinger)

【寄主】苹果、梨、杏、桃、枣、核桃、栎、槭和桦。

【分布】各县、区。

【危害程度】+

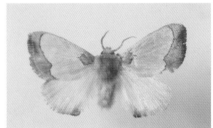

4.530 (a) 中国绿刺蛾

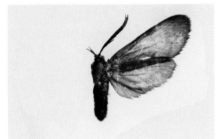

4.526 (a) 柞树叶斑蛾（♀）

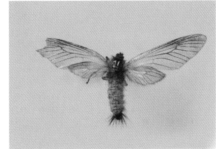

4.528 (a) 大叶黄杨长毛斑蛾（♂）

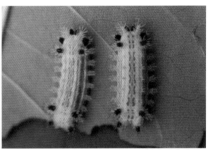

4.530 (b) 中国绿刺蛾（示幼虫及树叶被食状）

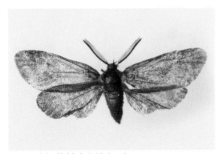

4.526 (b) 柞树叶斑蛾（♂）

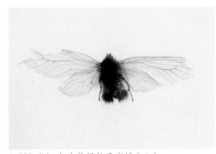

4.528 (b) 大叶黄杨长毛斑蛾（♀）

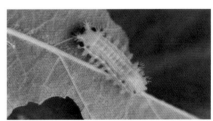

4.531 (a) 双齿绿刺蛾（示大龄幼虫及其危害状）

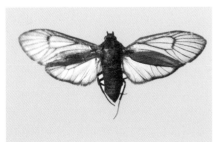

4.527 葡萄叶斑蛾

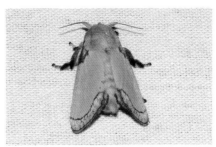

4.529 褐边绿刺蛾

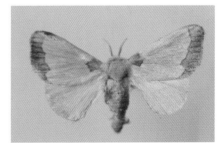

4.531 (b) 双齿绿刺蛾

4.532
桑褐刺蛾
Setora postornata (Hampson)

【寄主】桑、杨、柳、苹果。

【分布】涿鹿、怀来。

【危害程度】+

4.533
黄刺蛾
Cnidocampa flavescens (Walker)

【寄主】苹果、梨、杨、柳、桑、枫、核桃、枣、柿、桃、杏、珍珠梅等。

【分布】各县、区。

【危害程度】+

4.534
枣奕刺蛾
Iragoides conjuncta (Walker)

【寄主】枣、柿、梨、苹果、杏、桃、核桃、樱桃等。

【分布】涿鹿、怀来。

【危害程度】+

4.535
梨娜刺蛾
Narosoideus flavidorsalis (Staudinger)

【寄主】梨、柿、枫等。

【分布】坝下各县、区。

【危害程度】+

4.536
荚蒾钩蛾
Psiloreta pulchripes (Butler)

【寄主】荚蒾等。

【分布】涿鹿、蔚县。

【危害程度】+

4.537
古钩蛾
Palaeodrepana harpagula (Esper)

【寄主】栎等。

【分布】涿鹿。

【危害程度】+

4.538
三线钩蛾
Pseudalbara parvula (Leech)

【寄主】核桃、栎等。

【分布】蔚县、涿鹿。

【危害程度】+

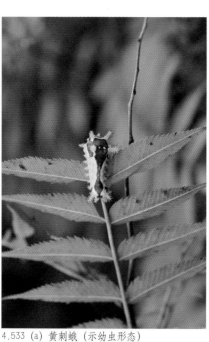

4.533 (a) 黄刺蛾（示幼虫形态）

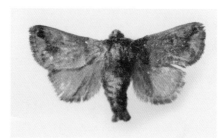

4.534 枣奕刺蛾

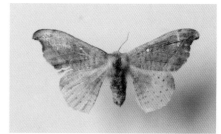

4.536 荚蒾钩蛾

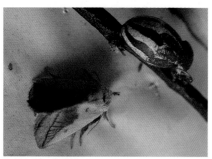

4.533 (b) 黄刺蛾

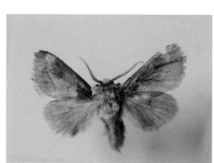

4.535 (a) 梨娜刺蛾

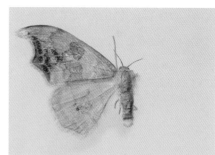

4.537 古钩蛾

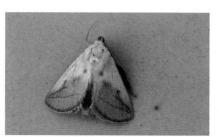

4.533 (c) 黄刺蛾

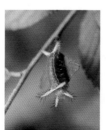

4.535 (b) 梨娜刺蛾（示幼虫）

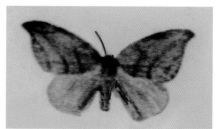

4.538 三线钩蛾

4.539

迹银纹刺蛾

Miresa inornata Walker

【寄主】苹果、梨、柿等。

【分布】怀来、涿鹿。

【危害程度】+

4.540

扁刺蛾

Thosea sinensis (Walker)

【寄主】柳、枣、柿、核桃、苦楝、杨、银杏、大叶黄杨、桑、栎、栗等。

【分布】各县、区。

【危害程度】+

4.541

榆凤蛾

Epicopeia mencia Moore

【寄主】榆。

【分布】涿鹿、蔚县。

【危害程度】+

4.542

青冈树钩蛾

Zanclalbara scabiosa (Butler)

【寄主】青冈树等。

【分布】涿鹿。

【危害程度】+

4.543

锚尺蛾

Archiearis notha Hübner

【寄主】桦、杨、柳等。

【分布】涿鹿、沽源。

【危害程度】+

4.544

女贞尺蛾

Naxa (Psilonaxa) seriaria Motschulsky

【寄主】女贞、丁香、水腊、水曲柳等。

【分布】涿鹿。

【危害程度】+

4.545

青辐射尺蛾

Iotaphora admirabilis Oberthür

【寄主】核桃楸、桦、榛等。

【分布】各县、区。

【危害程度】+

4.546

黄辐射尺蛾

Iotaphora iridicolor Butler

【寄主】核桃楸。

【分布】涿鹿。

【危害程度】+

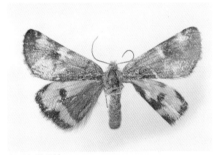

4.543 锚尺蛾

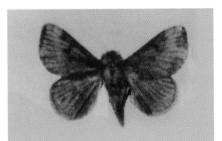

4.539 迹银纹刺蛾

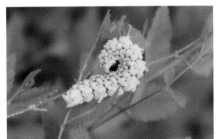

4.541 (b) 榆凤蛾（示幼虫）

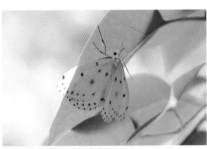

4.544 女贞尺蛾（示成虫）

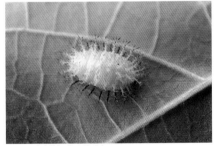

4.540 扁刺蛾（示幼虫）

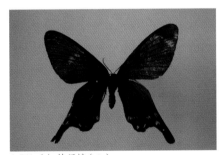

4.541 (c) 榆凤蛾（♀）

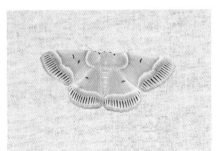

4.545 青辐射尺蛾

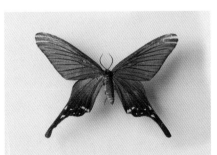

4.541 (a) 榆凤蛾（♂）

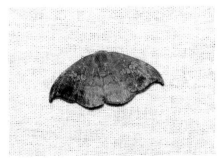

4.542 青冈树钩蛾

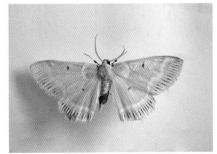

4.546 黄辐射尺蛾

4.547
直脉青尺蛾
Hipparchus valida Felder

【寄主】栎、栗等。

【分布】蔚县、涿鹿。

【危害程度】+

4.548
蝶青尺蛾
Hipparchus papilionaria Linnaeus

【寄主】桦、杨、榛、桤木等。

【分布】各县、区。

【危害程度】+

4.549
菊四目绿尺蛾
Euchloris albocostaria Bremer

【寄主】菊等菊科植物。

【分布】市区、涿鹿、蔚县。

【危害程度】+

4.550
红足青尺蛾
Culpinia diffusa (Walker)

【寄主】菊花等菊科花卉。

【分布】市区、蔚县。

【危害程度】+

4.551
红腰绿尺蛾
Hemithea aestivaria Hübner

【寄主】栎、山楂、柳等。

【分布】各县、区。

【危害程度】+

4.552
枯斑翠尺蛾
Ochrognesia difficta Walker

【寄主】柳、杨、桦。

【分布】涿鹿、蔚县、赤城。

【危害程度】+

4.553
萝藦艳青尺蛾
Agathia carissima Butler

【寄主】萝藦、隔山消等药用植物。

【分布】涿鹿、蔚县。

【危害程度】+

4.554
栎绿尺蛾
Comibaena delicator Warren

【寄主】栎。

【分布】坝下各县、区。

【危害程度】+

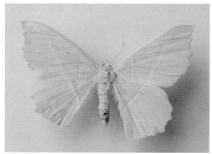

4.547 直脉青尺蛾

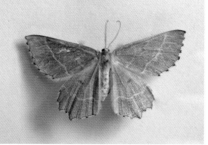

4.550 红足青尺蛾

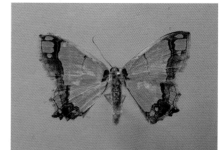

4.553 (a) 萝藦艳青尺蛾

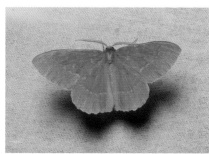

4.548 蝶青尺蛾

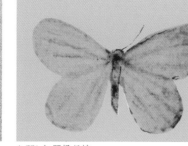

4.551 红腰绿尺蛾

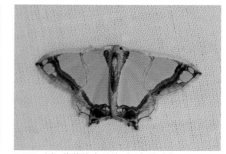

4.553 (b) 萝藦艳青尺蛾 (示栖息态)

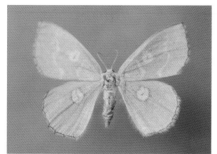

4.549 菊四目绿尺蛾

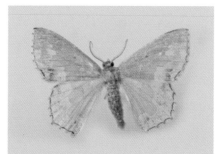

4.552 枯斑翠尺蛾

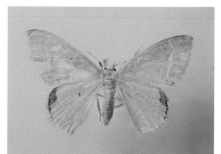

4.554 栎绿尺蛾

4.555
紫条尺蛾
Calothysanis amata recompta Prout
【寄主】酸模等蓼科植物和草坪草。
【分布】市区、涿鹿、蔚县。
【危害程度】+

4.556
亚枯叶尺蛾
Gandaritis fixseni Bremer
【寄主】葡萄等。
【分布】宣化、怀来、涿鹿。
【危害程度】+

4.557
麻岩尺蛾
Scopula nigropunctata subcandidata
Walker
【寄主】苹果等。
【分布】坝下各县、区。
【危害程度】+

4.558
距岩尺蛾
Scopula impersonata Walker
【寄主】柳。
【分布】坝下各县、区。
【危害程度】+

4.559
杨姬尺蛾
Scopula caricaria Reutti
【寄主】杨。
【分布】涿鹿、沽源。
【危害程度】+

4.560
三线银尺蛾
Scopula pudicaria Motechulsky
【寄主】马兰。
【分布】各县、区。
【危害程度】+

4.561
小蜻蜓尺蛾
Cystidia couaggaria Guenée
【寄主】苹果、梅、李、樱、桃、杏、梨等。
【分布】各县、区。
【危害程度】+

4.562
蜻蜓尺蛾
Cystidia stratonice Stoll
【寄主】苹果、梨、樱桃、李、梅、杏、杨、柳、桦等。
【分布】各县、区。
【危害程度】+

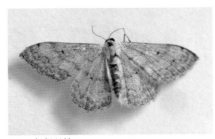
4.559 杨姬尺蛾

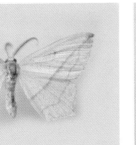
4.555 (a) 紫条尺蛾

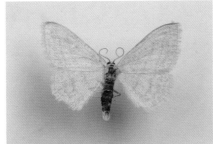
4.557 (a) 麻岩尺蛾 (暗色型)

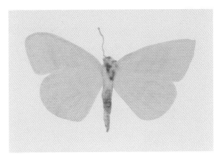
4.560 三线银尺蛾

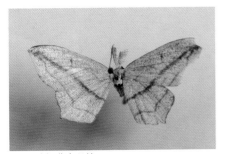
4.555 (b) 紫条尺蛾

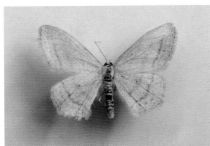
4.557 (b) 麻岩尺蛾 (暗色型)

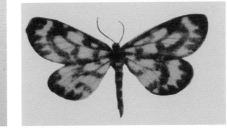
4.561 小蜻蜓尺蛾

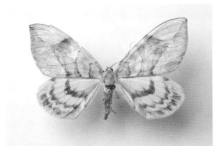
4.556 亚枯叶尺蛾

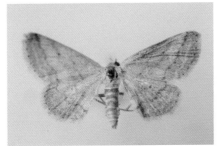
4.558 距岩尺蛾

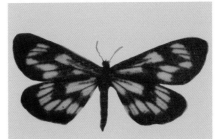
4.562 蜻蜓尺蛾

4.563
黑带波尺蛾
Melanthia procellata inquinata Butler

【寄主】铁线莲属植物。

【分布】坝下各县、区。

【危害程度】+

4.564
苹花波尺蛾
Eupithecia insigniata Hübner

【寄主】苹果、樱桃。

【分布】涿鹿、蔚县、怀来。

【危害程度】+

4.565
散花波尺蛾
Eupithecia centaureata Schiff

【寄主】伞形花科花卉。

【分布】涿鹿、蔚县。

【危害程度】+

4.566
葎草洲尺蛾
Epirrhoe supergressa albigressa Prout

【寄主】葎草等。

【分布】涿鹿、蔚县。

【危害程度】+

4.567
四星尺蛾
Ophthalmodes irrorataria (Bremer et Grey)

【寄主】苹果、海棠、桑、鼠李等。

【分布】坝下各县、区。

【危害程度】+

4.568
核桃目尺蛾
Ophthalmodes albosignaria Bremer et Grey

【寄主】核桃等。

【分布】涿鹿、怀来。

【危害程度】+

4.569
柿星尺蛾
Percnia giraffata Guenée

【寄主】柿、核桃、木撩等多种果树和林木。

【分布】怀来、涿鹿、崇礼。

【危害程度】+

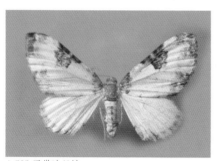

4.563 黑带波尺蛾

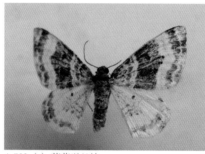

4.566 (a) 葎草洲尺蛾

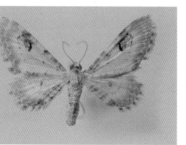

4.564 苹花波尺蛾

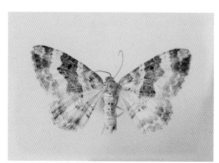

4.566 (b) 葎草洲尺蛾

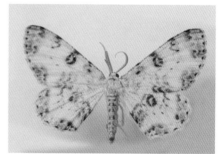

4.568 (a) 核桃目尺蛾

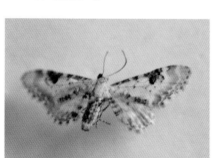

4.565 (a) 散花波尺蛾

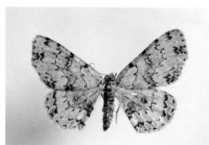

4.567 (a) 四星尺蛾（♀）

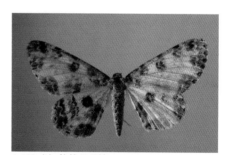

4.568 (b) 核桃目尺蛾

4.565 (b) 散花波尺蛾

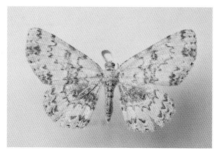

4.567 (b) 四星尺蛾（♂）

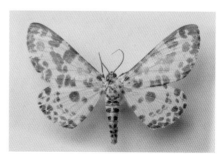

4.569 柿星尺蛾

4.570

木橑尺蛾

Culcula panterinaria (Bremer et Grey)

【寄主】花椒、桃、李、杏、苹果、梨、山楂、柿、君迁子、山樱桃、枣酸、臭椿、楸、槐、槭、柳、桑、榆、楝、柞、皂角、漆树、杨、荆条、山葡萄、苍耳子等。

【分布】宣化、蔚县、阳原、怀来、涿鹿。

【危害程度】+

4.571

梳角枝尺蛾

Amraica recursaria superans (Butler)

【寄主】卫矛等。

【分布】涿鹿。

【危害程度】+

4.572

山枝子尺蛾

Aspitates geholaria Oberthür

【寄主】山枝子、刺槐等。

【分布】坝下各县、区。

【危害程度】+

4.573

忍冬尺蛾

Somatina indicataria Walker

【寄主】忍冬。

【分布】各县、区。

【危害程度】+

4.574

醋栗尺蛾

Abraxas grossulariata (Linneaus)

【寄主】榛、桃、李、杏、江柳、山榆、稠李等。

【分布】各县、区。

【危害程度】+

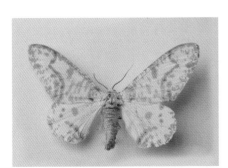

4.570（a）木橑尺蛾

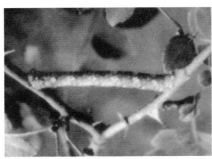

4.570（d）木橑尺蛾（示幼虫色型）

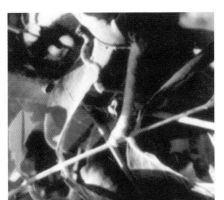

4.570（b）木橑尺蛾（示幼虫色型）

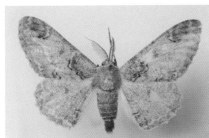

4.571 梳角枝尺蛾（♂）

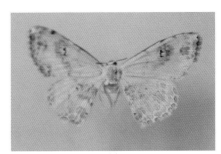

4.573 忍冬尺蛾（腹部缺损）

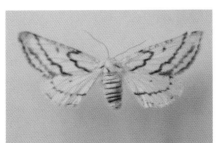

4.572（a）山枝子尺蛾（♀）

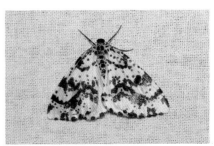

4.574（a）醋栗尺蛾

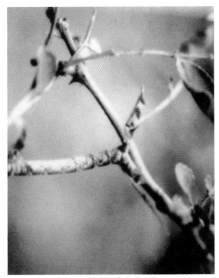

4.570（c）木橑尺蛾（示幼虫色型）

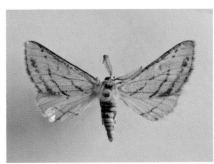

4.572（b）山枝子尺蛾（♂）

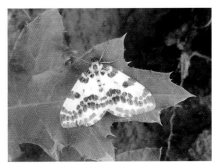

4.574（b）醋栗尺蛾

4.575

丝棉木金星尺蛾

Calospilos suspecta (Warren)

【寄主】丝棉木、榆、卫矛、杨、柳等。

【分布】各县、区。

【危害程度】+

4.576

榛金星尺蛾

Calospilos sylvata Scopoli

【寄主】榛、榆、桦、稠李等。

【分布】坝下各县、区。

【危害程度】+

4.577

缘点尺蛾

Lomaspilis marginata amurensis Heydemann

【寄主】杨、柳、榛等。

【分布】蔚县、涿鹿。

【危害程度】+

4.578

草莓尺蛾

Mesoleuca albicillata casta Butler

【寄主】草坪草。

【分布】涿鹿、市区。

【危害程度】+

4.579

桦褐叶尺蛾

Lygris testata achatinellaria Oberthür

【寄主】桦、柳、杨、枸杞、黄栌等。

【分布】各县、区。

【危害程度】+

4.580

葡萄迴纹尺蛾

Lygris ludovicaria Oberthür

【寄主】葡萄。

【分布】宣化、涿鹿、蔚县。

【危害程度】+

4.581

焦边尺蛾

Bizia aexaria Walker

【寄主】桑树。

【分布】蔚县、涿鹿。

【危害程度】+

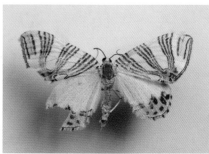

4.580 (a) 葡萄迴纹尺蛾

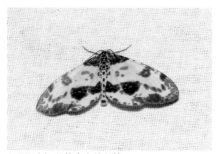

4.575 (a) 丝棉木金星尺蛾

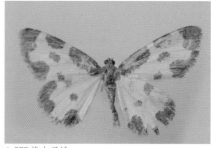

4.577 缘点尺蛾

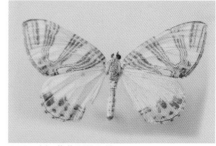

4.580 (b) 葡萄迴纹尺蛾

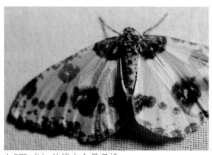

4.575 (b) 丝棉木金星尺蛾

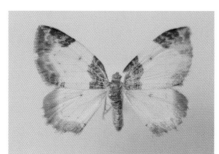

4.578 草莓尺蛾

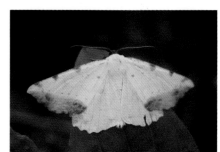

4.581 (a) 焦边尺蛾

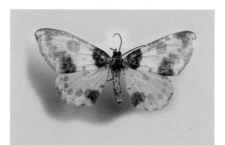

4.576 榛金星尺蛾

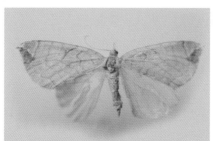

4.579 桦褐叶尺蛾

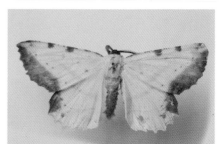

4.581 (b) 焦边尺蛾 (♂)

4.582
雪尾尺蛾
Ourapteryx nivea Butler
【寄主】栓皮栎、冬青、朴等。
【分布】坝下各县、区。
【危害程度】+

4.583
大造桥虫
Ascotis selenaria Schiffermüller et Denis
【寄主】黄檀等。
【分布】宣化、蔚县、阳原、怀安、万全、怀来、涿鹿。
【危害程度】+

4.584
苹果烟尺蛾
Phthonosema tendinosaria (Bremer)
【寄主】苹果、栗、梨、桑等。
【分布】各县、区。
【危害程度】+

4.585
槭烟尺蛾
Phthonosema invenustaria Leech
【寄主】槭、柳、卫矛、六道木、漆树等。
【分布】坝下各县、区。
【危害程度】+

4.586
桦霜尺蛾
Alcis repandata Linnaeus
【寄主】桦、杨等。
【分布】蔚县、涿鹿。
【危害程度】+

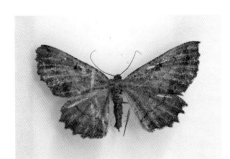

4.584（a）苹果烟尺蛾（♀）

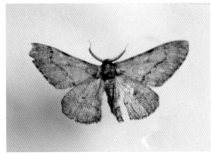

4.585 槭烟尺蛾

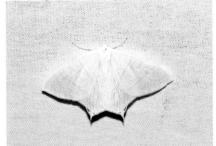

4.582 雪尾尺蛾

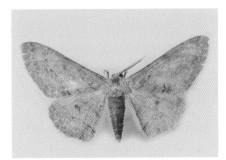

4.584（b）苹果烟尺蛾（♂）

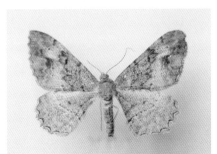

4.586 桦霜尺蛾

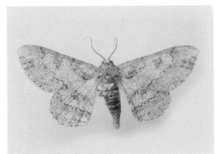

4.583（a）大造桥虫

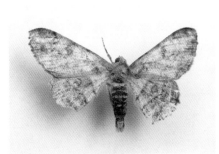

4.583（b）大造桥虫

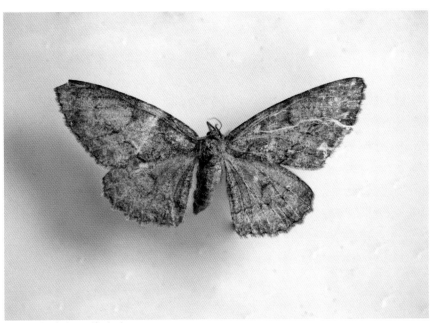

4.584（c）苹果烟尺蛾（♀）

4.587
枞灰尺蛾
Deileptenia rineata Clerck

【寄主】桦、栎、杉等。

【分布】宣化、下花园、宣化、蔚县、阳原、怀安、万全、怀来、涿鹿、赤城、崇礼。

【危害程度】+

4.588
桦尺蛾
Biston betularia Linnaeus

【寄主】桦、杨、椴、榆、栎、槐、柳、苹果、黄檗、落叶松等。

【分布】各县、区。

【危害程度】+

4.589
华北双齿尺蛾
Biston sp.

【寄主】桦、杨、榆、栎等。

【分布】各县、区。

【危害程度】+

4.590
四月尺蛾
Selenia tetralunaria Hufnagel

【寄主】栎、桦、柳、樱桃、苹果、梨、杏、李、山楂、榛、桤木等。

【分布】各县、区。

【危害程度】+

4.591
尘尺蛾
Serraca punctinalis conferenda Butler

【寄主】栎、栗、蔷薇、苹果。

【分布】涿鹿、蔚县、怀来、赤城、阳原、张北、沽源。

【危害程度】+

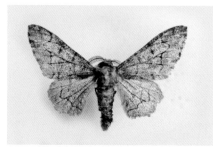

4.588 (a) 桦尺蛾 (♂)

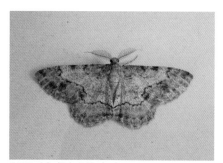

4.587 (a) 枞灰尺蛾 (♂)

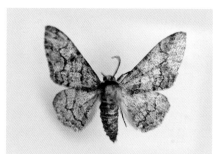

4.588 (b) 桦尺蛾 (♂)

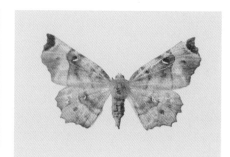

4.590 四月尺蛾

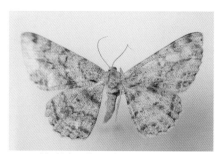

4.587 (b) 枞灰尺蛾 (♀)

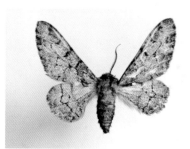

4.589 (a) 华北双齿尺蛾

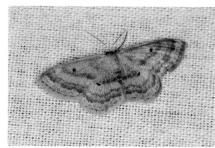

4.591 (a) 尘尺蛾

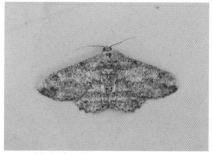

4.587 (c) 枞灰尺蛾 (♀；示栖息地)

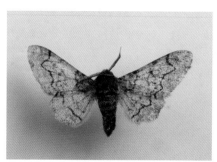

4.589 (b) 华北双齿尺蛾

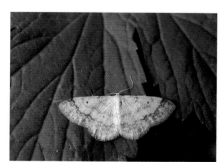

4.591 (b) 尘尺蛾

4.592
青突尾尺蛾
Jodis lactearia Linnaeus
【寄主】栎、橡等。
【分布】宣化、下花园、蔚县、阳原、怀安、万全、怀来、涿鹿、赤城、崇礼。
【危害程度】+

4.593
华秋枝尺蛾
Ennomos autumnaria sinica Yang
【寄主】杨、柳。
【分布】各县、区。
【危害程度】+

4.594
外斑埃尺蛾
Ectropis excellens Burler
【寄主】忍冬、栎、栗、苹果等。
【分布】各县、区。
【危害程度】+

4.595
网目尺蛾
Chiasmia clathrata (Linnaeus)
【寄主】豆科花卉。
【分布】市区、涿鹿等。
【危害程度】+

4.596
榆津尺蛾
Jinchihuo honesta (Prout)
【寄主】榆。
【分布】涿鹿、蔚县。
【危害程度】+

4.597
桑尺蛾
Hemerophila atrilineata Butler
【寄主】桑。
【分布】涿鹿、蔚县。
【危害程度】+

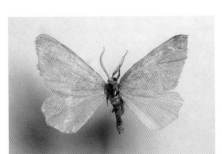
4.592 青突尾尺蛾

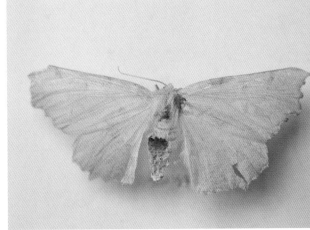
4.593 (c) 华秋枝尺蛾

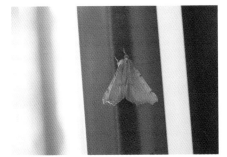
4.593 (a) 华秋枝尺蛾 (♂)

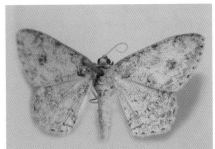
4.594 外斑埃尺蛾

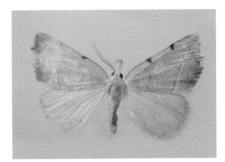
4.596 榆津尺蛾

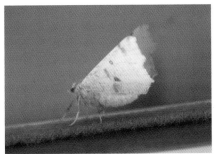
4.593 (b) 华秋枝尺蛾 (♂)

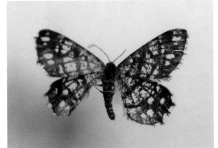
4.595 网目尺蛾

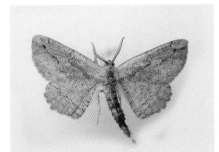
4.597 桑尺蛾

4.598

槐尺蛾

Semiothisa cinerearia Bremeret Grey

【寄主】槐和刺槐。

【分布】市区、涿鹿、蔚县。

【危害程度】+

4.599

锯翅尺蛾

Angerona glandinaria Motschulsky

【寄主】柳、桦、李、忍冬等。

【分布】各县、区。

【危害程度】+

4.600

皱霜尺蛾

Boarmia displiscens Butler

【寄主】栎、槲等。

【分布】蔚县。

【危害程度】+

4.601

白点焦尺蛾

Colotois pennaria ussuriensis O. Bang—Haas

【寄主】桦、柳、栎、栗、苹果等。

【分布】各县、区。

【危害程度】+

4.602

李尺蛾

Angerona prunaria Linnaeus

【寄主】李、桦、落叶松、山楂、榛、稠李等。

【分布】各县、区。

【危害程度】+

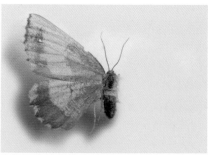

4.602 (a) 李尺蛾（♀）

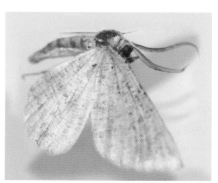

4.602 (b) 李尺蛾（♂）

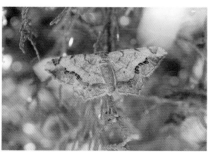

4.598 (a) 槐尺蛾

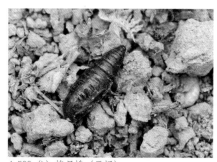

4.598 (b) 槐尺蛾（示蛹）

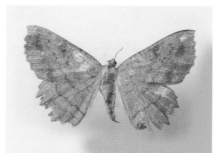

4.599 锯翅尺蛾

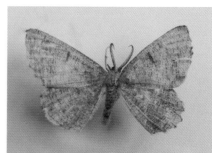

4.602 (c) 李尺蛾（♂）

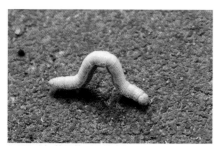

4.598 (c) 槐尺蛾（示幼虫）

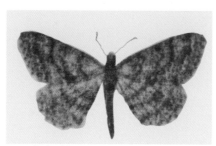

4.600 皱霜尺蛾

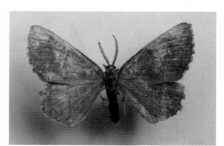

4.602 (d) 李尺蛾（♂）

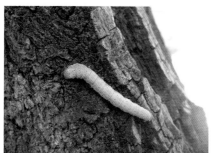

4.598 (d) 槐尺蛾（示幼虫）

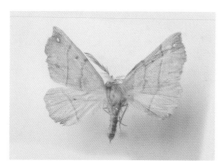

4.601 白点焦尺蛾（♂）

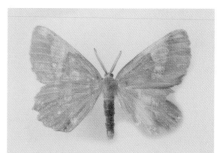

4.602 (e) 李尺蛾（♂）

4.603
落叶松尺蛾
Erannis ankeraria Staudinger
【寄主】落叶松。
【分布】崇礼、涿鹿。
【危害程度】+

4.604
春尺蛾
Apocheima cinerarius Erschoff
【寄主】杨、柳、榆、槐、沙枣、杏、苹果、梨、桑、葡萄等叶。
【分布】各县、区。
【危害程度】+

4.605
梨尺蛾
Apocheima cinerarius pyri Yang
【寄主】梨、苹果。
【分布】蔚县、涿鹿、怀来。
【危害程度】+

4.606
桑褶翅尺蛾
Zamacra excavata Dyar
【寄主】苹果、梨、桃、核桃、杨、槐树、榆、刺槐、女贞、栾树等。
【分布】怀来、蔚县、涿鹿。
【危害程度】+

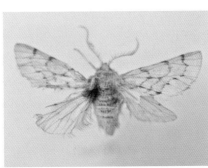
4.605 梨尺蛾（♂）

4.607
水蜡尺蛾
Garaeus parva distans Warren
【寄主】木樨科树木。
【分布】蔚县、涿鹿。
【危害程度】+

4.608
针叶霜尺蛾
Alcis secundaria Esper
【寄主】松、云杉、桧、椴等。
【分布】各县、区。
【危害程度】+

4.609
掌尺蛾
Buzura recursaria superans Butler
【寄主】卫矛等。
【分布】涿鹿、怀来。
【危害程度】+

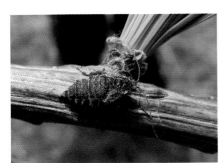
4.603（a）落叶松尺蛾（♀）

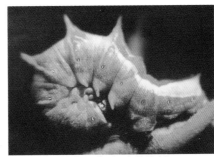
4.606（a）桑褶翅尺蛾（示老熟幼虫）

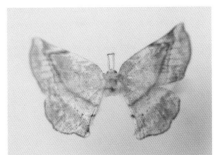
4.607 水蜡尺蛾（腹部缺损）

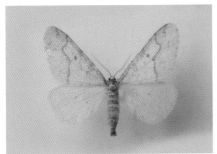
4.603（b）落叶松尺蛾（♂）

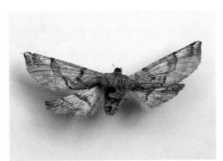
4.606（b）桑褶翅尺蛾（♀）

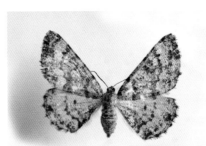
4.608 针叶霜尺蛾

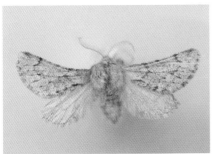
4.604 春尺蛾（♂）

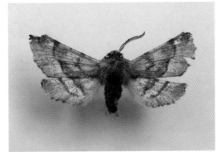
4.606（c）桑褶翅尺蛾（♂）

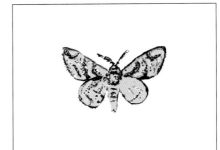
4.609 掌尺蛾

4.610
双肩霜尺蛾
Cleora cinctaria Schiffermiiller
【寄主】落叶松。
【分布】涿鹿、蔚县。
【危害程度】+

4.611
枣尺蛾
Sucra jujuba Chu
【寄主】枣、苹果。
【分布】蔚县、涿鹿、怀来。
【危害程度】+

4.612
浩波纹蛾
Habrosyna derasa Linnaeus
【寄主】野草莓。
【分布】蔚县、赤城、涿鹿。
【危害程度】+

4.613
沤泊波纹蛾
Bombycia ocularis Linnaeus
【寄主】杨树。
【分布】各县、区。
【危害程度】+

4.614
黑蕊尾舟蛾
Dudusa sphingiformis Moore
【寄主】栾树、槭树。
【分布】涿鹿、蔚县。
【危害程度】+

4.615
核桃美舟蛾
Uropyia meticulodina (Oberthür)
【寄主】楸、核桃。
【分布】涿鹿、蔚县。
【危害程度】+

4.616
冠舟蛾
Lophocosma atriplaga Staudinger
【寄主】榛等。
【分布】赤城、涿鹿、蔚县。
【危害程度】+

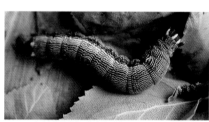
4.611 (a) 枣尺蛾（示幼虫）

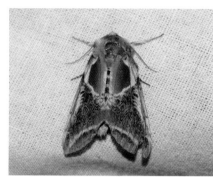
4.612 (a) 浩波纹蛾

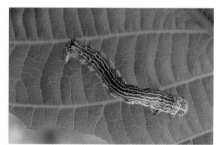
4.611 (b) 枣尺蛾（示幼虫；黑色型）

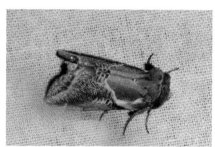
4.612 (b) 浩波纹蛾

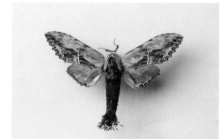
4.614 黑蕊尾舟蛾

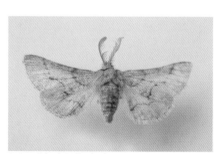
4.611 (c) 枣尺蛾（♂）

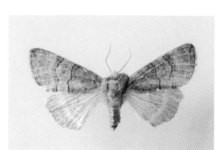
4.613 (a) 沤泊波纹蛾

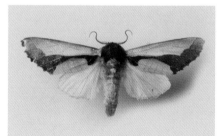
4.615 核桃美舟蛾

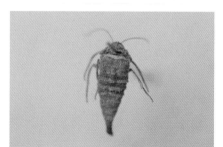
4.611 (d) 枣尺蛾（♀）

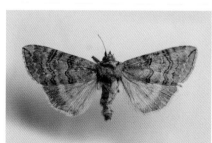
4.613 (b) 沤泊波纹蛾

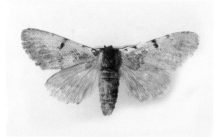
4.616 冠舟蛾

4.617
杨二尾舟蛾
Cerura menciana Moore
【寄主】柳。
【分布】各县、区。
【危害程度】+

4.618
黑带二尾舟蛾
Cerura virula felina (Butler)
【寄主】杨、柳。
【分布】各县、区。
【危害程度】+

4.619
杨白剑舟蛾
Pheosia fusiformis Matsumura
【寄主】杨。
【分布】各县、区。
【危害程度】+

4.620
腰带燕尾舟蛾
Harpyia lanigera (Butler)
【寄主】杨、柳。
【分布】各县、区。
【危害程度】+

4.621
束带燕尾舟蛾
Harpyia intercalaris G.Grshimailo
【寄主】柳。
【分布】涿鹿、蔚县。
【危害程度】+

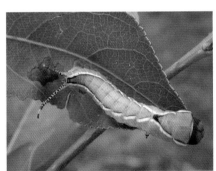
4.617 (a) 杨二尾舟蛾，示幼虫

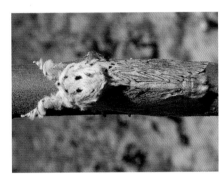
4.617 (d) 杨二尾舟蛾

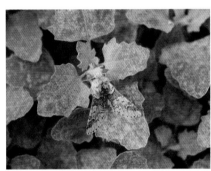
4.620 (a) 腰带燕尾舟蛾（♂）

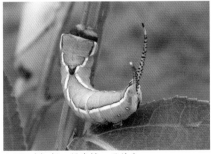
4.617 (b) 杨二尾舟蛾，示幼虫

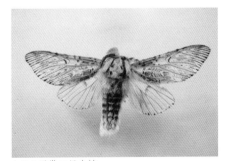
4.618 黑带二尾舟蛾

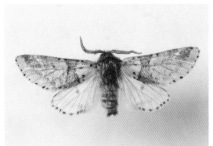
4.620 (b) 腰带燕尾舟蛾

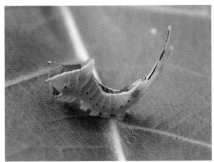
4.617 (c) 杨二尾舟蛾，示幼虫

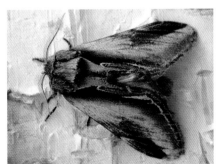
4.619 杨白剑舟蛾

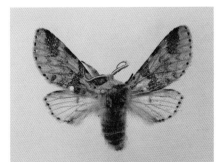
4.621 束带燕尾舟蛾

4.622

茅莓蚁舟蛾
Stauropus basalis Moore

【寄主】榆等。

【分布】各县、区。

【危害程度】+

4.623

苹蚁舟蛾
Stauropus persimilis Butler

【寄主】苹果、梨、李、樱桃、栎、槭、胡枝子等。

【分布】各县、区。

【危害程度】+

4.624

龙眼蚁舟蛾
Stauropus alternus Walker

【寄主】蔷薇等。

【分布】涿鹿、蔚县。

【危害程度】+

4.625

肖黄掌舟蛾
Phalera assimilis (Bremer & Grey)

【寄主】栗、白杨、榆及栎属植物。

【分布】各县、区。

【危害程度】+

4.626

苹掌舟蛾
Phalera flavescens (Bremer & Grey)

【寄主】苹果、梨、李、栗、榆、槲等。

【分布】各县、区。

【危害程度】+

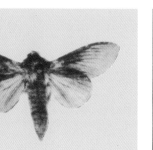

4.624 (b) 龙眼蚁舟蛾（♂）

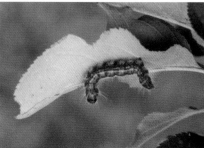

4.626 (b) 苹掌舟蛾（示幼虫受惊后呈舟状）

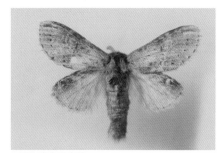

4.622 茅莓蚁舟蛾

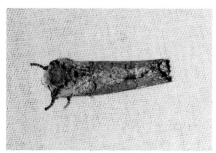

4.625 肖黄掌舟蛾（示成虫栖息态）

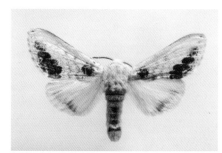

4.626 (c) 苹掌舟蛾

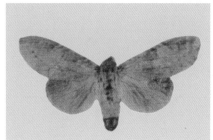

4.623 苹蚁舟蛾

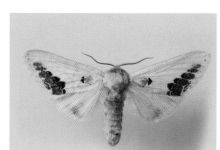

4.626 (d) 苹掌舟蛾

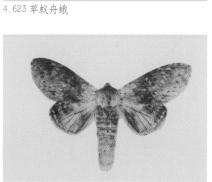

4.624 (a) 龙眼蚁舟蛾（♀）

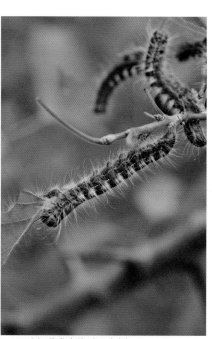

4.626 (a) 苹掌舟蛾（示幼虫）

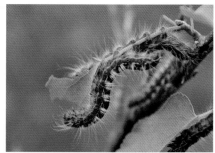

4.626 (e) 苹掌舟蛾（示幼虫）

4.627
刺槐掌舟蛾
Phalera cihuai Yang et Lee
【寄主】刺槐。
【分布】涿鹿。
【危害程度】+

4.628
黄掌舟蛾
Phalera fuscescens Butler
【寄主】榆、桃、梨。
【分布】各县、区。
【危害程度】+

4.629
榆掌舟蛾
Phalera fuacescens Butler
【寄主】榆。
【分布】蔚县。
【危害程度】+

4.630
灰舟蛾
Cnethodonta grisescens Staudinger
【寄主】榆、椴。
【分布】各县、区。
【危害程度】+

4.631
榆白边舟蛾
Nericoides davidi (Oberthür)
【寄主】榆。
【分布】各县、区。
【危害程度】+

4.632
仿白边舟蛾
Paranerice hoenei Kiriakoff
【寄主】苹果、桃。
【分布】涿鹿、蔚县。
【危害程度】+

4.633
晕风舟蛾
Fentonia ocypeteyun Yang et Lee
【寄主】橡、槲、蒙古栎等壳斗科植物。
【分布】各县、区。
【危害程度】+

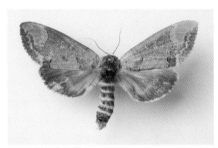

4.627 刺槐掌舟蛾

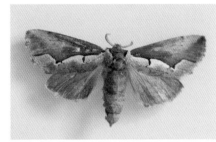

4.631 (a) 榆白边舟蛾

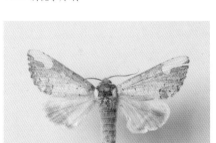

4.628 黄掌舟蛾

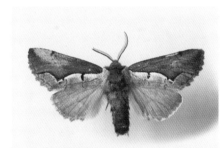

4.631 (b) 榆白边舟蛾

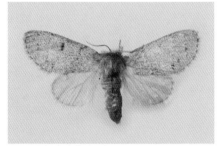

4.630 (a) 灰舟蛾（♀）

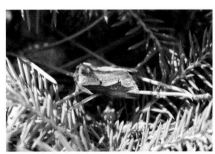

4.631 (c) 榆白边舟蛾

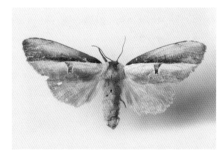

4.632 仿白边舟蛾

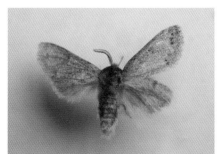

4.630 (b) 灰舟蛾（♂）

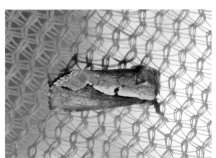

4.631 (d) 榆白边舟蛾

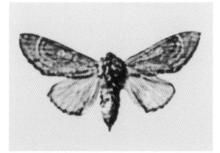

4.633 晕风舟蛾

4.634
栎纷舟蛾
Fentonia ocypete (Bremer)
【寄主】栎、柞。
【分布】宣化、下花园、宣化、蔚县、阳原、怀安、怀来、涿鹿、崇礼。
【危害程度】+

4.635
栎枝背舟蛾
Hybocampa umbrosa (Staudinger)
【寄主】栎、柞、栗。
【分布】各县、区。
【危害程度】+

4.636
黄斑舟蛾
Notodonta dembowskii Oberthür
【寄主】桦。
【分布】各县、区。
【危害程度】+

4.637
云舟蛾
Neopheosia fasciata (Moore)
【寄主】李属植物。
【分布】涿鹿、怀来。
【危害程度】+

4.638
黄二星舟蛾
Lampronadata cristata (Butler)
【寄主】柞、栎。
【分布】各县、区。
【危害程度】+

4.639
银二星舟蛾
Lampronadata splendida (Oberthür)
【寄主】蒙古栎。
【分布】各县、区。
【危害程度】+

4.640
怪舟蛾
Hagapteryx admirabilis (Staudinger)
【寄主】核桃、核桃楸。
【分布】蔚县。
【危害程度】+

4.641
栎蚕舟蛾
Phalerodonta albibasis (Chiang)
【寄主】麻栎、栓皮栎、蒙古栎、槲栎等。
【分布】各县、区。
【危害程度】+

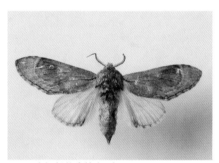
4.634（a）栎纷舟蛾（♂）

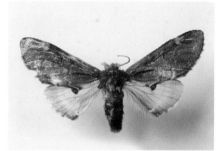
4.636 黄斑舟蛾

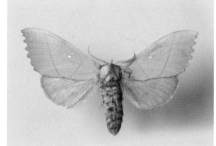
4.639 银二星舟蛾

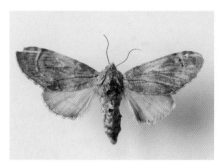
4.634（b）栎纷舟蛾（♀）

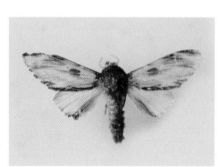
4.637 云舟蛾

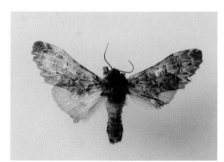
4.640 怪舟蛾

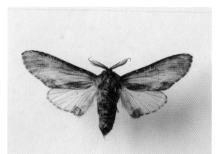
4.635 栎枝背舟蛾

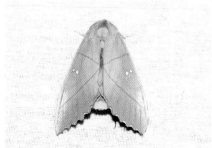
4.638 黄二星舟蛾

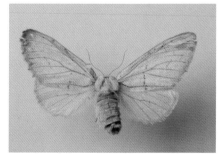
4.641 栎蚕舟蛾

4.642
亚梨威舟蛾
Wilemanus bidentatus ussuriensis (Püngeler)
【寄主】苹果、梨。
【分布】桥西、下花园、宣化、尚义、蔚县、阳原、万全、怀来、涿鹿、崇礼。
【危害程度】+

4.643
红羽舟蛾
Pterostoma hoenei Kiriakoff
【寄主】槐树。
【分布】涿鹿。
【危害程度】+

4.644
槐羽舟蛾
Pterostoma sinicum Moore
【寄主】刺槐、槐、朝鲜槐。
【分布】宣化、张北、蔚县、阳原、万全、怀来、涿鹿、赤城、崇礼。
【危害程度】+

4.645
灰羽舟蛾
Pterostoma griseum (Bremer)
【寄主】山杨、朝鲜槐。
【分布】涿鹿、蔚县。
【危害程度】+

4.646
富金舟蛾
Spatalia plusiotis (Oberthür)
【寄主】蒙古栎。
【分布】张北、蔚县、阳原、怀安、万全、怀来、赤城、崇礼。
【危害程度】+

4.647
艳金舟蛾
Spatalia doerriesi Graeser
【寄主】蒙古栎。
【分布】蔚县、怀来、涿鹿。
【危害程度】+

4.648
锈玫舟蛾
Rosama ornata (Oberthür)
【寄主】胡枝子属植物。
【分布】各县、区。
【危害程度】+

4.649
柳扇舟蛾
Clostera rufa (Luh.)
【寄主】杨、柳。
【分布】各县、区。
【危害程度】+

4.650
分月扇舟蛾
Clostera anastomosis (Linnaeus)
【寄主】柳、杨。
【分布】蔚县。
【危害程度】+

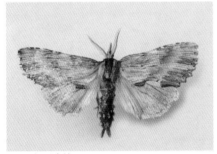
4.642 亚梨威舟蛾

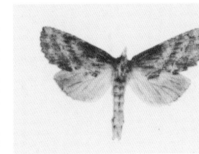
4.645 灰羽舟蛾

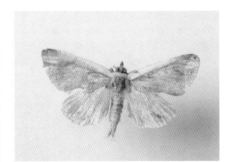
4.648 锈玫舟蛾

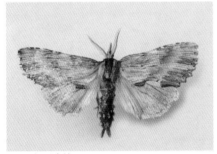
4.643 红羽舟蛾

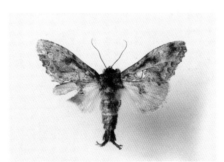
4.646 富金舟蛾

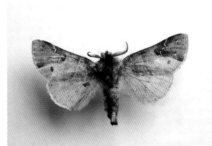
4.649 柳扇舟蛾

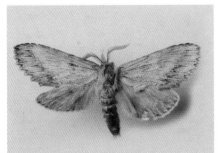
4.644 槐羽舟蛾

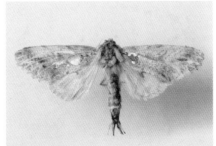
4.647 艳金舟蛾

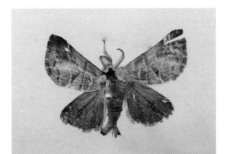
4.650 分月扇舟蛾

4.651
杨扇舟蛾
Clostera anachoreta (Fabricius)

【寄主】杨、柳。

【分布】各县、区。

【危害程度】+

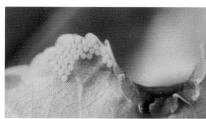

4.651 (a) 杨扇舟蛾（示初产的卵）

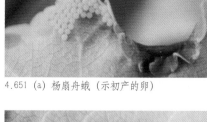

4.651 (b) 杨扇舟蛾（示孵化前的卵）

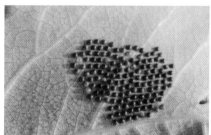

4.651 (c) 杨扇舟蛾（示大龄幼虫）

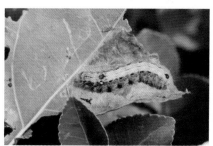

4.651 (d) 杨扇舟蛾（♂）

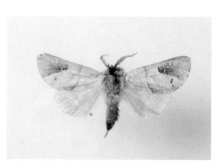

4.651 (e) 杨扇舟蛾（♀）

4.652
短扇舟蛾
Clostera curtuloides Erschoff

【寄主】杨树。

【分布】各县、区。

【危害程度】+

4.653
漫扇舟蛾
Clostera pigra (Hufnager)

【寄主】杨、柳。

【分布】涿鹿。

【危害程度】+

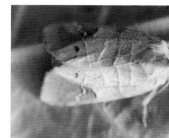

4.651 (f) 杨扇舟蛾

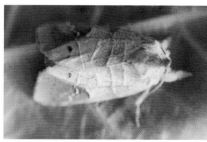

4.652 (a) 短扇舟蛾

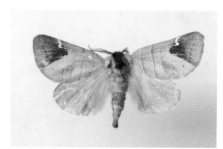

4.652 (b) 短扇舟蛾

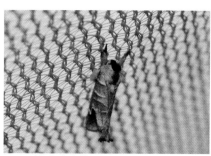

4.653 漫扇舟蛾

4.654
扇舟蛾
Clostera sp.

【寄主】杨。

【分布】涿鹿。

【危害程度】+

4.655
锯纹林舟蛾
Drymonia dodonides (Staudinger)

【寄主】栎。

【分布】涿鹿、蔚县、崇礼、怀安、怀来。

【危害程度】+

4.656
角翅舟蛾
Gonoclostera timonides (Bremer)

【寄主】柳树。

【分布】下花园、宣化、张北、蔚县、阳原、怀安、怀来、涿鹿。

【危害程度】+

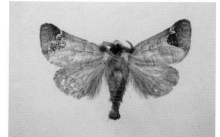

4.654 扇舟蛾

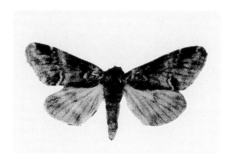

4.655 锯纹林舟蛾

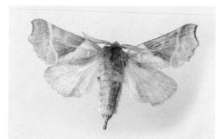

4.656 角翅舟蛾

4.657
杨小舟蛾
Micromelalopha troglodyta (Graeset)

【寄主】杨、柳。

【分布】各县、区。

【危害程度】+

4.658
结茸毒蛾
Dasychira lunulata Butler

【寄主】栎、栗。

【分布】下花园、宣化、蔚县、怀安、万全、怀来、涿鹿。

【危害程度】+

4.659
茸毒蛾
Dasychira pudibunda (Linnaeus)

【寄主】桦、槭、栎、栗、杨、橡、榛、柳、山楂、苹果、悬钩子、李、梨、樱桃。

【分布】各县、区。

【危害程度】+

4.660
古毒蛾
Orgyia antiqua (Linnaeus)

【寄主】杨、柳、桦、榛、栎、梨、李、苹果、山楂、槭、云杉、松、落叶松。

【分布】各县、区。

【危害程度】+

4.661
松丽毒蛾
Calliteara axutha (Collenette)

【寄主】松、栎。

【分布】怀来。

【危害程度】+

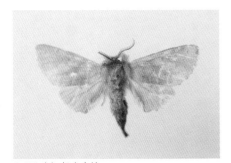

4.657 (a) 杨小舟蛾

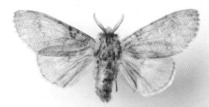

4.658 (a) 结茸毒蛾

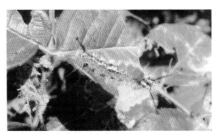

4.660 (a) 古毒蛾（示幼虫）

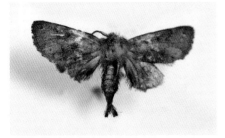

4.657 (b) 杨小舟蛾

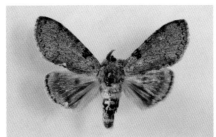

4.658 (b) 结茸毒蛾

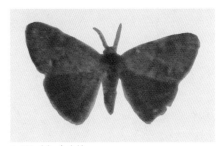

4.660 (b) 古毒蛾

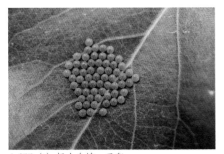

4.657 (c) 杨小舟蛾，示卵

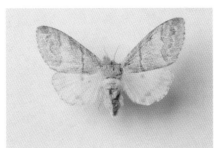

4.659 (a) 茸毒蛾（♀）

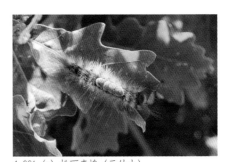

4.661 (a) 松丽毒蛾（示幼虫）

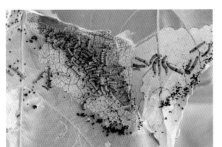

4.657 (d) 杨小舟蛾（示幼虫）

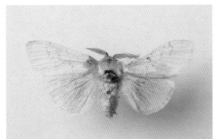

4.659 (b) 茸毒蛾（♂）

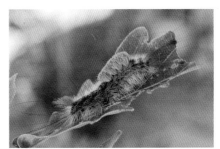

4.661 (b) 松丽毒蛾（示幼虫）

4.662

杨雪毒蛾

Stilpnotia candida Staudinger

【寄主】杨、柳、桦、榛、槭、白蜡等。

【分布】各县、区。

【危害程度】+

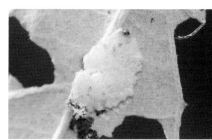
4.662 (a) 杨雪毒蛾（示卵）

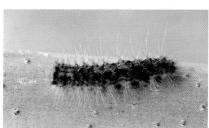
4.662 (b) 杨雪毒蛾（示幼虫）

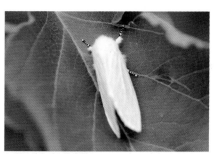
4.662 (c) 杨雪毒蛾（示幼虫）

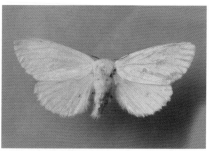
4.662 (d) 杨雪毒蛾

4.662 (e) 杨雪毒蛾（♀）

4.663

灰斑古毒蛾

Orgyia ericae Germar

【寄主】柳、杨、桦、栎、鼠李、蔷薇、杜鹃花、柽柳、沙枣、枣等。

【分布】各县、区。

【危害程度】+

4.664

角斑古毒蛾

Orgyia gonostigma (Linnaeus)

【寄主】柳、杨、桦、榛、栎、梨、苹果、李、梅、山楂、落叶松、悬钩子、蔷薇。

【分布】各县、区。

【危害程度】+

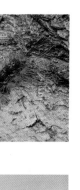
4.662 (f) 杨雪毒蛾

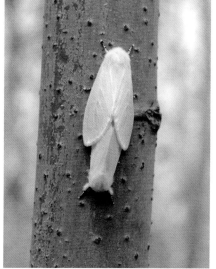

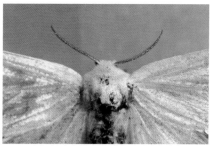
4.662 (g) 杨雪毒蛾（示触角干黑白相间）

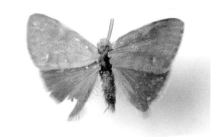
4.663 灰斑古毒蛾

4.665

肾毒蛾

Cifuna locuples Walker

【寄主】榆、海棠、樱、柳、柿、胡枝子。

【分布】各县、区。

【危害程度】+

4.666

白毒蛾

Arctornis l-nigrum (Müller)

【寄主】栎、榛、桦、苹果、山楂、榆、杨、柳等。

【分布】各县、区。

【危害程度】+

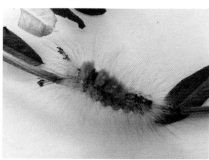
4.664 (a) 角斑古毒蛾（示幼虫）

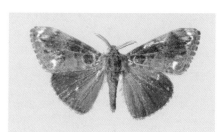
4.664 (b) 角斑古毒蛾（♂）

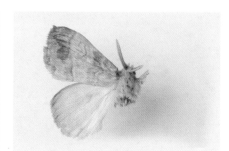
4.665 肾毒蛾（♂；腹部缺损）

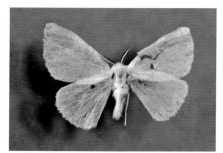
4.666 白毒蛾

4.667

雪毒蛾

Stilpnotia salicis (Linnaeus)

【寄主】杨、柳、榛、槭、白蜡。

【分布】下花园、宣化、蔚县、怀安、万全、怀来、涿鹿。

【危害程度】+

4.668

盗毒蛾

Porthesia similis (Fueszly)

【寄主】杨、柳、桦、白桦、榛、栎、桑、山楂、蔷薇、刺槐、杏、桃、梅、忍冬、黄檗。

【分布】各县、区。

【危害程度】+

4.669

榆黄足毒蛾

Ivela ochropoda (Eversmann)

【寄主】榆、旱柳。

【分布】各县、区。

【危害程度】+

4.670

舞毒蛾

Lymantria dispar (Linnaeus)

【寄主】杨、栎、李、柳、榆、桦、槭、椴、云杉、樱桃、苹果、山楂、柿、杏等 500 多种植物。

【分布】各县、区。

【危害程度】+

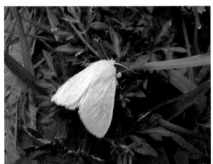

4.667（a）雪毒蛾

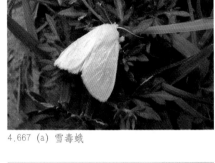

4.667（b）雪毒蛾

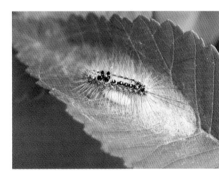

4.669（a）榆黄足毒蛾（示幼虫）

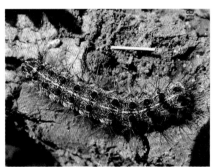

4.670（a）舞毒蛾（示幼虫）

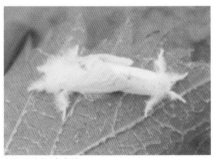

4.668（a）盗毒蛾

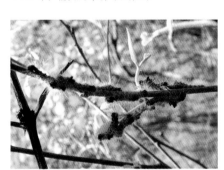

4.669（b）榆黄足毒蛾（示幼虫）

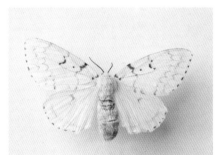

4.670（b）舞毒蛾（♀）

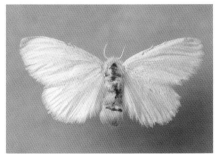

4.668（b）盗毒蛾（♀）

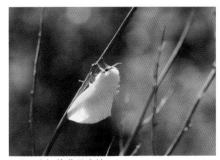

4.669（c）榆黄足毒蛾

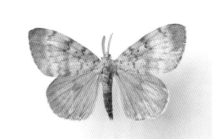

4.670（c）舞毒蛾（♂）

4.671
模毒蛾
Lymantria monacha (Linnaeus)

【寄主】云杉、冷杉、赤松、落叶松、桧、麻栎、槲、桦、山杨、柳、山榆、椴、花楸、榛、苹果、杏等。

【分布】下花园、宣化、蔚县、怀安、万全、怀来、涿鹿。

【危害程度】+

4.672
肘纹毒蛾
Lymantria bantaizana Matsunura

【寄主】核桃。

【分布】涿鹿、蔚县。

【危害程度】+

4.673
栎毒蛾
Lymantria mathura Moore

【寄主】栎、苹果、梨、李、杏、栗等。

【分布】各县、区。

【危害程度】+

4.674
侧柏毒蛾
Parocneria furva (Leech)

【寄主】侧柏、桧柏。

【分布】市区、宣化、康保、尚义、蔚县、阳原、万全、怀来、涿鹿、赤城、崇礼。

【危害程度】+

4.675
素毒蛾
Laelia coenosa (Hübner)

【寄主】杨、榆等。

【分布】各县、区。

【危害程度】+

4.676
云星黄毒蛾
Euproctis niphonis (Butler)

【寄主】榛、白桦、茶藨子、醋栗、蔷薇。

【分布】各县、区。

【危害程度】+

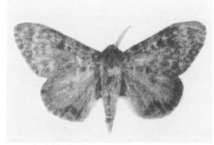

4.673 栎毒蛾（♂）

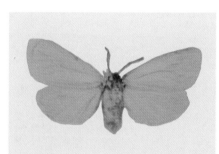

4.675 素毒蛾

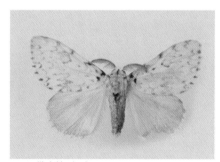

4.671 模毒蛾（♂）

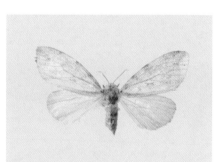

4.674（a）侧柏毒蛾（♀）

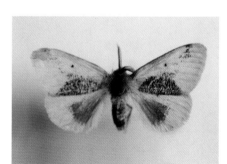

4.676（a）云星黄毒蛾（♂）

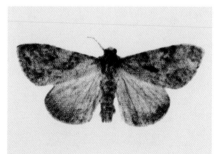

4.672 肘纹毒蛾

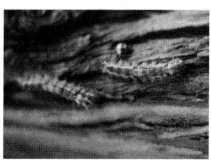

4.674（b）侧柏毒蛾（示幼虫及其被螳螂若虫吸食态）

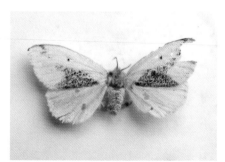

4.676（b）云星黄毒蛾（♀）

4.677
漫星黄毒蛾
Euproctis plana Walker
【寄主】栎、梨等。
【分布】桥西、宣化、尚义、蔚县、阳原、怀安、万全、怀来、涿鹿、崇礼。
【危害程度】＋

4.678
梯带黄毒蛾
Euproctis montis (Leech)
【寄主】梨、桃、葡萄、桑等。
【分布】宣化、蔚县、万全、怀来、涿鹿、赤城、崇礼。
【危害程度】＋

4.679
折带黄毒蛾
Euproctis flava (Bremer)
【寄主】松、柏、栎、刺槐、槭、苹果、梨、桃、柿、樱桃、梅、李、海棠、蔷薇、石榴等。
【分布】各县、区。
【危害程度】＋

4.680
幻带黄毒蛾
Euproctis varians (Walker)
【寄主】芸香科一些树木。
【分布】涿鹿、蔚县。
【危害程度】＋

4.681
黄毒蛾
Euproctis chrysorrhoea (Linnaeus)
【寄主】杨、柳、栎、栗、柞、榛、桦、李、苹果、蔷薇、梨、花楸、榅桲、山楂、榆、椴、槭等。
【分布】各县、区。
【危害程度】＋

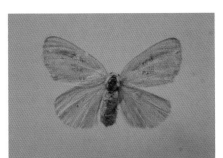

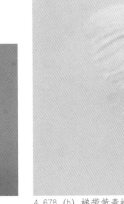

4.677 (a) 漫星黄毒蛾（♂）　　　　4.678 (b) 梯带黄毒蛾

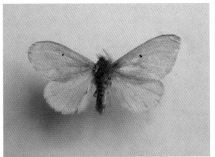

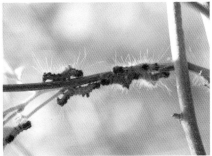

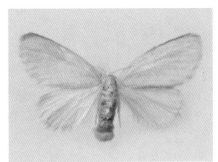

4.677 (b) 漫星黄毒蛾（♀）　　4.679 (a) 折带黄毒蛾（示幼虫）　　4.680 幻带黄毒蛾（♀）

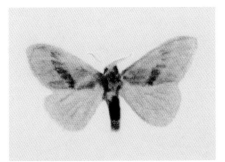

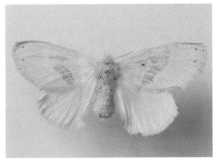

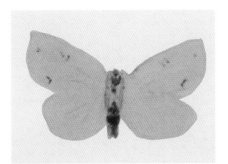

4.678 (a) 梯带黄毒蛾　　　　4.679 (b) 折带黄毒蛾（♀）　　　4.681 黄毒蛾

4.682
美苔蛾
Miltochrista miniata (Forster)

【寄主】伞形花科的一些花卉。

【分布】涿鹿、蔚县。

【危害程度】+

4.683
四点苔蛾
Lithosia quadra (Linnaeus)

【寄主】松针、苹果等。

【分布】蔚县、涿鹿、赤城等。

【危害程度】+

4.684
黄痣苔蛾
Stigmatophora flava (Motschulsky)

【寄主】桑等。

【分布】涿鹿、蔚县。

【危害程度】+

4.685
亚麻篱灯蛾
Phragmatobia fuliginosa (Linnaeus)

【寄主】蒲公英等。

【分布】各县、区。

【危害程度】+

4.686
砌石篱灯蛾
Phragmatobia flavia (Fuessly)

【寄主】枸子属植物。

【分布】蔚县。

【危害程度】+

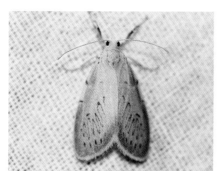

4.682 美苔蛾

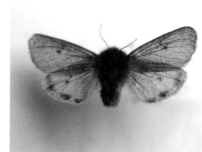

4.685 (a) 亚麻篱灯蛾

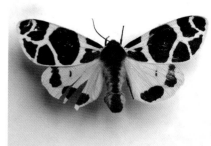

4.686 (a) 砌石篱灯蛾

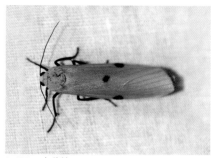

4.683 四点苔蛾

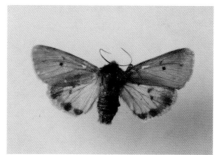

4.685 (b) 亚麻篱灯蛾

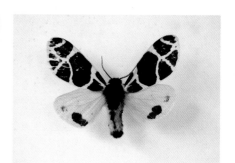

4.686 (b) 砌石篱灯蛾

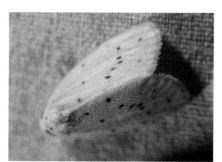

4.684 黄痣苔蛾

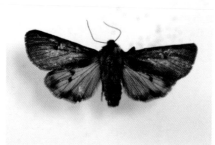

4.685 (c) 亚麻篱灯蛾

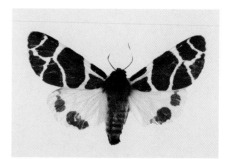

4.686 (c) 砌石篱灯蛾

4.687
污灯蛾
Spilarctia lutea Hüfnagel
【寄主】车前属、薄荷属等植物。
【分布】各县、区。
【危害程度】+

4.688
姬白污灯蛾
Spilarctia rhodophila (Walker)
【寄主】李。
【分布】涿鹿。
【危害程度】+

4.689
淡黄污灯蛾
Spilarctia jankowskii (Oberthüer)
【寄主】榛、珍珠梅等。
【分布】各县、区。
【危害程度】+

4.690
尘污灯蛾
Spilarctia obliqua (Walker)
【寄主】桑等。
【分布】涿鹿、蔚县。
【危害程度】+

4.691
人纹污灯蛾
Spilarctia subcarnea (Walker)
【寄主】桑、十字花科花卉等。
【分布】涿鹿、蔚县。
【危害程度】+

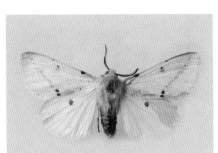
4.687（a）污灯蛾

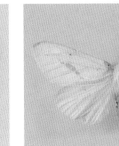
4.689（a）淡黄污灯蛾

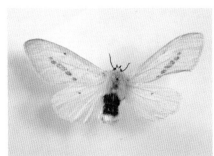
4.689（d）淡黄污灯蛾

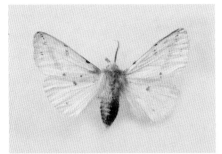
4.687（b）污灯蛾

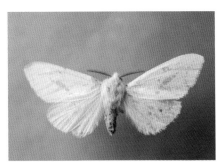
4.689（b）淡黄污灯蛾

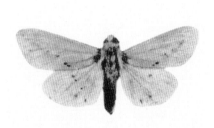
4.690 尘污灯蛾

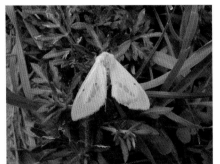
4.688 姬白污灯蛾

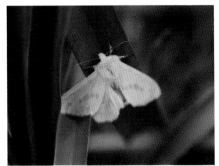
4.689（c）淡黄污灯蛾

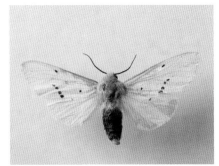
4.691 人纹污灯蛾

4.692

黄臀黑污灯蛾

Spilarctia caesarea (Goeze)

【寄主】柳、蒲公英、车前等。

【分布】各县、区。

【危害程度】+

4.693

漆黑污灯蛾

Spilarctia infernalis (Butler)

【寄主】桑、桃、梨、樱桃、苹果、柳等。

【分布】怀来、涿鹿、蔚县。

【危害程度】+

4.694

稀点雪灯蛾

Spilosoma urticae (Esper)

【寄主】酸模属、薄荷属植物。

【分布】各县、区。

【危害程度】+

4.695

车前灯蛾

Parasemia plantaginis (Linnaeus)

【寄主】落叶松、车前等。

【分布】各县、区。

【危害程度】+

4.696

花布丽灯蛾

Camptoloma interiorata Walker

【寄主】麻栎、槲、柳等。

【分布】涿鹿、蔚县。

【危害程度】+

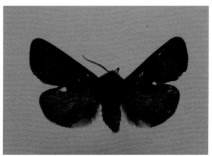

4.692（a）黄臀黑污灯蛾

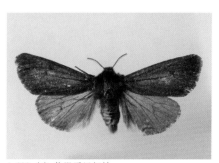

4.692（b）黄臀黑污灯蛾

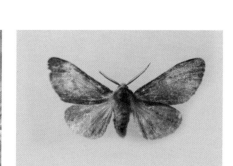

4.693（a）漆黑污灯蛾（♂）

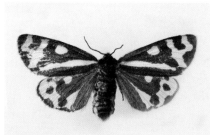

4.695（a）车前灯蛾（♀）

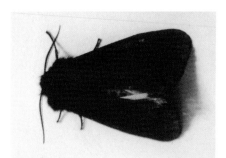

4.692（c）黄臀黑污灯蛾

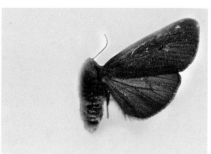

4.693（b）漆黑污灯蛾（♀）

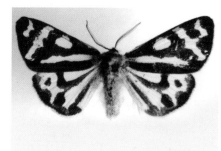

4.695（b）车前灯蛾（♂）

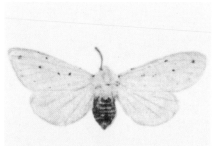

4.692（d）黄臀黑污灯蛾

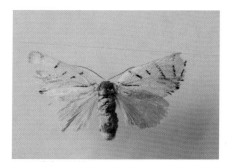

4.694稀点雪灯蛾

4.696花布丽灯蛾

4.697

红缘灯蛾

Amsacta lactinea (Cramer)

【寄主】桑、柿、紫穗槐、向日葵等。

【分布】涿鹿、蔚县。

【危害程度】+

4.698

肖浑黄灯蛾

Rhyparioides amurensis (Bremer)

【寄主】栎、柳、榆、蒲公英等。

【分布】各县、区。

【危害程度】+

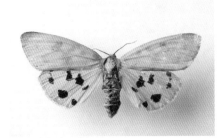

4.698（c）肖浑黄灯蛾（♀）

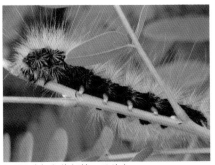

4.697（a）红缘灯蛾，示幼虫

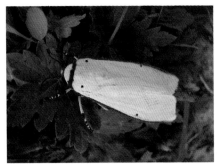

4.697（e）红缘灯蛾

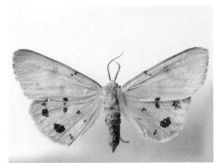

4.698（d）肖浑黄灯蛾（♂）

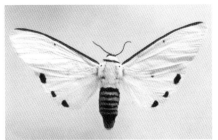

4.697（b）红缘灯蛾

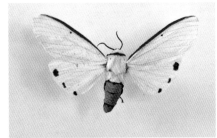

4.697（f）红缘灯蛾

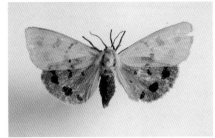

4.698（e）肖浑黄灯蛾（♂）

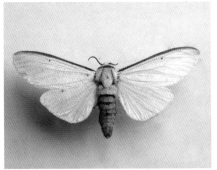

4.697（c）红缘灯蛾

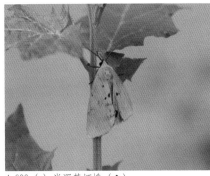

4.698（a）肖浑黄灯蛾（♂）

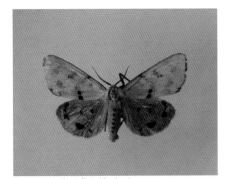

4.698（f）肖浑黄灯蛾（♂）

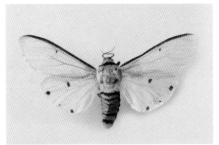

4.697（d）红缘灯蛾

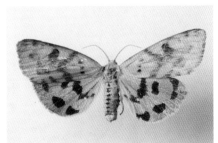

4.698（b）肖浑黄灯蛾（♀）

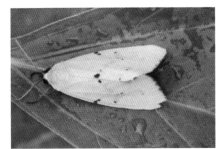

4.698（g）肖浑黄灯蛾（♂）

4.699

点浑黄灯蛾

Rhyparioides metelkana (Lederer)

【寄主】薄荷、蒲公英、蓼。

【分布】各县、区。

【危害程度】+

4.700

排点灯蛾

Diacrisia sannio (Linnaeus)

【寄主】山柳、菊属等植物。

【分布】各县、区。

【危害程度】+

4.701

白雪灯蛾

Spilosoma niveus (Ménétriès)

【寄主】车前、蒲公英等。

【分布】各县、区。

【危害程度】+

4.702

星白雪灯蛾

Spilosoma menthastri (Esper)

【寄主】桑等。

【分布】各县、区。

【危害程度】+

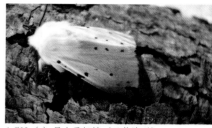

4.702 (a) 星白雪灯蛾（示黄腹型）

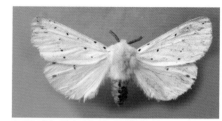

4.702 (b) 星白雪灯蛾（示黄腹型）

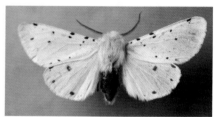

4.702 (c) 星白雪灯蛾（示红腹型）

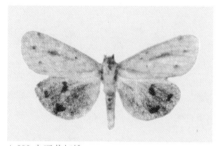

4.699 点浑黄灯蛾

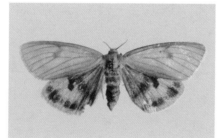

4.700 (c) 排点灯蛾（♀）

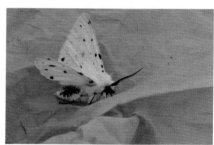

4.702 (d) 星白雪灯蛾（示红腹型）

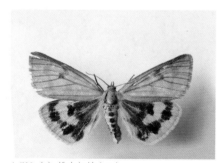

4.700 (a) 排点灯蛾（♀）

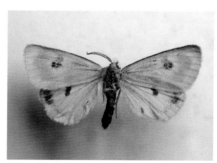

4.700 (d) 排点灯蛾（♂）

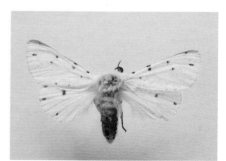

4.702 (e) 星白雪灯蛾（示红腹型）

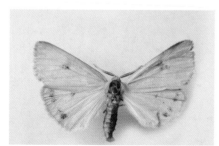

4.700 (b) 排点灯蛾（♂）

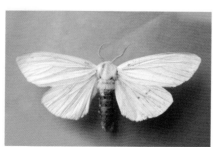

4.701 白雪灯蛾

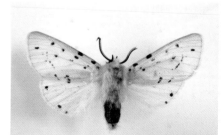

4.702 (f) 星白雪灯蛾（示红腹型）

4.703

斑灯蛾

Pericallia matronula (Linnaeus)

【寄主】柳、忍冬、车前、蒲公英等。

【分布】各县、区。

【危害程度】+

4.704

豹灯蛾

Arctia caja (Linnaeus)

【寄主】桑、接骨木、醋栗、羽衣、甘蓝、菊等。

【分布】各县、区。

【危害程度】+

4.705

蕾鹿蛾

Amata germana (Felder)

【寄主】桑等。

【分布】涿鹿、蔚县。

【危害程度】+

4.706

黑鹿蛾

Amata ganssuensis (Grum-Grshimailo)

【寄主】菊科植物。

【分布】涿鹿、蔚县。

【危害程度】+

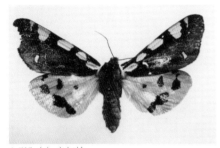

4.703 (a) 斑灯蛾

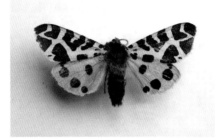

4.704 (a) 豹灯蛾

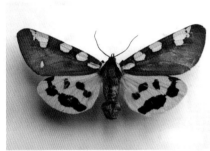

4.703 (b) 斑灯蛾

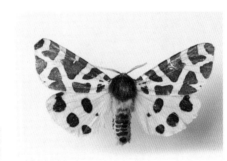

4.704 (b) 豹灯蛾

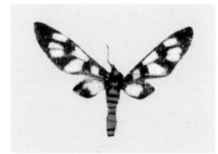

4.705 蕾鹿蛾

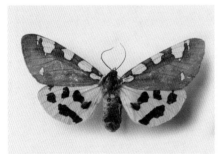

4.703 (c) 斑灯蛾

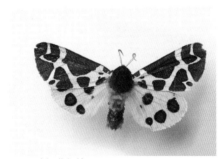

4.704 (c) 豹灯蛾

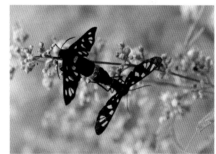

4.706 (a) 黑鹿蛾

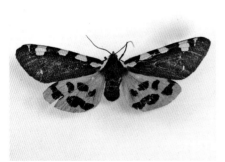

4.703 (d) 斑灯蛾

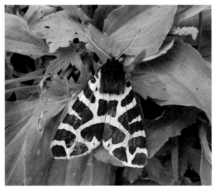

4.704 (d) 豹灯蛾

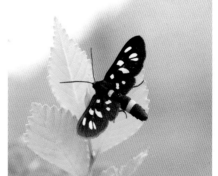

4.706 (b) 黑鹿蛾

4.707
玫斑钻夜蛾
Earias roseifera Butler

【寄主】杜鹃等。

【分布】涿鹿、蔚县。

【危害程度】+

4.708
一点钻夜蛾
Earias pudicana pupillana Staudinger

【寄主】杨、柳。

【分布】各县、区。

【危害程度】+

4.709
粉缘钻夜蛾
Earias pudicana Staudinger

【寄主】柳、杨。

【分布】各县、区。

【危害程度】+

4.710
戟剑纹夜蛾
Acronicta euphorbiae Schiffermüller

【寄主】桦等。

【分布】各县、区。

【危害程度】+

4.711
梨剑纹夜蛾
Acronicta rumicis Linnaeus

【寄主】悬钩子、梅、山楂、柳、蓼、梨、桃、苹果等。

【分布】各县、区。

【危害程度】+

4.712
桃剑纹夜蛾
Acronicta incretata Hampson

【寄主】桃、梨、樱桃、苹果、李、杏、柳等。

【分布】各县、区。

【危害程度】+

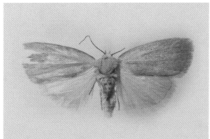
4.707（a）玫斑钻夜蛾

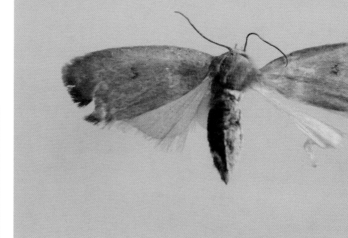
4.708（b）一点钻夜蛾

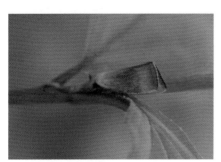
4.707（b）玫斑钻夜蛾

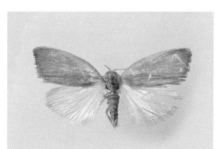
4.709 粉缘钻夜蛾

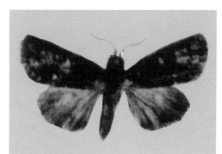
4.711 梨剑纹夜蛾

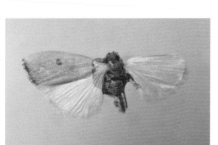
4.708（a）一点钻夜蛾

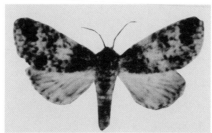
4.710 戟剑纹夜蛾

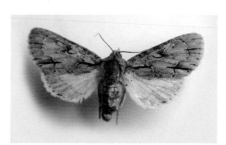
4.712 桃剑纹夜蛾

4.713
榆剑纹夜蛾
Acronicta hercules Felder
【寄主】榆。
【分布】各县、区。
【危害程度】+

4.714
桑剑纹夜蛾
Acronicta major Bremer
【寄主】桑、桃、李、香椿。
【分布】各县、区。
【危害程度】+

4.715
果剑纹夜蛾
Acronicta strigosa Schiffermüller
【寄主】山楂、苹果、桃、榛等。
【分布】各县、区。
【危害程度】+

4.716
缤夜蛾
Moma alpium Osbeck
【寄主】桦、栎等。
【分布】各县、区。
【危害程度】+

4.717
紫黑扁身夜蛾
Amphipyra livida Schiffermüller
【寄主】蒲公英。
【分布】各县、区。
【危害程度】+

4.718
蔷薇扁身夜蛾
Amphipyra perflua Fabricius
【寄主】柳、杨、栎及蔷薇科植物。
【分布】各县、区。
【危害程度】+

4.719
淡剑袭夜蛾
Sidemia depravata Butler
【寄主】草坪草。
【分布】市区。
【危害程度】+

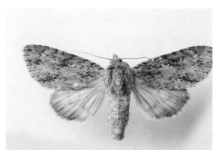

4.713 榆剑纹夜蛾

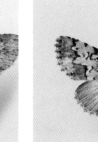

4.716 缤夜蛾

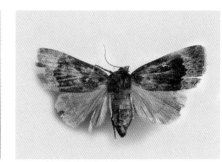

4.718 (b) 蔷薇扁身夜蛾

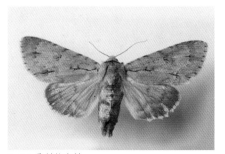

4.714 桑剑纹夜蛾

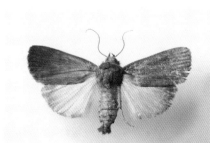

4.717 紫黑扁身夜蛾

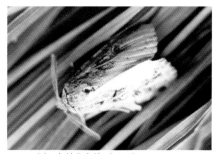

4.719 (a) 淡剑袭夜蛾（示♂）

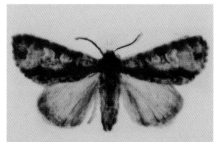

4.715 果剑纹夜蛾

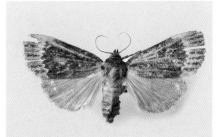

4.718 (a) 蔷薇扁身夜蛾

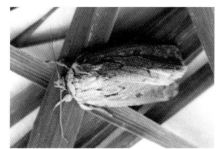

4.719 (b) 淡剑袭夜蛾（示♀）

4.720
角线寡夜蛾
Sideridis conigera (Schiffermuller)

【寄主】草坪草等禾本科植物。

【分布】赤城等。

【危害程度】+

4.721
旋幽夜蛾
Scotogramma trifolli Rottemberg

【寄主】向日葵等。

【分布】各县、区。

【危害程度】+

4.722
甜菜夜蛾
Laphygma exigua Hübner

【寄主】观赏番茄等。

【分布】市区、涿鹿。

【危害程度】+

4.723
谐夜蛾
Emmelia trabealis Scopoli

【寄主】矮牵牛等。

【分布】市区。

【危害程度】+

4.724
旋皮夜蛾
Eligma narcissus (Cramer)

【寄主】臭椿、桃。

【分布】宣化、蔚县、怀来、涿鹿。

【危害程度】+

4.725
旋目夜蛾
Speiredonia retorta (Linnaeus)

【寄主】合欢。

【分布】涿鹿、怀来。

【危害程度】+

4.726
杨逸色夜蛾
Ipimorpha subtusa (Schiffermüller)

【寄主】杨、柳。

【分布】各县、区。

【危害程度】+

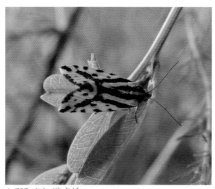

4.723 (a) 谐夜蛾

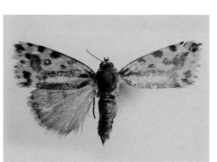

4.723 (b) 谐夜蛾

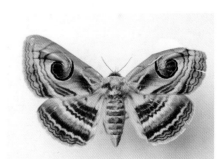

4.725 (a) 旋目夜蛾 (♂)

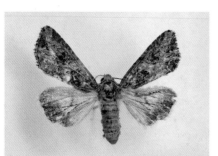

4.720 角线寡夜蛾

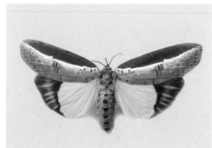

4.725 (b) 旋目夜蛾 (♀)

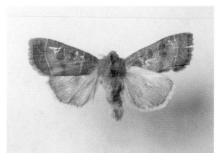

4.721 旋幽夜蛾

4.724 旋皮夜蛾

4.726 杨逸色夜蛾

4.727

棉铃实夜蛾
Heliothis armigera (Hübner)

【寄主】番茄、向日葵等。

【分布】各县、区。

【危害程度】+

4.728

烟实夜蛾
Heliothis assulta Guenée

【寄主】番茄、观赏辣椒等。

【分布】市区、宣化、下花园、蔚县、怀来、涿鹿、赤城、崇礼。

【危害程度】+

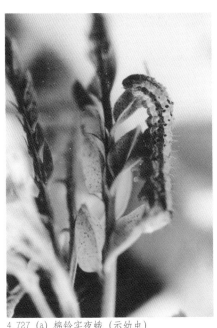

4.727（a）棉铃实夜蛾（示幼虫）

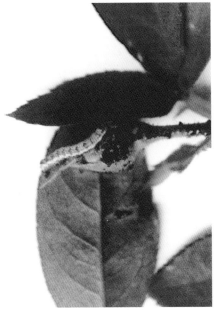

4.727（d）棉铃实夜蛾（示幼虫）

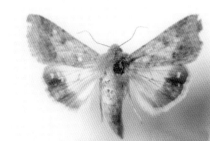

4.727（g）棉铃实夜蛾

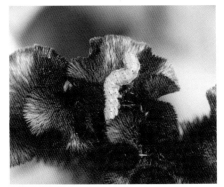

4.727（b）棉铃实夜蛾（示幼虫）

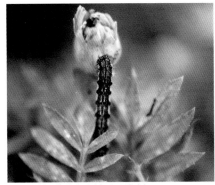

4.727（e）棉铃实夜蛾（示幼虫）

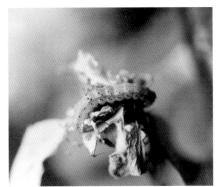

4.728（a）烟实夜蛾（示幼虫）

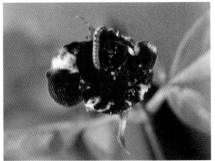

4.727（c）棉铃实夜蛾（示幼虫）

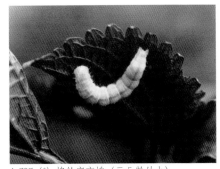

4.727（f）棉铃实夜蛾（示5龄幼虫）

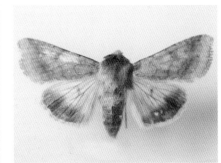

4.728（b）烟实夜蛾

4.729
宽胫夜蛾
Melicleptria scutosa (Schiffermüller)
【寄主】草坪草等。
【分布】市区、桥西、怀来、涿鹿。
【危害程度】+

4.730
毛眼夜蛾
Blepharita amica Treitschke
【寄主】稠李等。
【分布】蔚县、涿鹿。
【危害程度】+

4.731
蚀夜蛾
Oxytripia orbiculosa (Esper)
【寄主】鸢尾科、蔷薇科植物。
【分布】各县、区。
【危害程度】+

4.732
炫夜蛾
Actinotia polyodon Clerck
【寄主】连翘。
【分布】市区、涿鹿。
【危害程度】+

4.733
三角鲁夜蛾
Amathes triangulum (Hüfnagel)
【寄主】柳属等。
【分布】各县、区。
【危害程度】+

4.734
消鲁夜蛾
Amathes tabida Butler
【寄主】柳、山楂、桦、报春花等。
【分布】各县、区。
【危害程度】+

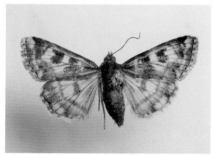

4.729（a）宽胫夜蛾

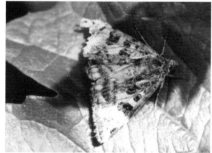

4.729（b）宽胫夜蛾

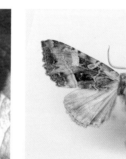

4.730 毛眼夜蛾

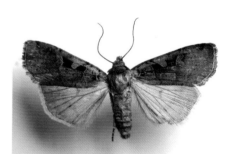

4.733（a）三角鲁夜蛾

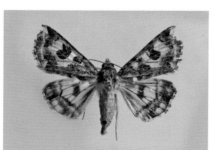

4.729（c）宽胫夜蛾

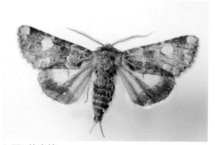

4.731 蚀夜蛾

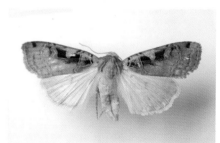

4.733（b）三角鲁夜蛾

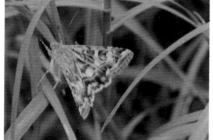

4.729（d）宽胫夜蛾

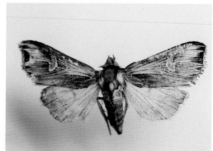

4.732 炫夜蛾

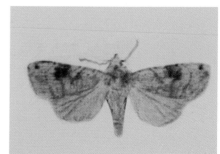

4.734 消鲁夜蛾

4.735
八字地老虎
Xestia c—nigrum (Linnaeus)

【寄主】林果花药多种植物。

【分布】各县、区。

【危害程度】+

4.736
朽木夜蛾
Axylia putris (Linnaeus)

【寄主】车前子等。

【分布】各县、区。

【危害程度】+

4.737
灰歹夜蛾
Diarsia canescens Butler

【寄主】报春属、车前属植物。

【分布】各县、区。

【危害程度】+

4.738
翠色狼夜蛾
Ochropleura praecox (Linnaeus)

【寄主】桃、梨、柳等。

【分布】各县、区。

【危害程度】+

4.739
小地老虎
Agrotis ypsilon (Rottemberg)

【寄主】幼虫取食林木、果树幼苗的根。

【分布】各县、区。

【危害程度】+

4.740
大地老虎
Agrotis tokionis Butler

【寄主】幼虫取食林木、果树幼苗的根。

【分布】各县、区。

【危害程度】+

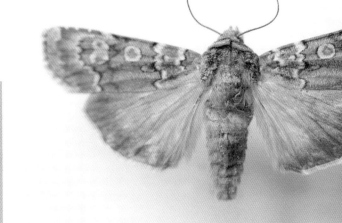

4.738 翠色狼夜蛾

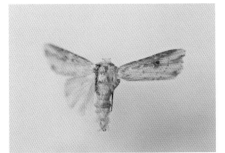

4.735 八字地老虎

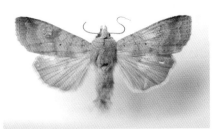

4.736 朽木夜蛾

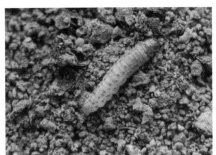

4.739 (a) 小地老虎(示幼虫)

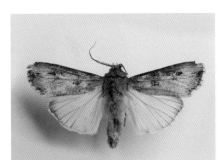

4.739 (c) 小地老虎

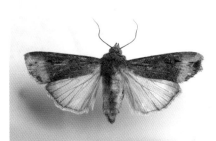

4.737 灰歹夜蛾

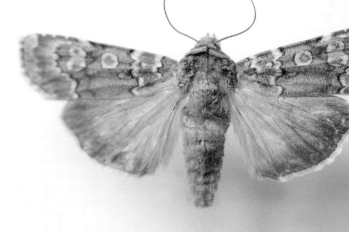

4.739 (b) 小地老虎

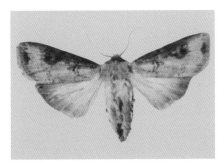

4.740 大地老虎

4.741
黄地老虎
Agrotis segetum (Schiffermüller)

【寄主】幼虫取食林木、果树幼苗的根部。

【分布】各县、区。

【危害程度】+

4.742
三叉地夜蛾
Agrotis trifurca Eversmann

【寄主】苍耳、车前等。

【分布】各县、区。

【危害程度】+

4.743
白边切夜蛾
Euxoa oberthüri (Leech)

【寄主】苍耳、车前子等。

【分布】各县、区。

【危害程度】+

4.744
甘蓝夜蛾
Mamestra brassicae (Linnaeus)

【寄主】桑、葡萄。

【分布】各县、区。

【危害程度】+

4.745
白肾灰夜蛾
Polia persicariae (Linnaeus)

【寄主】柳、桦、楸等。

【分布】各县、区。

【危害程度】+

4.746
桦灰夜蛾
Polia contigua Schiffermüller

【寄主】栎、桦、榛、柳、枸杞、菊、一枝黄花等。

【分布】各县、区。

【危害程度】+

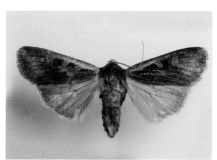

4.743（a）白边切夜蛾

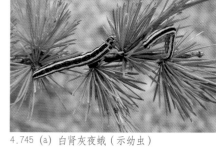

4.745（a）白肾灰夜蛾（示幼虫）

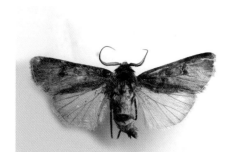

4.741 黄地老虎

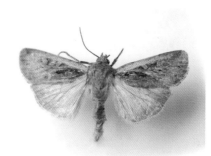

4.743（b）白边切夜蛾

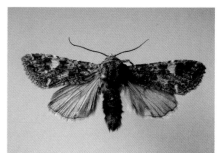

4.745（b）白肾灰夜蛾

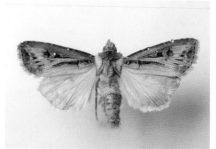

4.742 三叉地夜蛾

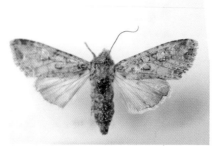

4.744 甘蓝夜蛾

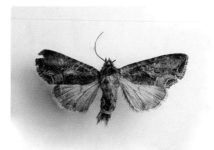

4.746 桦灰夜蛾

4.747
红棕灰夜蛾
Polia illoba Butler

【寄主】桑、菊、牛蒡、樱桃、紫苏等。

【分布】各县、区。

【危害程度】+

4.748
网夜蛾
Heliophobus reticulate (Geoze)

【寄主】报春等属植物。

【分布】各县、区。

【危害程度】+

4.749
围连环夜蛾
Perigrapha circumducta (Lederer)

【寄主】菊、牛蒡等。

【分布】涿鹿、蔚县。

【危害程度】+

4.750
女贞首夜蛾
Craniophora ligustri Schiffemüller

【寄主】梣属、桤木属、女贞属。

【分布】涿鹿、蔚县。

【危害程度】+

4.751
黄紫美冬夜蛾
Cirrhia togata Esper

【寄主】柳。

【分布】各县、区。

【危害程度】+

4.752
美冬夜蛾
Cirrhia fulvago (Linnaeus)

【寄主】柳。

【分布】各县、区。

【危害程度】+

4.753
核桃豹夜蛾
Sinna extrema (Walder)

【寄主】核桃等。

【分布】怀来、涿鹿。

【危害程度】+

4.754
姬夜蛾
Phyllophila obliterata (Rambur)

【寄主】除虫菊等。

【分布】涿鹿。

【危害程度】+

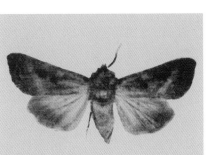
4.747 红棕灰夜蛾

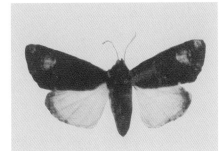
4.750 女贞首夜蛾

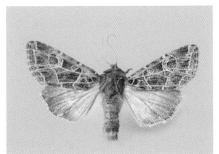
4.748 网夜蛾

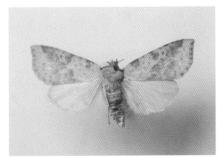
4.751 黄紫美冬夜蛾

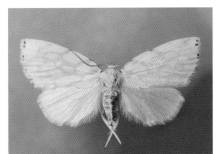
4.753 核桃豹夜蛾

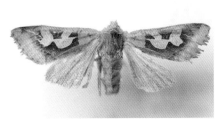
4.749 围连环夜蛾

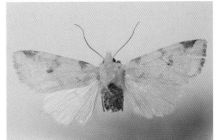
4.752 美冬夜蛾

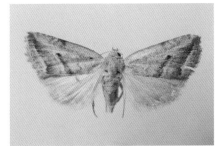
4.754 姬夜蛾

4.755

苹美皮夜蛾

Lamprothripa lactaria (Graeser)

【寄主】苹果等。

【分布】涿鹿、蔚县、怀来。

【危害程度】+

4.756

稻螟蛉夜蛾

Naranga aenescens Moore

【寄主】稻、高粱、玉米、稗、茅草、菱白、草坪草等。

【分布】涿鹿、蔚县、怀来。

【危害程度】+

4.757

粉斑夜蛾

Trichoplusia ni (Hübner)

【寄主】观赏茄等。

【分布】市区、涿鹿。

【危害程度】+

4.758

秀夜蛾

Apamea sordens (Hüfnagel)

【寄主】蒲公英。

【分布】各县、区。

【危害程度】+

4.759

锦夜蛾

Euplexia lucipara (Linnaeus)

【寄主】桦、女贞属植物。

【分布】宣化、怀来、涿鹿。

【危害程度】+

4.760

黑点银纹夜蛾

Autographa nigrisigna Walker

【寄主】香豌豆等。

【分布】怀来、涿鹿。

【危害程度】+

4.761

中金弧夜蛾

Diachrysia intermixta (Warren)

【寄主】牛蒡、菊等。

【分布】怀来、涿鹿、蔚县。

【危害程度】+

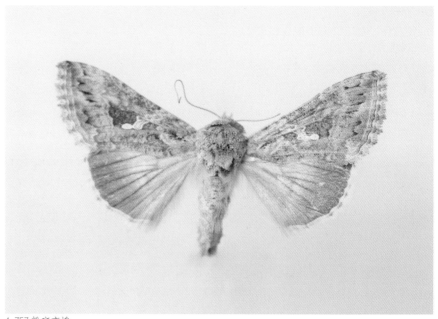

4.757 粉斑夜蛾

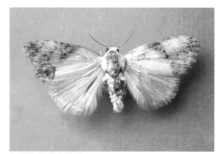

4.755 苹美皮夜蛾

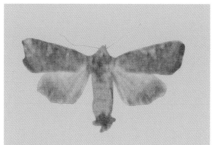

4.758 秀夜蛾

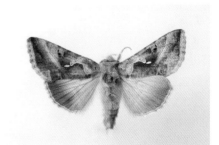

4.760 黑点银纹夜蛾

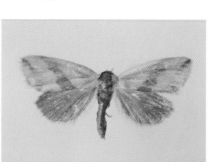

4.756 稻螟蛉夜蛾

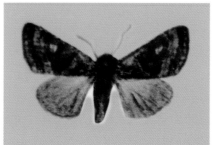

4.759 锦夜蛾

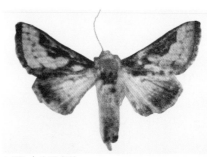

4.761 中金弧夜蛾

4.762
稻金翅夜蛾
Chrysaspidia festata (Graeser)
【寄主】香蒲。
【分布】涿鹿。
【危害程度】+

4.763
紫金翅夜蛾
Plusia chryson (Esper)
【寄主】泽兰属、无花果等。
【分布】蔚县。
【危害程度】+

4.764
印铜夜蛾
Poylchrisia moneta (Fabricius)
【寄主】乌头、金莲花、翠雀等。
【分布】各县、区。
【危害程度】+

4.765
银锭夜蛾
Macdunnoughia crassisigna (Warren)
【寄主】菊、牛蒡等。
【分布】怀来、涿鹿、蔚县。
【危害程度】+

4.766
瘦银锭夜蛾
Macdunnoughia confusa (Stephens)
【寄主】菊等。
【分布】市区、涿鹿。
【危害程度】+

4.767
窄肾长须夜蛾
Herminia stramentacealis Bremer
【寄主】灌木。
【分布】怀来。
【危害程度】+

4.768
斜纹夜蛾
Prodenia litura (Fabricins)
【寄主】月季、海棠、桃、菊、鸡冠花、丁香等。
【分布】市区、怀来。
【危害程度】+

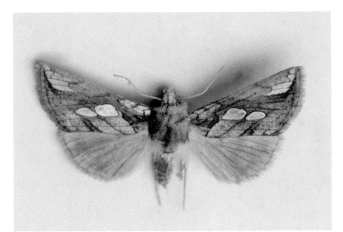

4.762 稻金翅夜蛾

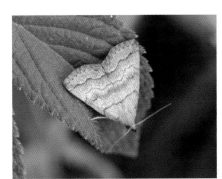

4.766 瘦银锭夜蛾

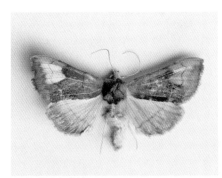

4.763 紫金翅夜蛾

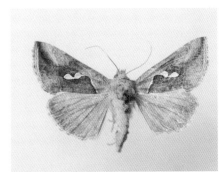

4.765 (a) 银锭夜蛾

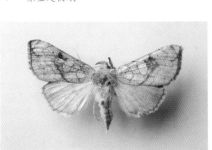

4.764 印铜夜蛾

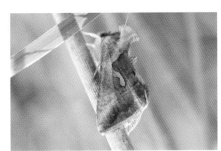

4.765 (b) 银锭夜蛾

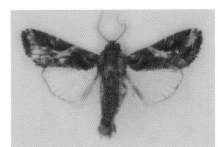

4.768 斜纹夜蛾，示成虫展翅状

4.769
异纹夜蛾
Euchalcia variabilis Piller
【寄主】狼毒。
【分布】涿鹿、蔚县。
【危害程度】+

4.770
红腹裳夜蛾
Catocala pacta (Linnaeus)
【寄主】柳树。
【分布】各县、区。
【危害程度】+

4.771
淘裳夜蛾
Catocala puerpera Giorna
【寄主】杨、柳。
【分布】涿鹿、蔚县。
【危害程度】+

4.772
柳裳夜蛾
Catocala electa (Borkhausen)
【寄主】幼虫取食柳、杨叶，成虫吸食苹果汁。
【分布】各县、区。
【危害程度】+

4.773
缟裳夜蛾
Catocala fraxini (Linnaeus)
【寄主】杨、柳、槭、榆、梣。
【分布】各县、区。
【危害程度】+

4.774
杨裳夜蛾
Catocala nupta (Linnaeus)
【寄主】杨、柳。
【分布】各县、区。
【危害程度】+

4.775
栎光裳夜蛾
Ephesia dissimilis Bremer
【寄主】蒙古栎。
【分布】赤城、怀来、宣化、涿鹿、蔚县。
【危害程度】+

4.776
光裳夜蛾
Ephesia fulminea Scopoli
【寄主】山楂、梨、槲等。
【分布】宣化、张北、康保、尚义、蔚县、阳原、怀安、万全、怀来、涿鹿、崇礼。
【危害程度】+

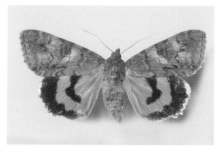
4.774（a）杨裳夜蛾

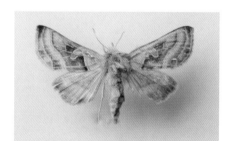
4.769 异纹夜蛾

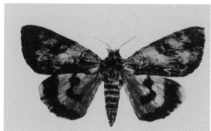
4.772 柳裳夜蛾

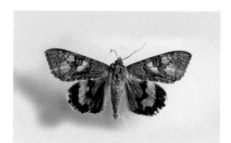
4.774（b）杨裳夜蛾

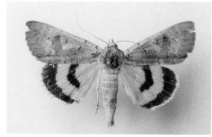
4.770 红腹裳夜蛾

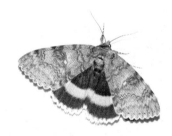
4.773（a）缟裳夜蛾

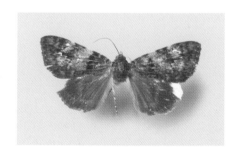
4.775 栎光裳夜蛾（腹部缺损）

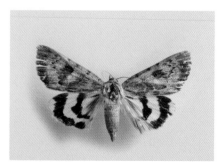
4.771 淘裳夜蛾

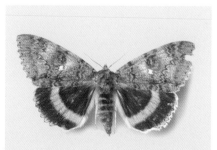
4.773（b）缟裳夜蛾

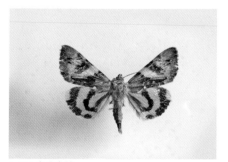
4.776 光裳夜蛾

4.777
肖毛翅夜蛾
Lagoptera juno (Dalman)

【寄主】幼虫取食桦、李、木槿；成虫吸食梨、桃、苹果、葡萄等果汁。

【分布】宣化、下花园、蔚县、阳原、怀安、万全、怀来、涿鹿、赤城、崇礼。

【危害程度】+

4.778
石榴巾夜蛾
Parallelia stuposa Fabricius

【寄主】石榴等。

【分布】涿鹿、蔚县、怀来、怀安。

【危害程度】+

4.779
玫瑰巾夜蛾
Parallelia arctotaenia (Guenée)

【寄主】大丽花、玫瑰、月季、石榴等。

【分布】市区。

【危害程度】+

4.780
奚毛胫夜蛾
Mocis ancilla Warren

【寄主】成虫吸食果汁。

【分布】涿鹿、蔚县。

【危害程度】+

4.781
毛胫夜蛾
Mocis undata (Fabricius)

【寄主】幼虫食鱼藤，成虫吸食果汁。

【分布】怀来、涿鹿。

【危害程度】+

4.782
小造桥夜蛾
Anomis flava (Fabricius)

【寄主】木槿、蜀葵等，成虫吸食果汁。

【分布】怀来、涿鹿。

【危害程度】+

4.783
桥夜蛾
Anomis mesogona Walker

【寄主】醋栗等。

【分布】涿鹿、蔚县。

【危害程度】+

4.784
棘翅夜蛾
Scoliopteryx libatrix Linnaeus

【寄主】柳、杨。

【分布】各县、区。

【危害程度】+

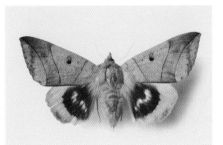

4.777 肖毛翅夜蛾

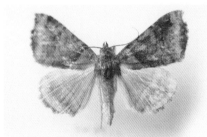

4.780 奚毛胫夜蛾

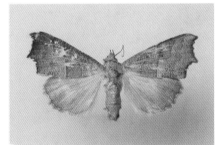

4.783 桥夜蛾

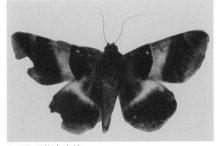

4.778 石榴巾夜蛾

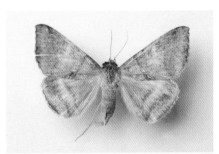

4.781 毛胫夜蛾

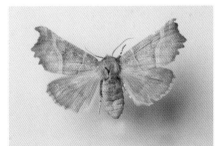

4.784 (a) 棘翅夜蛾（♀）

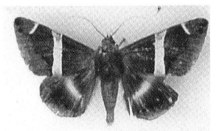

4.779 玫瑰巾夜蛾

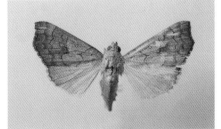

4.782 小造桥夜蛾

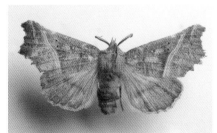

4.784 (b) 棘翅夜蛾（♂）

4.785
枯叶夜蛾
Adris tyrannus (Huenée)

【寄主】成虫吸食苹果、梨、桃、葡萄等果汁。

【分布】桥西、宣化、尚义、蔚县、阳原、怀安、万全、怀来、涿鹿、赤城、崇礼。

【危害程度】+

4.786
涂闪夜蛾
Sypna picta Butler

【寄主】槲、绞股蓝、栓皮栎等。

【分布】宣化、康保、沽源、蔚县、阳原、怀安、怀来、涿鹿。

【危害程度】+

4.787
客来夜蛾
Chrysorithrum amata (Bremer)

【寄主】胡枝子等。

【分布】各县、区。

【危害程度】+

4.788
筱客来夜蛾
Chrysorithrum flavomaculata Bremer

【寄主】豆科花卉。

【分布】市区、涿鹿。

【危害程度】+

4.789
苹梢鹰夜蛾
Hypocala subsatura Guenée

【寄主】苹果、栎。

【分布】各县、区。

【危害程度】+

4.790
柿梢鹰夜蛾
Hypocala moorei Butler

【寄主】柿。

【分布】涿鹿、怀来。

【危害程度】+

4.791
壶夜蛾
Calyptra capucina Esper

【寄主】成虫吸食梨、桃、葡萄等果汁。

【分布】各县、区。

【危害程度】+

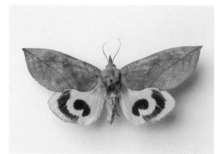

4.785 枯叶夜蛾

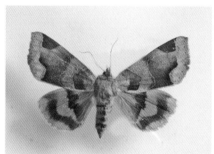

4.787 (b) 客来夜蛾

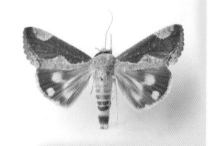

4.789 (b) 苹梢鹰夜蛾

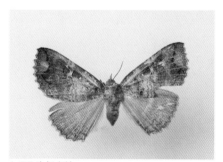

4.786 涂闪夜蛾

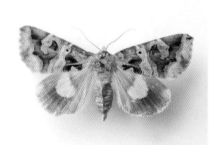

4.788 筱客来夜蛾

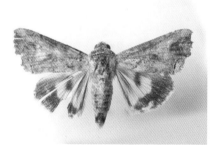

4.790 柿梢鹰夜蛾

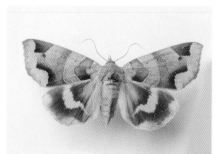

4.787 (a) 客来夜蛾

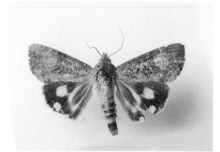

4.789 (a) 苹梢鹰夜蛾

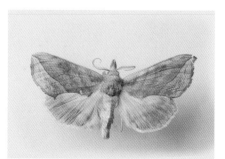

4.791 壶夜蛾

4.792
嘴壶夜蛾
Oraesia emarginata Guenée

【寄主】成虫吸食桃、梨、苹果、葡萄果汁。

【分布】怀来、涿鹿。

【危害程度】+

4.793
残夜蛾
Colobochyla salicalis Schiffermüller

【寄主】杨、柳。

【分布】各县、区。

【危害程度】+

4.794
苹眉夜蛾
Pangrapta obscurata Butler

【寄主】苹果、梨。

【分布】桥西、宣化、沽源、尚义、蔚县、阳原、万全、怀来、涿鹿、赤城、崇礼。

【危害程度】+

4.795
蓝条夜蛾
Ischyja manlia Cramer

【寄主】成虫吸食果汁。

【分布】涿鹿。

【危害程度】+

4.796
斜额夜蛾
Antha grata Butler

【寄主】枸杞子等。

【分布】康保、沽源、蔚县、涿鹿。

【危害程度】+

4.797
葡萄修虎蛾
Seudyra subflava Moore

【寄主】葡萄、爬山虎。

【分布】桥西、宣化、蔚县、阳原、怀安、万全、怀来、涿鹿、赤城、崇礼。

【危害程度】+

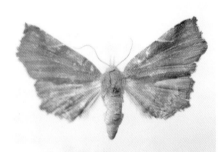
4.794 苹眉夜蛾

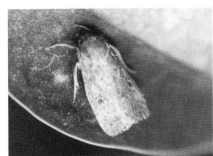
4.796 斜额夜蛾，示成虫栖息于枸杞叶面

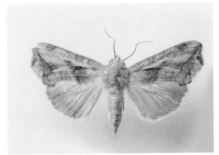
4.792 嘴壶夜蛾

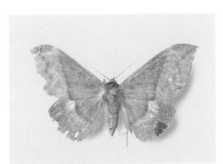
4.795 (a) 蓝条夜蛾（♀）

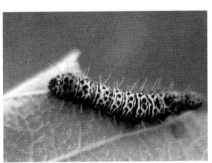
4.797 (a) 葡萄修虎蛾（示幼虫）

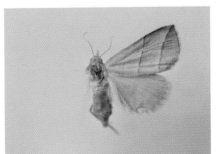
4.793 残夜蛾

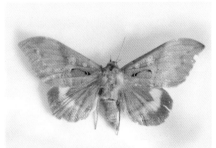
4.795 (b) 蓝条夜蛾（♂）

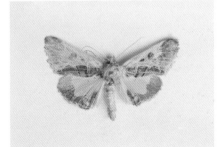
4.797 (b) 葡萄修虎蛾

4.798
松黑天蛾
Hyloicus caligineus sinicus Rothschild et Jordan
【寄主】松。
【分布】赤城、蔚县、涿鹿。
【危害程度】+

4.799
芝麻鬼脸天蛾
Acherontia styx Westwood
【寄主】木犀科等植物。
【分布】蔚县、怀来、涿鹿。
【危害程度】+

4.800
白薯天蛾
Herse convolvuli (Linnaeus)
【寄主】牵牛花等。
【分布】桥东、桥西、蔚县、涿鹿。
【危害程度】+

4.801
丁香天蛾
Psilogramma incret (Walker)
【寄主】丁香、女贞等。
【分布】桥东、桥西、宣化、蔚县、涿鹿。
【危害程度】+

4.802
霜天蛾
Psilogramma menephron (Cramer)
【寄主】丁香、女贞、水蜡。
【分布】蔚县、涿鹿。
【危害程度】+

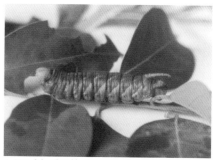
4.802 (b) 霜天蛾（示不同色型的幼虫）

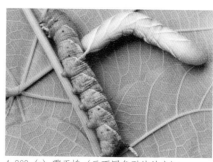
4.802 (c) 霜天蛾（示不同色型的幼虫）

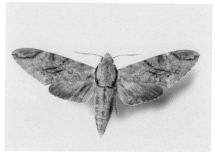
4.802 (d) 霜天蛾

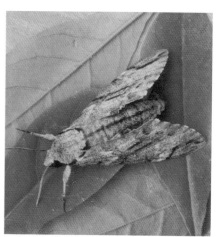
4.802 (e) 霜天蛾

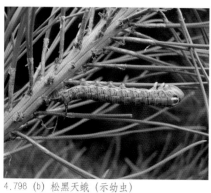
4.798 (a) 松黑天蛾

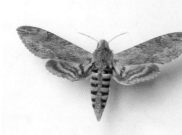
4.800 白薯天蛾

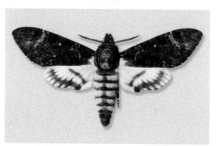
4.798 (b) 松黑天蛾（示幼虫）

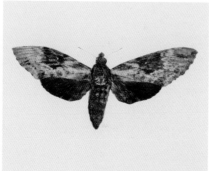
4.801 丁香天蛾

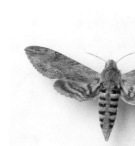
4.799 芝麻鬼脸天蛾

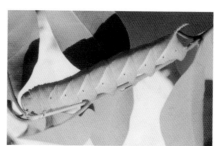
4.802 (a) 霜天蛾（示不同色型的幼虫）

4.803
白须天蛾
Kentrochrysalis sieversi Alphéraky

【寄主】女贞、白蜡树等。

【分布】桥西、蔚县、涿鹿。

【危害程度】+

4.804
女贞天蛾
Kentrochrysalis streckeri Staudinger

【寄主】女贞、白蜡树。

【分布】涿鹿、蔚县。

【危害程度】+

4.805
红节天蛾
Sphinx ligustri constricta Butler

【寄主】水蜡、女贞、丁香等木犀科植物。

【分布】桥东、桥西、蔚县、万全、涿鹿。

【危害程度】+

4.806
绒星天蛾
Dolbina tancrei Staudinger

【寄主】水蜡、女贞等木犀科植物。

【分布】蔚县、涿鹿。

【危害程度】+

4.807
小星天蛾
Dolbina exacta Staudinger

【寄主】丁香、椴树。

【分布】蔚县、涿鹿。

【危害程度】+

4.808
星天蛾
Dolbina sp.

【寄主】丁香、椴树。

【分布】蔚县。

【危害程度】+

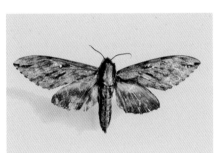

4.803 白须天蛾

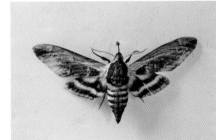

4.805 (b) 红节天蛾

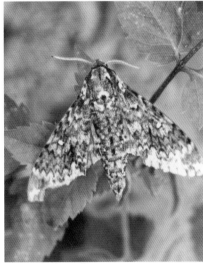

4.806 (c) 绒星天蛾

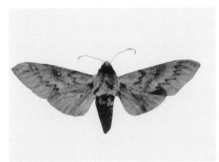

4.804 女贞天蛾

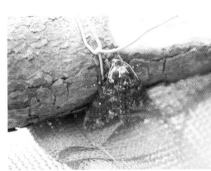

4.806 (a) 绒星天蛾

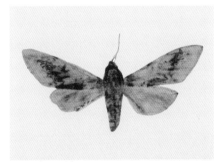

4.807 小星天蛾

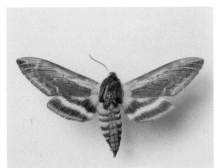

4.805 (a) 红节天蛾

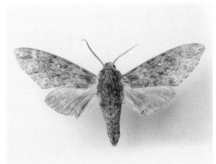

4.806 (b) 绒星天蛾

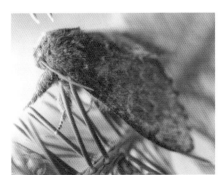

4.808 星天蛾

4.809
日本鹰翅天蛾
Oxyambulyx japonica Rothschild
【寄主】槭树科树木。
【分布】蔚县、涿鹿。
【危害程度】+

4.810
鹰翅天蛾
Oxyambulyx ochrace (Butler)
【寄主】槭科、核桃科植物。
【分布】宣化、蔚县、怀来、涿鹿。
【危害程度】+

4.811
核桃鹰翅天蛾
Oxyambulyx schauffelbergeri (Bremer et Grey)
【寄主】核桃、栎。
【分布】怀来、涿鹿。
【危害程度】+

4.812
豆天蛾
Clanis bilineata tsingtauica Mell
【寄主】刺槐、藤萝及葛属等。
【分布】宣化、蔚县、阳原、怀安、万全、怀来、涿鹿、赤城、崇礼。
【危害程度】+

4.813
刺槐天蛾
Clanis deucalion (Walker)
【寄主】刺槐等豆科植物。
【分布】桥东、桥西、宣化、下花园；张北、康保、蔚县、阳原、怀安、万全、怀来、涿鹿、崇礼。
【危害程度】+

4.814
黄脉天蛾
Amorpha amurensis Staudinger
【寄主】杨、柳、桦、椴、椿等。
【分布】各县、区。
【危害程度】+

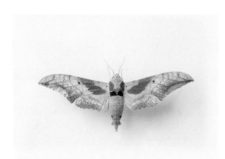

4.809 日本鹰翅天蛾

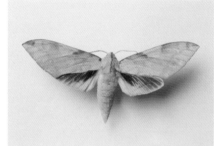

4.812 豆天蛾

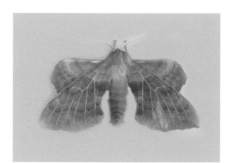

4.814 (a) 黄脉天蛾

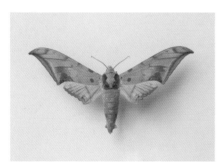

4.810 鹰翅天蛾

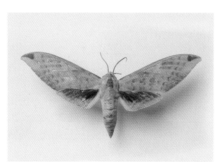

4.813 (a) 刺槐天蛾

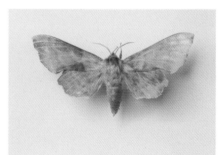

4.814 (b) 黄脉天蛾

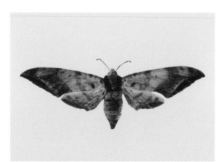

4.811 核桃鹰翅天蛾

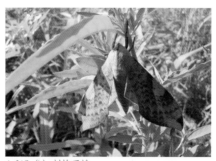

4.813 (b) 刺槐天蛾

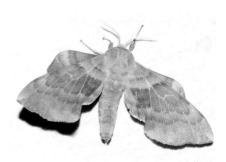

4.814 (c) 黄脉天蛾

4.815
黄线天蛾
Apocalypsis velox Butler
【寄主】山杨、桦、椴、桲、杨、柳。
【分布】各县、区。
【危害程度】+

4.816
甘蔗天蛾
Leucophlebia lineata Westwood
【寄主】草坪草等。
【分布】市区、涿鹿。
【危害程度】+

4.817
枣桃六点天蛾
Marumba gaschkewitschi gaschke-witschi (Bremer et Grey)
【寄主】桃、枣、酸枣、苹果、梨、杏、李、葡萄、海棠等。
【分布】各县、区。
【危害程度】+

4.818
菩提六点天蛾
Marumba jankowskii (Oberthür)
【寄主】枣、椴等。
【分布】各县、区。
【危害程度】+

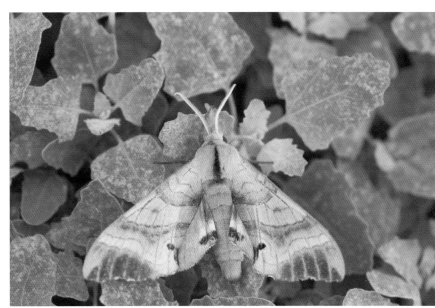

4.817（b）枣桃六点天蛾

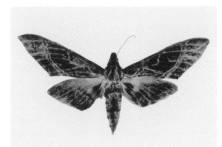

4.815 黄线天蛾

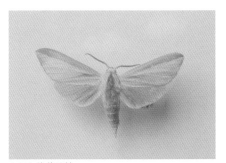

4.816 甘蔗天蛾

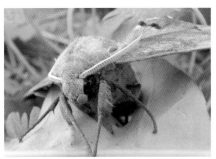

4.817（c）枣桃六点天蛾

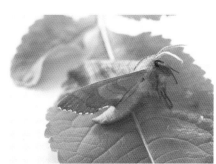

4.817（e）枣桃六点天蛾

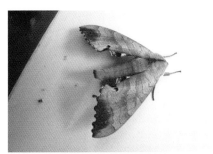

4.817（a）枣桃六点天蛾

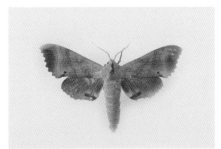

4.817（d）枣桃六点天蛾

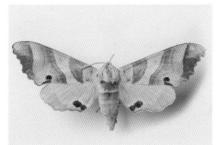

4.818 菩提六点天蛾

4.819
黄边六点天蛾
Marumba maacki (Bremer)

【寄主】栎树。

【分布】各县、区。

【危害程度】+

4.820
椴六点天蛾
Marumba dyras (Walker)

【寄主】椴树。

【分布】涿鹿、蔚县。

【危害程度】+

4.821
栗六点天蛾
Marumba sperchius Ménéntriés

【寄主】栗、栎、核桃。

【分布】各县、区。

【危害程度】+

4.822
构月天蛾
Parum colligate (Walker)

【寄主】构树、桑树。

【分布】涿鹿、蔚县、怀来、赤城。

【危害程度】+

4.823
紫光盾天蛾
Phyllosphingia dissimilis sinensis Jordan

【寄主】核桃、山核桃。

【分布】怀来、涿鹿、蔚县。

【危害程度】+

4.824
盾天蛾
Phyllosphingia dissimilis dissimilis Bremer

【寄主】核桃、山核桃。

【分布】怀来、涿鹿、蔚县。

【危害程度】+

4.825
北方蓝目天蛾
Smerithus planus alticola Clark

【寄主】杨、桃、柳。

【分布】涿鹿、蔚县。

【危害程度】+

4.826
蓝目天蛾
Smerinthus planus planus Walker

【寄主】柳、杨、桃、苹果、樱桃、沙果、海棠、李。

【分布】各县、区。

【危害程度】+

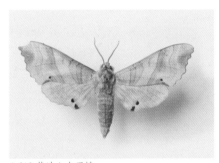

4.819 黄边六点天蛾

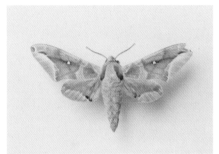

4.822 构月天蛾

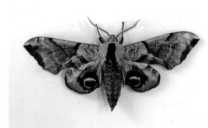

4.825 北方蓝目天蛾

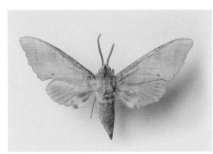

4.820 椴六点天蛾

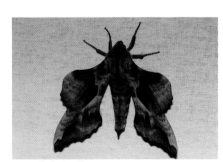

4.823 紫光盾天蛾

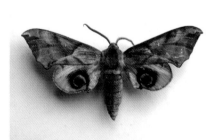

4.826 (a) 蓝目天蛾

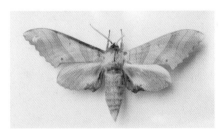

4.821 栗六点天蛾

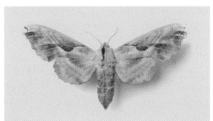

4.824 盾天蛾

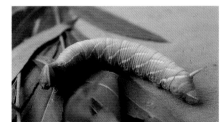

4.826 (b) 蓝目天蛾

4.827

杨目天蛾

Smerinthus caecus Ménétriés

【寄主】杨、柳。

【分布】各县、区。

【危害程度】＋

4.828

榆绿天蛾

Callambulyx tatarinovi (Bremer et Grey)

【寄主】榆、刺槐、柳。

【分布】各县、区。

【危害程度】＋

4.829

豹蠹天蛾

Langia zenzeroides Moore

【寄主】杏、桃、李等。

【分布】涿鹿。

【危害程度】＋

4.830

锈胸黑边天蛾

Haemorrhagia staudingeri staudingeri (Leech)

【寄主】忍冬（金银花等）。

【分布】各县、区。

【危害程度】＋

4.831

葡萄缺角天蛾

Acosmeryx naga (Moore)

【寄主】葡萄、猕猴桃、爬山虎、蛇葡萄。

【分布】涿鹿。

【危害程度】＋

4.832

小豆长喙天蛾

Macroglossum stellatarum (Linnaeus)

【寄主】茜草科植物、土三七等。

【分布】各县、区。

【危害程度】＋

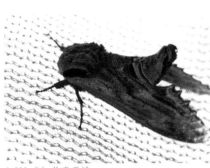

4.829（b）豹蠹天蛾

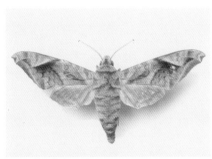

4.831 葡萄缺角天蛾

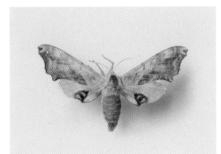

4.827 杨目天蛾

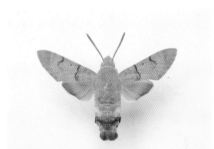

4.832（a）小豆长喙天蛾

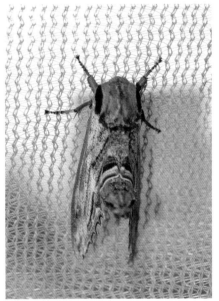

4.829（c）豹蠹天蛾

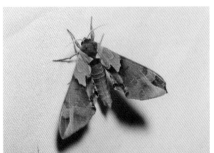

4.828 榆绿天蛾

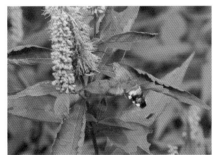

4.832（b）小豆长喙天蛾（示飞翔态）

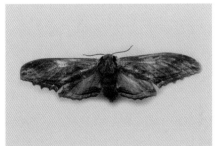

4.829（a）豹蠹天蛾

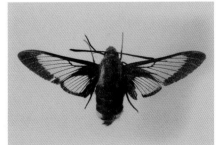

4.830 锈胸黑边天蛾

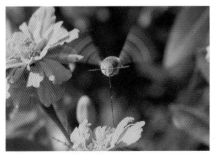

4.832（c）小豆长喙天蛾

4.833
葡萄天蛾
Ampelophaga rubiginosa rubiginosa
Bremer et Gery
【寄主】葡萄、蛇葡萄、爬山虎等。
【分布】涿鹿、蔚县。
【危害程度】+

4.834
白肩天蛾
Rhagastis mongoliana mongoliana
(Butler)
【寄主】葡萄、凤仙花、常春藤、小檗。
【分布】各县、区。
【危害程度】+

4.835
白环红天蛾
Pergesa askoldensis (Oberthür)
【寄主】紫丁香、葡萄、鼠李等。
【分布】各县、区。
【危害程度】+

4.836
红天蛾
Pergesa elpenor lewisi (Butler)
【寄主】忍冬、凤仙花、葡萄、柳兰等。
【分布】各县、区。
【危害程度】+

4.837
猫眼赛天蛾
Celerio costata Nordm
【寄主】猫儿眼。
【分布】各县、区。
【危害程度】+

4.838
白条赛天蛾
Celerio lineata livornica (Esper)
【寄主】葡萄、菊、锦葵。
【分布】各县、区。
【危害程度】+

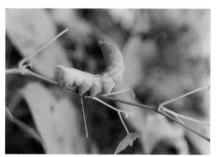

4.833（a）葡萄天蛾（示幼虫）

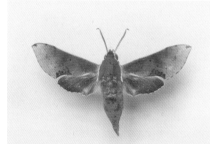

4.834（a）白肩天蛾

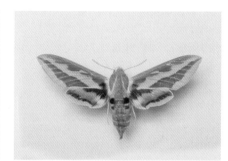

4.837 猫眼赛天蛾

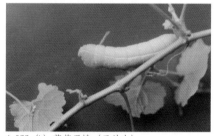

4.833（b）葡萄天蛾（示幼虫）

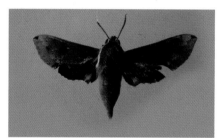

4.834（b）白肩天蛾

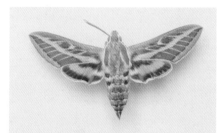

4.838（a）白条赛天蛾

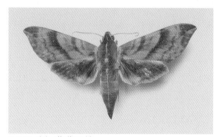

4.833（c）葡萄天蛾

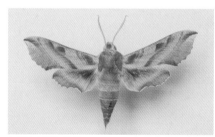

4.835 白环红天蛾

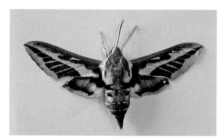

4.838（b）白条赛天蛾

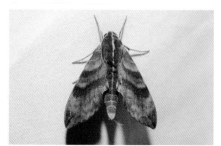

4.833（d）葡萄天蛾

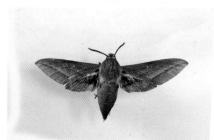

4.836 红天蛾

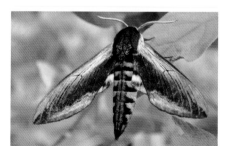

4.838（c）白条赛天蛾

4.839
猪秧赛天蛾
Celerio gallii (Rottemburg)
【寄主】凤仙、猫儿眼等。
【分布】涿鹿、蔚县。
【危害程度】+

4.840
雀纹天蛾
Theretra japonica (Orza)
【寄主】葡萄、野葡萄、常春藤、爬山虎、绣球花等。
【分布】各县、区。
【危害程度】+

4.841
双线斜天蛾
Theretra oldenlandiae (Fabricius)
【寄主】凤仙花、葡萄属、山核桃属、半夏等。
【分布】各县、区。
【危害程度】+

4.842
平背天蛾
Cechenena minor (Butler)
【寄主】何首乌、葡萄科、猕猴桃科。
【分布】涿鹿、蔚县。
【危害程度】+

4.843
葡萄昼天蛾
Sphecodina caudata (Bremer et Grey)
【寄主】葡萄、野葡萄。
【分布】坝下各县、区。
【危害程度】+

4.844
黄腰雀天蛾
Phopalopsche nycteris (Rollar)
【寄主】大丽花、小丽花等多种花卉。
【分布】各县、区。
【危害程度】+

4.845
黄豹大蚕蛾
Leopa katinka Westwood
【寄主】五叶地锦。
【分布】蔚县、赤城、崇礼等。
【危害程度】+

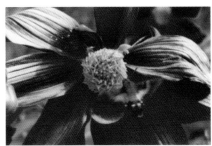
4.844 黄腰雀天蛾

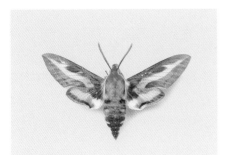
4.839 猪秧赛天蛾

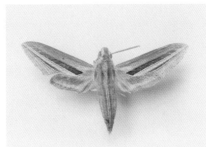
4.841 双线斜天蛾

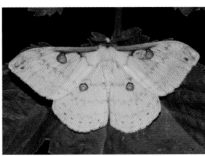
4.845 (a) 黄豹大蚕蛾

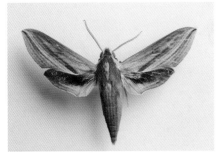
4.840 (a) 雀纹天蛾

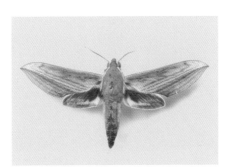
4.842 平背天蛾

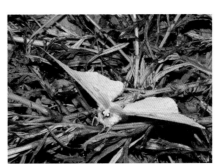
4.845 (b) 黄豹大蚕蛾

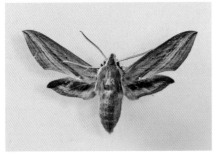
4.840 (b) 雀纹天蛾

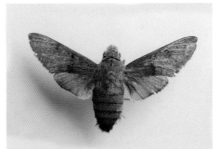
4.843 葡萄昼天蛾

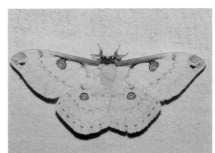
4.845 (c) 黄豹大蚕蛾

4.846

野蚕蛾
Theophila mandarina Moore

【寄主】桑树。

【分布】蔚县、涿鹿、怀来、宣化、怀安。

【危害程度】+

4.847

绿尾大蚕蛾
Actias selene ningpoana Felder

【寄主】柳、榆、梨、苹果、栗、木槿、核桃、樱桃等。

【分布】各县、区。

【危害程度】+

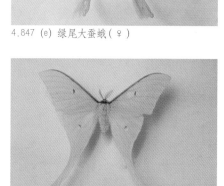

4.847（d）绿尾大蚕蛾

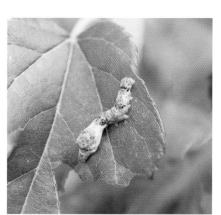

4.846（a）野蚕蛾（示幼虫）

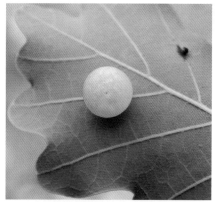

4.847（a）绿尾大蚕蛾（示卵，初产）

4.847（e）绿尾大蚕蛾（♀）

4.846（b）野蚕蛾

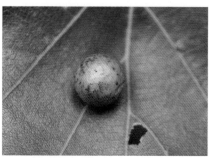

4.847（b）绿尾大蚕蛾（示卵，孵化前）

4.847（f）绿尾大蚕蛾（♂）

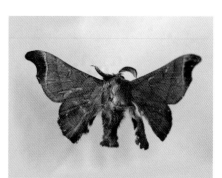

4.846（c）野蚕蛾

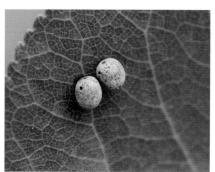

4.847（c）绿尾大蚕蛾（被寄生的卵）

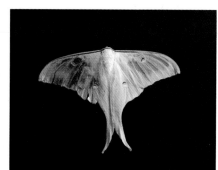

4.847（g）绿尾大蚕蛾

4.848
合目大蚕蛾
Caligula boisduvali fallax Jordan
【寄主】栎、椴、榛、胡枝子、核桃楸等。
【分布】各县、区。
【危害程度】+

4.849
蒙蚕蛾
Caligula boisduvali Everismann
【寄主】栎、椴、榛、胡枝子、核桃楸等。
【分布】各县、区。
【危害程度】+

4.850
樗蚕
Philosamia cynthia Walker et Felder
【寄主】冬青、核桃、刺槐、花椒。
【分布】各县、区。
【危害程度】+

4.851
柞蚕
Antheraea pernyi Guérin—Méneville
【寄主】柞、栎、核桃、山楂等。
【分布】蔚县。
【危害程度】+

4.852
樟蚕
Eriogyna pyretorum Westwood
【寄主】野蔷薇、板栗等。
【分布】涿鹿、蔚县。
【危害程度】+

4.853
丁目大蚕蛾
Agliatau amurensis Jordan
【寄主】桦、栎、桤木、榛、椴。
【分布】各县、区。
【危害程度】+

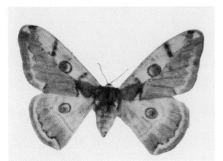
4.848 合目大蚕蛾

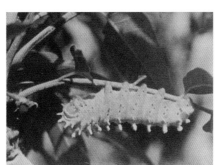
4.850（a）樗蚕（示幼虫）

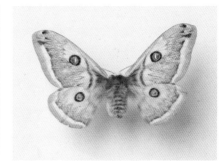
4.852（a）樟蚕（♀）

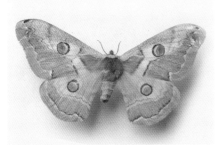
4.849（a）蒙蚕蛾（♀）

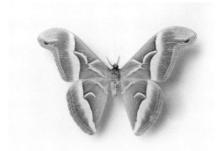
4.850（b）樗蚕

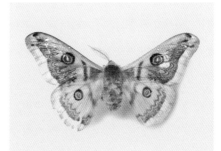
4.852（b）樟蚕（♂）

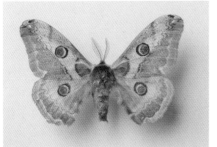
4.849（b）蒙蚕蛾（♂）

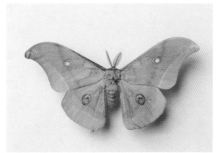
4.851 柞蚕

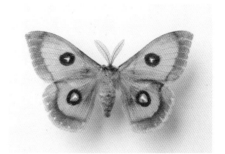
4.853 丁目大蚕蛾

4.854
透目大蚕蛾
Rhodinia fugax Burler

【寄主】栎、橡等。

【分布】蔚县。

【危害程度】+

4.855
银杏大蚕蛾
Dictyoploca japonica Moore

【寄主】银杏、栗、柳、核桃、楸、榛、蒙古栎、李、梨、苹果等。

【分布】各县、区。

【危害程度】+

4.856
波水蜡蛾
Brahmaea undulata (Bremer et Grey)

【寄主】丁香、女贞等。

【分布】蔚县。

【危害程度】+

4.857
黄褐箩纹蛾
Brahmaea certhia (Fabricius)

【寄主】丁香、女贞、水蜡等。

【分布】蔚县、涿鹿。

【危害程度】+

4.858
北李褐枯叶蛾
Gastropacha quercifolia cerridiforia Felder et Felder

【寄主】李、苹果、沙果、梨、梅、桃、柳等。

【分布】各县、区。

【危害程度】+

4.859
杨褐枯叶蛾
Gastropacha populifolia (Esper)

【寄主】杨、柳、栎、桃、梨、杏、苹果、柏、核桃、李等。

【分布】各县、区。

【危害程度】+

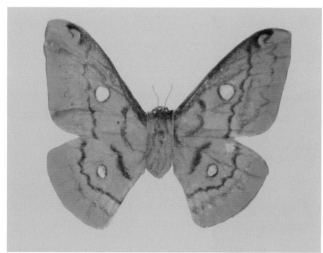

4.854 透目大蚕蛾

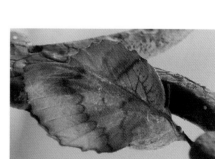

4.857 (a) 黄褐箩纹蛾

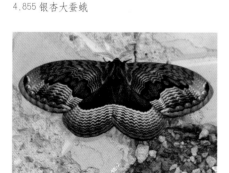

4.855 银杏大蚕蛾

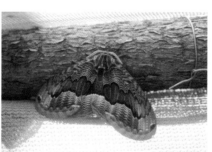

4.857 (b) 黄褐箩纹蛾

杨褐枯叶蛾

4.859 (a) 杨褐枯叶蛾

4.856 波水蜡蛾

4.858 北李褐枯叶蛾

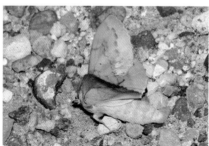

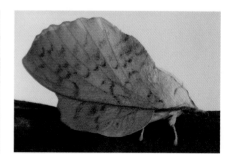

4.859 (b) 杨褐枯叶蛾

4.860
杉小枯叶蛾
Cosmotriche lobulina lobulina (Denis et Schiffermüller)

【寄主】冷杉、云杉、落叶松。

【分布】涿鹿、蔚县。

【危害程度】+

4.861
蒙古小枯叶蛾
Cosmotriche lobulina mongolica (Grum—Grshimailo)

【寄主】华北落叶松、白杆、青杆、臭冷杉。

【分布】涿鹿、蔚县。

【危害程度】+

4.862
黄褐幕枯叶蛾
Malacosoma neustria testacea Motschulsky

【寄主】榆、桦、柞、杏、李、杨、落叶松、黄波罗、苹果、梨、樱桃、沙果、海棠、山楂、核桃等。

【分布】各县、区。

【危害程度】+

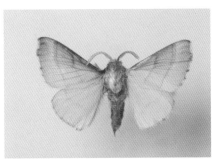
4.862（b）黄褐幕枯叶蛾（♂）

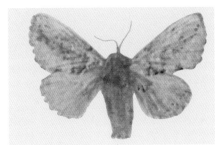
4.860 杉小枯叶蛾

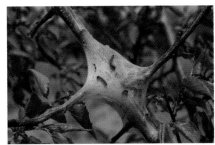
4.862（c）黄褐幕枯叶蛾（示幼虫网幕及低龄幼虫）

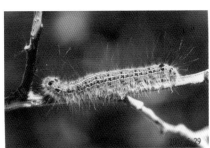
4.862（f）黄褐幕枯叶蛾（示高龄幼虫）

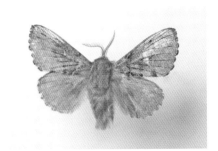
4.861 蒙古小枯叶蛾（♀）

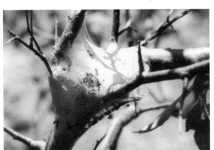
4.862（d）黄褐幕枯叶蛾（示后期网幕破裂）

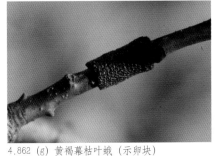
4.862（g）黄褐幕枯叶蛾（示卵块）

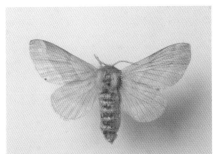
4.862（a）黄褐幕枯叶蛾（♀）

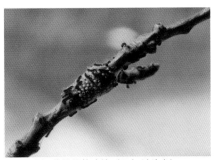
4.862（e）黄褐幕枯叶蛾（示初孵幼虫）

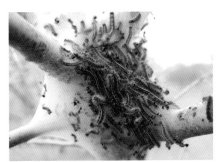
4.862（h）黄褐幕枯叶蛾（示低龄幼虫）

4.863

绵山幕枯叶蛾

Malacosoma rectifascia Lajonquiére

【寄主】桦、山杨、黄刺玫、沙棘、栎等。

【分布】蔚县、怀来。

【危害程度】+

4.864

杨黑枯叶蛾

Pyrosis idiota Greaser

【寄主】杨、柳、榆、糖槭、文冠果、苹果、沙果、梨等。

【分布】各县、区。

【危害程度】+

4.865

苹枯叶蛾

Odonestis pruni (Linnaeus)

【寄主】苹果、李、樱桃、梨等。

【分布】各县、区。

【危害程度】+

4.866

赤松毛虫

Dendrolimus spectabilis Butler

【寄主】油松、赤松、黑松。

【分布】蔚县、涿鹿、赤城。

【危害程度】+

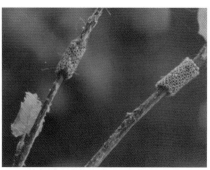

4.863 (a) 绵山幕枯叶蛾（示卵块）

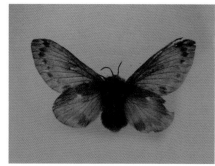

4.864 (a) 杨黑枯叶蛾

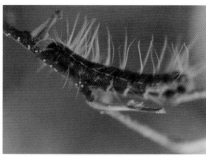

4.863 (b) 绵山幕枯叶蛾（示幼虫）

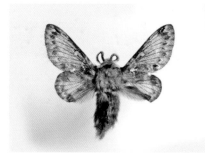

4.864 (b) 杨黑枯叶蛾（♂）

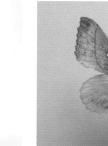

4.865 苹枯叶蛾

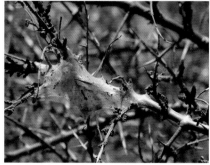

4.863 (c) 绵山幕枯叶蛾（示幼虫网幕）

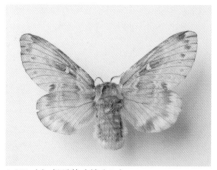

4.864 (c) 杨黑枯叶蛾（♀）

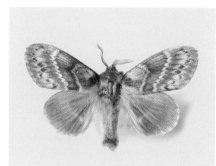

4.866 (a) 赤松毛虫（♂）

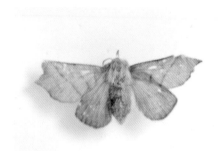

4.863 (d) 绵山幕枯叶蛾

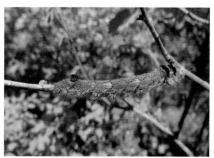

4.864 (d) 杨黑枯叶蛾（示幼虫）

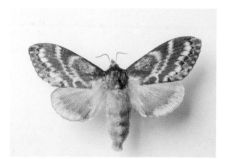

4.866 (b) 赤松毛虫（♀）

4.867
宁陕松毛虫
Dendrolimus ningshanensis Tsai et Hou
【寄主】油松。
【分布】蔚县。
【危害程度】+

4.868
马尾松毛虫
Dendrolimus punctatas punctata (Walker)
【寄主】松属植物。
【分布】蔚县。
【危害程度】+

4.869
明纹柏松毛虫
Dendrolimus suffuscus illustratus Lajonquiere
【寄主】侧柏、油松、白皮松。
【分布】涿鹿。
【危害程度】+

4.870
落叶松毛虫
Dendrolimus superans (Butler)
【寄主】落叶松、油松、冷杉、云杉、红松、樟子松。
【分布】蔚县、怀来、涿鹿、赤城。
【危害程度】+

4.871
油松毛虫
Dendrolimus tabulaeformis Tsai et Liu
【寄主】油松、华山松、樟子松、白皮松。
【分布】蔚县、涿鹿、赤城。
【危害程度】+

4.872
黄斑波纹杂枯叶蛾
Kunugia undans fasciatella (Ménéthiés)
【寄主】松、栎、榛等。
【分布】各县、区。
【危害程度】+

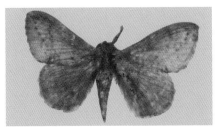
4.867 宁陕松毛虫

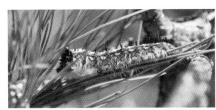
4.870 (a) 落叶松毛虫

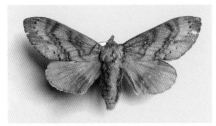
4.871 (a) 油松毛虫 (♀)

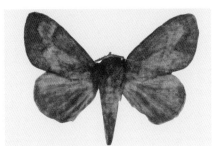
4.868 马尾松毛虫 (♂)

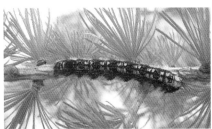
4.870 (b) 落叶松毛虫 (幼虫)

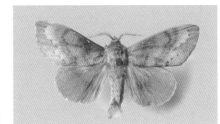
4.871 (b) 油松毛虫 (♂)

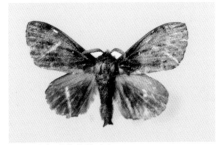
4.869 (a) 明纹柏松毛虫

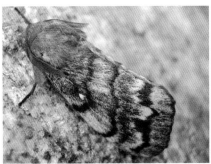
4.870 (c) 落叶松毛虫 (成虫)

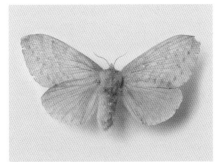
4.872 (a) 黄斑波纹杂枯叶蛾 (♀)

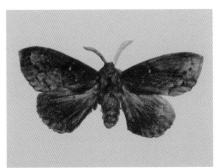
4.869 (b) 明纹柏松毛虫

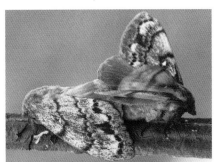
4.870 (d) 落叶松毛虫

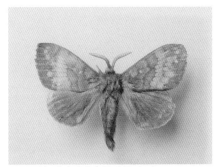
4.872 (b) 黄斑波纹杂枯叶蛾 (♂)

4.873
大黄枯叶蛾
Trabala vishnou gigantina Yang

【寄主】榛、柳、沙棘、栎、榆、山杨、海棠、胡颓子、核桃、苹果、蔷薇、槭、月季等。

【分布】各县、区。

【危害程度】+

4.874
竹纹枯叶蛾
Euthrix laeta (Walker)

【寄主】芦苇、竹等。

【分布】蔚县、涿鹿。

【危害程度】+

4.875
草纹枯叶蛾
Euthrix potatoria (Linnaeus)

【寄主】芦、竹等禾本科植物。

【寄主】榛、柳、沙棘、栎、榆、山杨、海棠、胡颓子、核桃、苹果、蔷薇、槭、月季等。

【分布】各县、区。

【危害程度】+

4.876
东北栎枯叶蛾
Paralebeda femorata femorata Ménétriés

【寄主】落叶松、栎、杨、梨、山红、赤松、榛、连翘、银杏、华山松、柏、丁香、椴。

【分布】各县、区。

【危害程度】+

4.877
榆枯叶蛾
Phyllodesma ilicifolia (Linnaeus)

【寄主】榆。

【分布】各县、区。

【危害程度】+

4.878
华北抚带蛾
Apha huabeiana Yang

【寄主】忍冬科植物。

【分布】涿鹿。

【危害程度】+

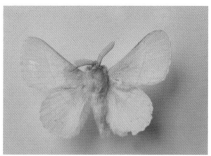

4.873（a）大黄枯叶蛾（♂）

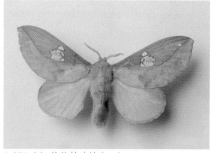

4.874（b）竹纹枯叶蛾（♀）

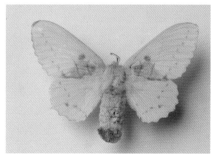

4.873（b）大黄枯叶蛾（♀）

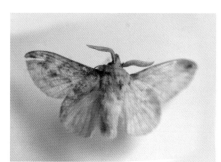

4.875 草纹枯叶蛾

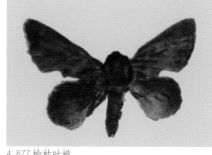

4.877 榆枯叶蛾

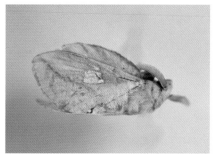

4.874（a）竹纹枯叶蛾（♂）

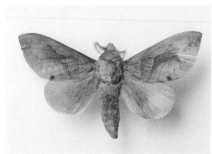

4.876 东北栎枯叶蛾（♂）

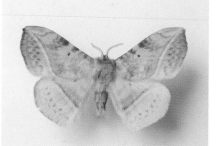

4.878 华北抚带蛾

第五节　膜翅目

4.879
落叶松腮扁叶蜂
Cephalcia lariciphila (Wachtl)

【寄主】华北落叶松。

【分布】蔚县、崇礼。

【危害程度】++

4.880
云杉腮扁叶蜂
Cephalcia abietis (Linnaeus)

【寄主】云杉。

【分布】蔚县。

【危害程度】+

4.881
松阿扁叶蜂
Acantholyda posticalis Matsumura

【寄主】油松、樟子松、赤松。

【分布】涿鹿、蔚县。

【危害程度】+

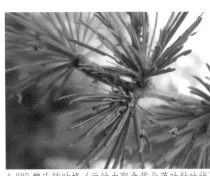

4.882 魏氏锉叶蜂（示幼虫取食华北落叶针叶状）

4.882
魏氏锉叶蜂
Pristiphora wesmaeli Tischbein

【寄主】华北落叶松、长白落叶松、兴安落叶松。

【分布】蔚县。

【危害程度】+

4.883
杨黄褐锉叶蜂
Pristiphora conjugata (Dahlbom)

【寄主】杨、柳。

【分布】蔚县。

【危害程度】+

4.884
橄榄绿叶蜂
Tenthredo olivacea Klug

【寄主】杨、柳、玫瑰。

【分布】蔚县。

【危害程度】+

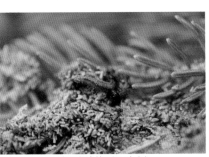

4.879 落叶松腮扁叶蜂（♀）

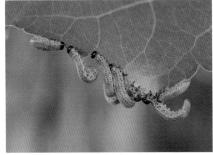

4.883 (a) 杨黄褐锉叶蜂（示幼虫）

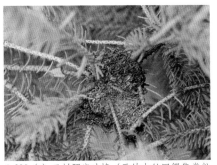

4.880 (a) 云杉腮扁叶蜂（示幼虫丝网缀集粪粒而形成的虫巢）

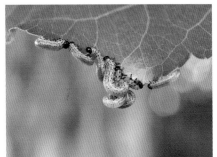

4.883 (b) 杨黄褐锉叶蜂（示幼虫）

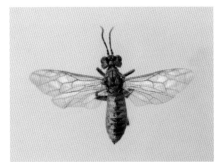

4.884 (a) 橄榄绿叶蜂

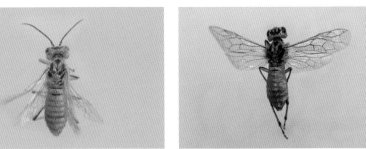

4.880 (b) 云杉腮扁叶蜂（示幼虫）

4.883 (c) 杨黄褐锉叶蜂

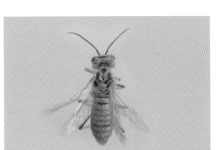

4.884 (b) 橄榄绿叶蜂

4.885

柳厚壁叶蜂
Pontania dolichura C.D.Thomson

【寄主】旱柳、垂柳。

【分布】蔚县。

【危害程度】+

4.886

带岭新松叶蜂
Neodiprion dailingensisi Xiao et zhou

【寄主】云杉等。

【分布】蔚县。

【危害程度】+

4.887

暗蓝三节叶蜂
Arge coerulescens Geoffroy

【寄主】悬钩子等。

【分布】蔚县。

【危害程度】+

4.888

榆三节叶蜂
Arge captiva Smith

【寄主】榆。

【分布】涿鹿。

【危害程度】+

4.889

玫瑰茎蜂
Neosyrista similis Moseary

【寄主】月季、玫瑰、十姐妹等。

【分布】市区、怀来。

【危害程度】+

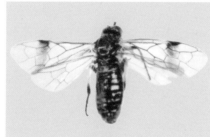

4.887 暗蓝三节叶蜂

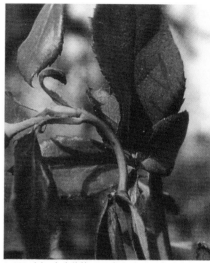

4.889 (a) 玫瑰茎蜂，示产卵孔（黑色小点）

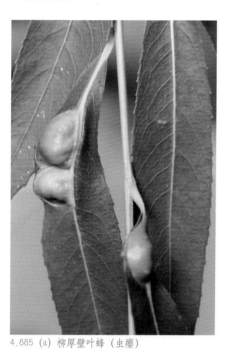

4.885 (a) 柳厚壁叶蜂（虫瘿）

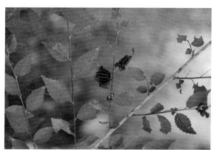

4.888 (a) 榆三节叶蜂（示幼虫取食榆叶状）

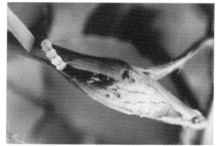

4.889 (b) 玫瑰茎蜂，示月季被害茎内的幼虫

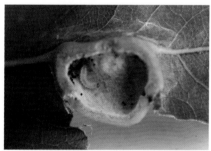

4.885 (b) 柳厚壁叶蜂（幼虫）

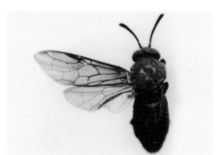

4.888 (b) 榆三节叶蜂

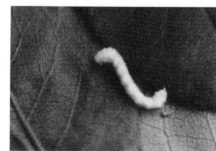

4.889 (c) 玫瑰茎蜂，示幼虫形态

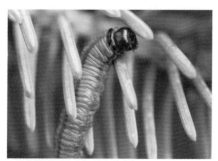

4.886 带岭新松叶蜂（示幼虫）

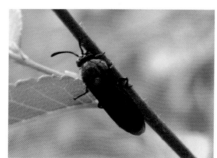

4.888 (c) 榆三节叶蜂（成虫）

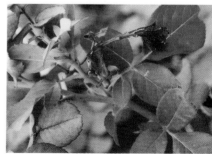

4.889 (d) 玫瑰茎蜂，示嫩梢被害状

4.890
蔷薇切叶蜂
Megachile nipponica Cockerell

【寄主】月季、黄刺梅、蔷薇等。

【分布】市区、怀来、宣化。

【危害程度】+

4.891
拟蔷薇切叶蜂
Megachile subtranguilla Yasumatsu

【寄主】蔷薇科植物以及白蜡、槐树、核桃、枣、柿等。

【分布】蔚县。

【危害程度】+

4.892
风桦锤角叶蜂
Cimbex femorata Linnaeus

【寄主】风桦、白桦、疣皮桦。

【分布】涿鹿、蔚县。

【危害程度】+

4.893
亚美棒锤角叶蜂
Clavellaria amerinae Linnaeus

【寄主】杨、柳。

【分布】蔚县。

【危害程度】+

4.894
多毛毛锤角叶蜂
Trichiosoma villosum Moschusky

【寄主】柳树。

【分布】蔚县。

【危害程度】+

4.895
烟扁角树蜂
Tremex fuscicornis (Fabricius)

【寄主】杨、柳、榆、槐、臭椿、桦、水青冈、栎、朴、梨、杏、桃等。

【分布】涿鹿。

【危害程度】+

4.896
泰加大树蜂
Urocerus gigas taiganus Benson

【寄主】云杉、落叶松。

【分布】蔚县、涿鹿。

【危害程度】+

4.897
槐树种子小蜂
Bruchophagus onois (Mayr)

【寄主】槐树、刺槐、龙爪槐。

【分布】蔚县、涿鹿。

【危害程度】+

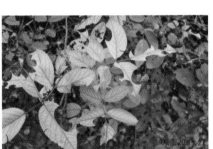
4.890 蔷薇切叶蜂，示叶被害状

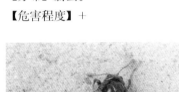
4.892 风桦锤角叶蜂

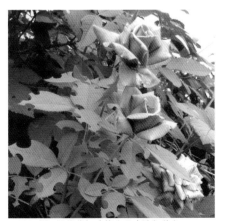
4.891 (a) 拟蔷薇切叶蜂（示叶被切状）

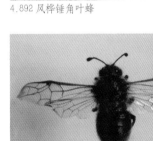
4.894 多毛毛锤角叶蜂

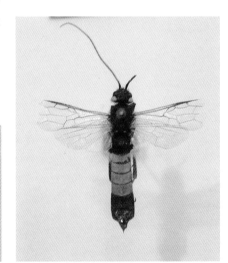
4.896 (a) 泰加大树蜂（♀）

4.891 (b) 拟蔷薇切叶蜂（示叶被切状）

4.895 烟扁角树蜂

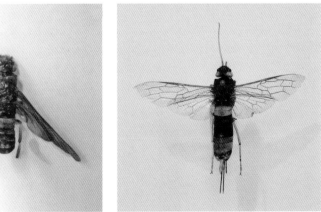
4.896 (b) 泰加大树蜂（♂）

4.898

刺槐种子小蜂

Bruchophagus philorobiniae Liao

【寄主】刺槐。

【分布】涿鹿。

【危害程度】+

4.899

桃仁蜂

Eurytoma maslovskii Nikolskaya

【寄主】杏、桃、李。

【分布】蔚县、怀来、涿鹿。

【危害程度】++

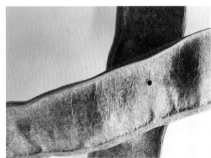

4.898 刺槐种子小蜂（示刺槐荚上的成虫羽化孔）

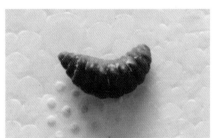

4.899（a）桃仁蜂（示幼虫形态）

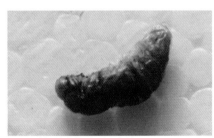

4.899（b）桃仁蜂（示蛹形态）

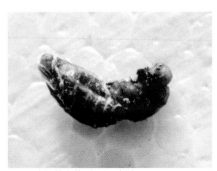

4.899（c）桃仁蜂（示蛹形态）

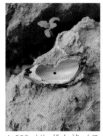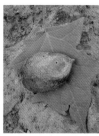

4.899（d）桃仁蜂（示羽化孔，杏核内面观）　4.899（e）桃仁蜂（示被害杏僵果表面的羽化孔）

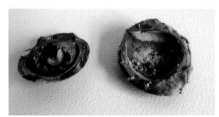

4.899（f）桃仁蜂，幼虫，示危害杏核状

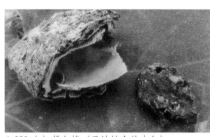

4.899（g）桃仁蜂（示被蛀食的杏仁）

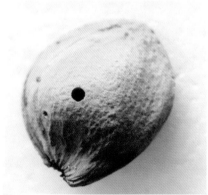

4.899（h）桃仁蜂（示杏核被害状）

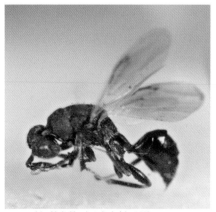

4.899（i）桃仁蜂（示成虫侧面观）

4.900

槲柞瘿蜂

Cynips mukaigawae Mulk

【寄主】虎榛子、辽东栎等壳斗科植物。

【分布】蔚县。

【危害程度】+

4.901

柳叶蜂

Namatus trochanteratus Malasse

【寄主】柳。

【分布】市区。

【危害程度】+

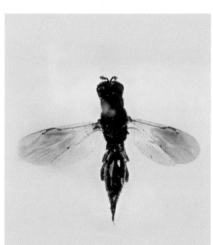

4.899（j）桃仁蜂（示成虫）

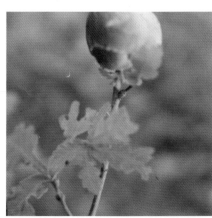

4.900 槲柞瘿蜂（示其幼虫刺激寄主组织膨大而形成的虫瘿）

第六节　双翅目

4.902
枣瘿蚊
Contarinia sp.

【寄主】枣、酸枣。

【分布】怀来。

【危害程度】+

4.903
菊瘿蚊
Diarthronomyia chrysanthemi Ahlberg

【寄主】菊科花卉。

【分布】涿鹿、蔚县。

【危害程度】+

4.904
柳瘿蚊
Rhabdophaga salicis Schrank.

【寄主】柳。

【分布】蔚县、怀来。

【危害程度】+

4.905
落叶松球果花蝇
Lasiomma laricicola (Karl)

【寄主】落叶松球果和种子。

【分布】涿鹿、蔚县等。

【危害程度】+++

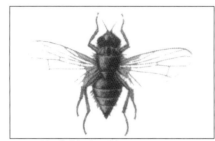

4.905 (a) 落叶松球果花蝇

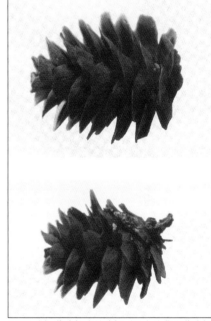

4.905 (b) 落叶松球果花蝇（示上为华北落叶松松塔被害畸形状，下为正常松塔）

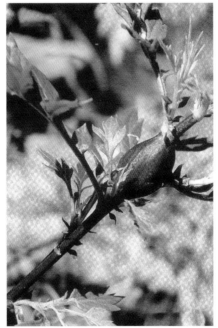

4.903 (b) 菊瘿蚊（示艾茎上的虫瘿）

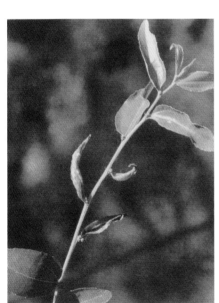

4.902 枣瘿蚊，示枣树叶片被害状

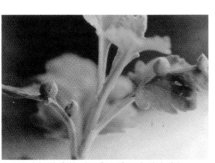

4.903 (a) 菊瘿蚊（示寄主叶面上的虫瘿）

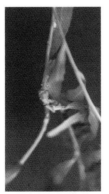

4.904 (a) 柳瘿蚊，示当年新枝被害状

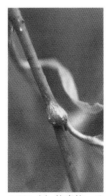

4.904 (b) 柳瘿蚊，示当年叶基部被害状

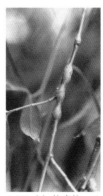

4.904 (c) 柳瘿蚊，示二年生垂柳枝被害状

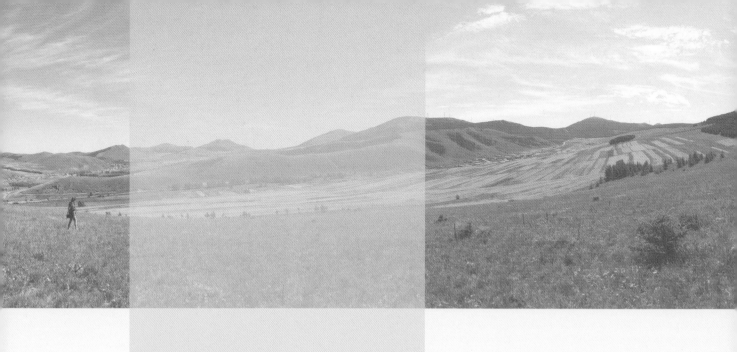

第三篇
其他生物灾害

Disanpian
Qitashengwu
Zaihai

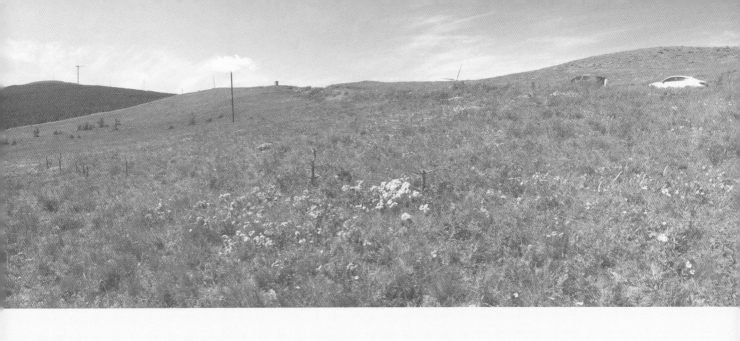

植物在受到某些植物、脊椎动物、蜱螨、软体动物、环节动物、线虫等侵染后，会造成减产、降低经济价值，有的损失是毁灭性的。本篇记述 61 种，有的种类在一些地方可致树木减产死亡。

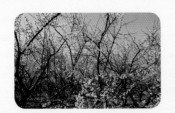 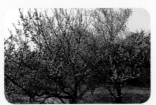 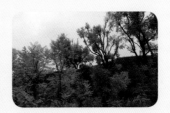

第五章　植物

226

5.1
地衣
Lichns

【寄主】侧柏、落叶松、云杉、杏、仁用杏、榆等，妨碍寄主光合作用。

【分布】赤城、蔚县、涿鹿。

【危害程度】+

注：地衣是由子囊菌 Ascomycota 与绿藻 Chlorophyta 或蓝绿藻 Chanophyta 共生，外部形态有壳状、叶状、枝状之分，可独立生活。

5.2
中国菟丝子
Cuscuta chinensis Lam.

【寄主】菊花、一串红、丁香、接骨木、六道木、枣等。引起寄主生长衰弱，可致草本寄主枯死。

【分布】各县、区。

【危害程度】+

5.3
日本菟丝子
Cuscuta japonica Choisy.

【寄主】刺槐、女贞、杨、柳等，引起生长衰弱，严重时可致死。

【分布】涿鹿、蔚县、宣化、怀来、赤城。

【危害程度】+

5.4
啤酒花菟丝子
Cuscuta lupuliformis Krocker

【寄主】多种乔、灌木和草坪草等多年生草本植物。

【分布】宣化等。

【危害程度】+

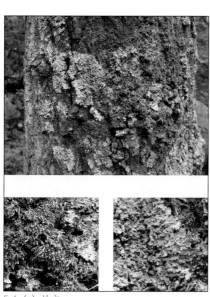
5.1 (a) 地衣

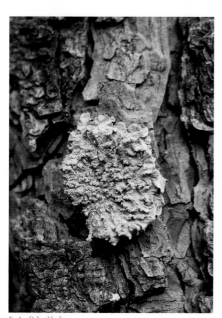
5.1 (b) 地衣

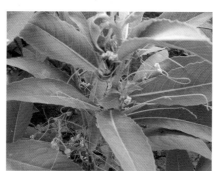
5.2 (a) 中国菟丝子

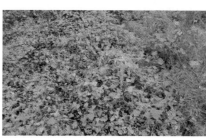
5.2 (b) 中国菟丝子

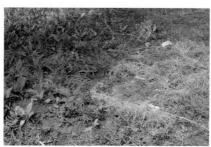
5.2 (c) 中国菟丝子

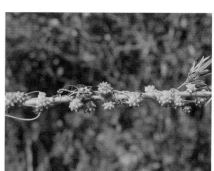
5.3 日本菟丝子

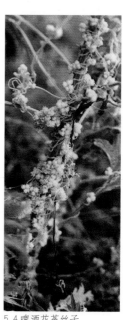
5.4 啤酒花菟丝子

5.5

槲寄生

Viscum colovatum (Kom.) Nakai.

【寄主】杨、榆等，吸收寄主营养，致其衰弱。

【分布】涿鹿。

【危害程度】＋

5.6

黄花列当

Orobanche pycnostachya Hance Journ

【寄主】蒿属的一些花卉根部，致生长衰弱。

【分布】涿鹿。

【危害程度】＋

5.7

黄花刺茄

Solanum rostratum Dunal

【寄主】妨碍多种植物生长。

【分布】市区、宣化、怀安、怀来等。

【危害程度】＋＋

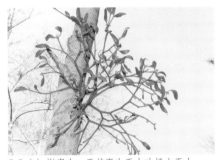

5.5 (a) 槲寄生，示其寄生于小叶杨主干上

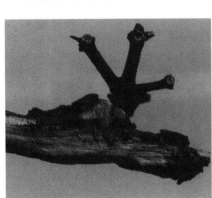

5.5 (b) 槲寄生，示被害柳枝纵剖面

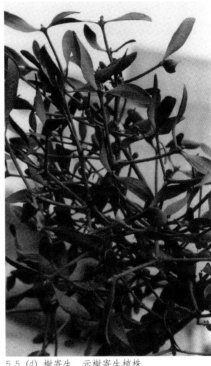

5.5 (d) 槲寄生，示槲寄生植株

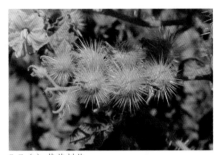

5.7 (a) 黄花刺茄

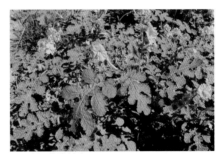

5.7 (b) 黄花刺茄

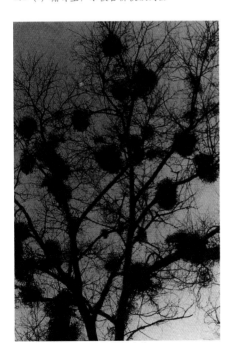

5.5 (c) 槲寄生，示榆树被害状

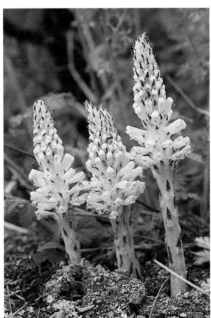

5.6 黄花列当

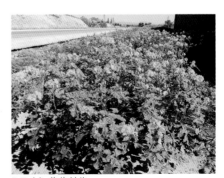

5.7 (c) 黄花刺茄

第六章 动物

第一节 脊椎动物

6.1
草兔
Lepus capensis Linnaeus

【寄主】多种针阔叶树幼苗、苗木，皮被啃（冬季），可致死亡。冬季一年生杨、杏苗等从 20～30cm 处咬断，断口斜割，远看似刀削状，近看断口不平有牙痕状。

【分布】各县、区。

【危害程度】＋

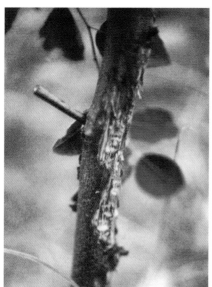

6.1 (a) 草兔，示枣幼树干基被啃食状

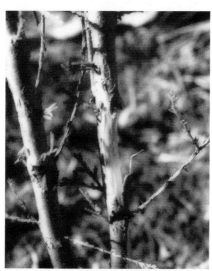

6.1 (b) 草兔，示侧柏幼树干基被啃食状

6.2
岩松鼠
Sciurotamias davidianus Milne-Edwards

【寄主】山楂、核桃、板栗等。

【分布】赤城、怀来、涿鹿、蔚县等。

【危害程度】＋

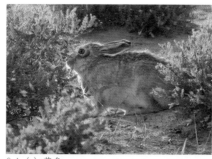

6.1 (c) 草兔

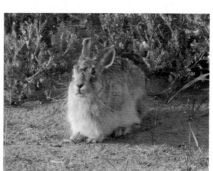

6.1 (d) 草兔

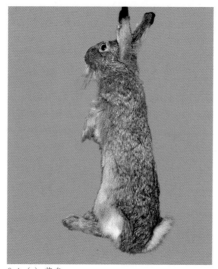

6.1 (e) 草兔

6.3
花鼠
Eutamias sibiricus Laxmann

【寄主】多种树木种子、坚果、浆果。

【分布】尚义、沽源、崇礼、阳原、赤城、怀安、蔚县、涿鹿、怀来、市郊区等。

【危害程度】＋

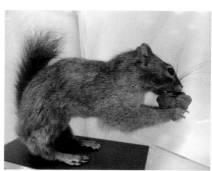

6.2 岩松鼠

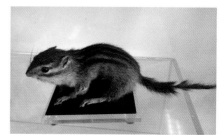

6.3 (a) 花鼠

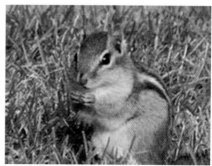

6.3 (b) 花鼠

6.4

达乌尔黄鼠

Citelleus dauricus Brandt

【寄主】取食植物的绿色部分，盗食籽种，偶尔捕食昆虫，是鼠疫的储存寄主。

【分布】各县、区。

【危害程度】+

6.5

隐纹花松鼠

Tamiops swinhoei Milne-Edwards

【寄主】树木的绿色部分。

【分布】蔚县、涿鹿。

【危害程度】+

6.6

复齿鼯鼠

Trogopterus xanthipes Milne-Edwards

【寄主】柏树，食叶、树籽、树皮（粪便为中药五灵脂）。

【分布】涿鹿、蔚县。

【危害程度】+

6.7

五趾跳鼠

Allactaga sibirica Forster

【寄主】草籽、草根，也食昆虫等。

【分布】蔚县、阳原、怀安、万全、尚义、康保、张北、涿鹿、怀来、市区、赤城。

【危害程度】+

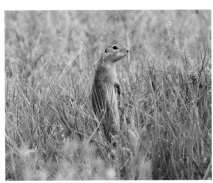

6.4 (a) 达乌尔黄鼠

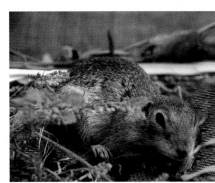

6.4 (d) 达乌尔黄鼠

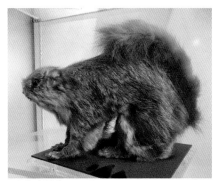

6.6 复齿鼯鼠

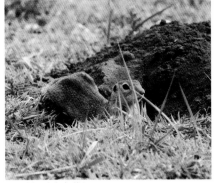

6.4 (b) 达乌尔黄鼠

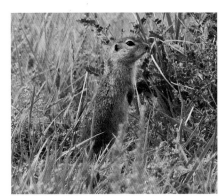

6.4 (e) 达乌尔黄鼠

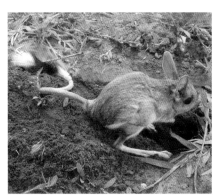

6.7 (a) 五趾跳鼠

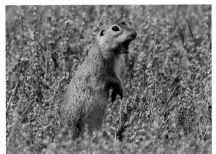

6.4 (c) 达乌尔黄鼠

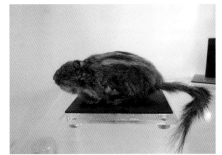

6.5 隐纹花松鼠

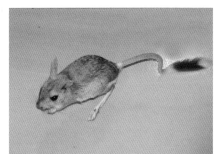

6.7 (b) 五趾跳鼠

6.8
褐家鼠
Rattus norvegicus Berkonhout

【寄主】杂食性，活动于林缘等处，取食林木等种子。是鼠疫、钩端螺旋体病、土拉伦斯病的自然宿主，可侵染给人类。

【分布】各县、区。

【危害程度】+

6.9
社鼠
Rattus niviventer Hodgson

【寄主】松籽、杉籽、栗实等，也食嫩叶、山果等。

【分布】蔚县、涿鹿、赤城等。

【危害程度】+

6.10
小家鼠
Mus musculus Linnaeus

【寄主】林果等的种子，也吃昆虫和植物叶、嫩枝，是鼠疫等多种人类传染病的自然宿主。

【分布】各县、区。

【危害程度】+

6.11
大林姬鼠
Apodemus speciosus Temminck

【寄主】榛子、松等种子，亦挖掘直播造林的种子，有掩埋种子的习性，利于育苗。可传播鼠疫、森林脑炎、乙型脑炎等疾病

【分布】蔚县、市郊区。

【危害程度】+

6.12
黑线姬鼠
Apodemus agrarius Pallas

【寄主】啃食树苗等，可传染类丹毒、鼠疫、伤寒等多种疾病。

【分布】尚义等。

【危害程度】+

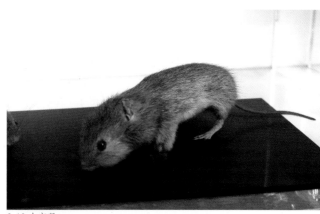

6.10 小家鼠

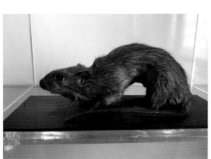

6.8 (a) 褐家鼠

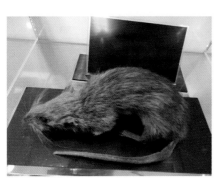

6.8 (b) 褐家鼠

6.11 大林姬鼠

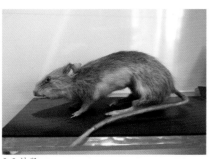

6.9 社鼠

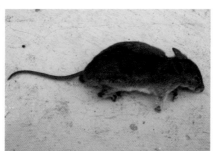

6.12 (a) 黑线姬鼠

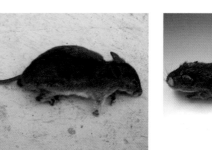

6.12 (b) 黑线姬鼠

6.13
巢鼠
Micromys minutus Pallas
【寄主】林下植被植物的种子等，亦食昆虫。
【分布】沽源。
【危害程度】+

6.14
黑线仓鼠
Cricetulus barabensis Pallas
【寄主】林木种子、树叶、嫩枝等，传染鼠疫等疾病。
【分布】各县、区。
【危害程度】+

6.15
长尾仓鼠
Cricetulus longicaudatus Milne-Edwards
【寄主】林木、果树等的种子、树叶、嫩枝，传染多种疾病。
【分布】赤城、蔚县、市郊区等。
【危害程度】+

6.16
短尾仓鼠
Cricetulus eversmanni Brandt
【寄主】林木等的种子，传染鼠疫。
【分布】康保。
【危害程度】+

6.17
黑线毛足鼠
Phodopus sungorus Pallas
【寄主】锦鸡儿灌丛等植物的绿色部分及种子。
【分布】张北、沽源、尚义、康保等。
【危害程度】+

6.18
小毛足鼠
Phodopus roborovskii
【寄主】搬食飞播造林的种子。妨碍沙地造林。
【分布】康保。
【危害程度】+

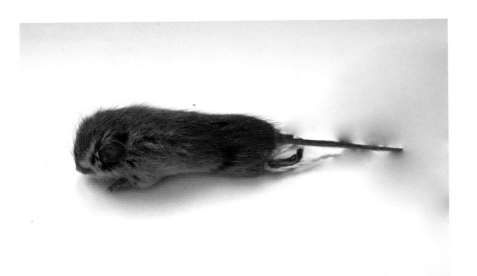

6.13 巢鼠

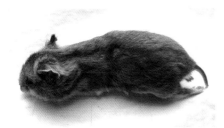

6.14 (a) 黑线仓鼠

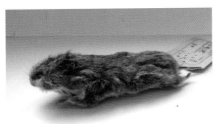

6.15 长尾仓鼠

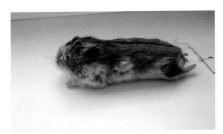

6.17 黑线毛足鼠

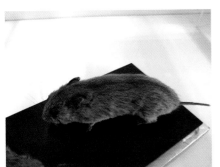

6.14 (b) 黑线仓鼠

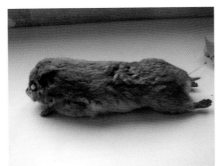

6.16 短尾仓鼠

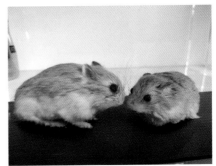

6.18 小毛足鼠

6.19

长爪沙鼠

Meriones unguiculatus Milne-edwards

【寄主】林木等的种子、果实，传染鼠疫等疾病。

【分布】尚义、康保、张北、怀安、沽源、市郊区。

【危害程度】+

6.20

子午沙鼠

Meriones meridianus Pallas

【寄主】林木等的种子、茎、叶，以及少量昆虫，传染多种疾病。

【分布】怀来、怀安、万全、涿鹿、蔚县、康保、市郊区等。

【危害程度】+

6.21

草原鼢鼠

Myospalax aspalax Pallas

【寄主】林木种实和地下部分等。

【分布】尚义、张北、康保、沽源等。

【危害程度】+

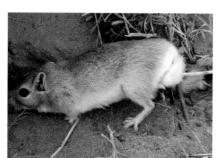

6.19 (a) 长爪沙鼠

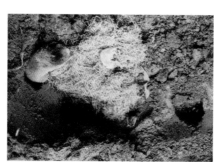

6.21 (a) 草原鼢鼠的巢室，左为成鼠，右为幼鼠

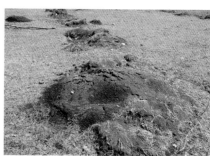

6.21 (d) 草原鼢鼠

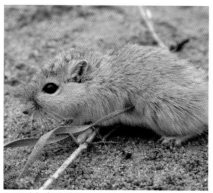

6.19 (b) 长爪沙鼠

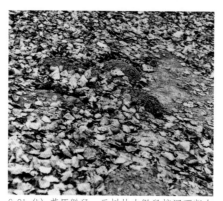

6.21 (b) 草原鼢鼠，示树林内鼢鼠挖洞不断向地面推出新土，在地面形成很多土丘

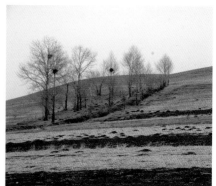

6.21 (e) 草原鼢鼠

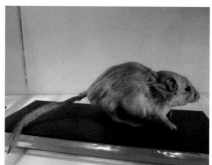

6.20 子午沙鼠

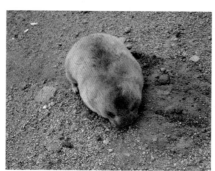

6.21 (c) 草原鼢鼠

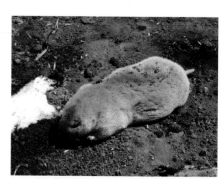

6.21 (f) 草原鼢鼠

6.22

东北鼢鼠

Myospalax pasilurus Milne- Edwards

【寄主】林缘草场，林木种实和地下部分。

【分布】宣化。

【危害程度】+

6.23

中华鼢鼠

Myospalax frontanieri Miine- Edwards

【寄主】林木根部，尤其是幼林、小树，可致其成片枯死。

【分布】各县、区。

【危害程度】+

6.24

布氏田鼠

Microtus brandtii Radde

【寄主】林木等的绿叶、嫩梢等。

【分布】尚义、康保、沽源、张北等。

【危害程度】+

6.25

莫氏田鼠

Microtus maximowiczii Schrenck

【寄主】林木幼树、幼苗。

【分布】沽源。

【危害程度】+

6.26

棕色田鼠

Microtus manderinus Milne-Edwards

【寄主】幼林、苗木根部等。

【分布】沽源、康保、蔚县。

【危害程度】+

6.27

狭颅田鼠

Microtus gregalis Pallas

【寄主】幼林、苗木等的根部、茎叶、种籽。

【分布】尚义、张北、康保、沽源等。

【危害程度】+

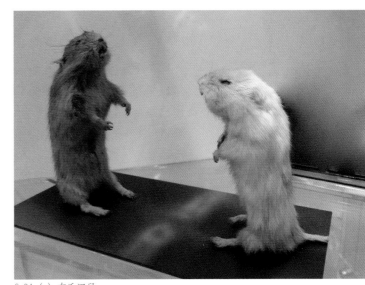

6.24 (a) 布氏田鼠

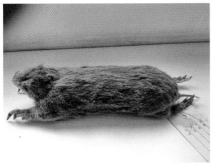

6.22 东北鼢鼠

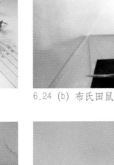

6.24 (b) 布氏田鼠

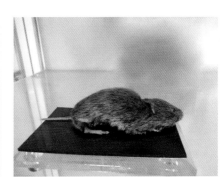

6.26 棕色田鼠

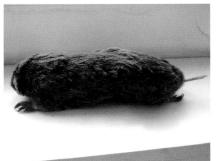

6.23 中华鼢鼠

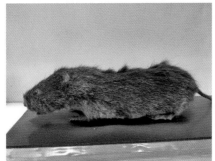

6.25 莫氏田鼠

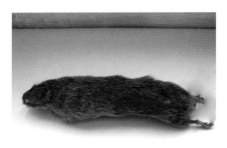

6.27 狭颅田鼠

6.28

棕背䶄

Clethrionomys rufocanus Sundevall

【寄主】林木的绿色部分，盗食林木种子，啃咬树皮，传播森林脑炎，为一种典型的森林鼠害。

【分布】蔚县、康保、沽源。

【危害程度】+

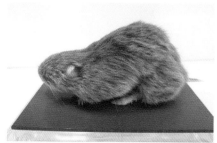

6.28 (b) 棕背䶄

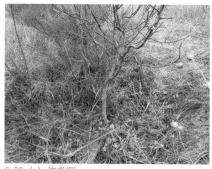

6.28 (a) 棕背䶄

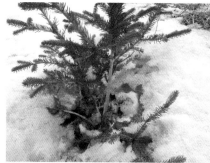

6.28 (c) 棕背䶄

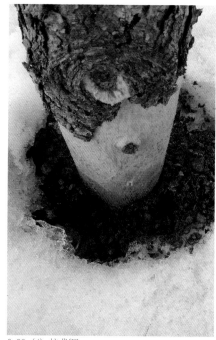

6.28 (d) 棕背䶄

第二节　其他节肢动物

6.29

鼠妇

Armadillidium vulgare Latreille

【寄主】仙客来、瓜叶菊、仙人掌、扶桑等。取食幼嫩根、茎，造成缺苗断垄。

【分布】蔚县、涿鹿、怀安、怀来等。

【危害程度】+

6.30

马陆

Orthomorpha pekuensis

【寄主】草坪草、文竹、瓜叶菊、海棠等。造成幼苗、幼根、嫩茎叶损伤。

【分布】市区。

【危害程度】+

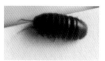

6.29 (a) 鼠妇

6.29 (b) 鼠妇，示成虫形态

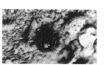

6.29 (c) 鼠妇，示成虫突然受惊后卷缩成球状

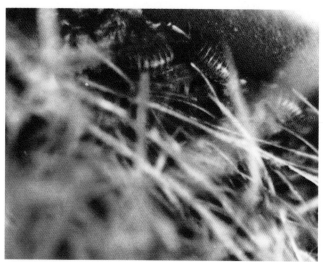

6.29 (d) 鼠妇，示成虫在晴天白昼草坪阴湿处活动

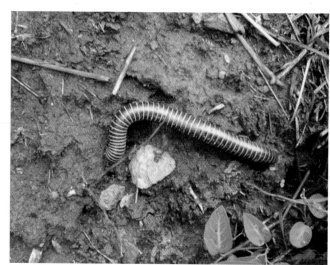

6.30 马陆

6.31

山楂叶螨

Tetranychus viennensis Zacher

【寄主】苹果、杏 山楂、核桃、梨、桃等。引起叶片枯黄，早期脱落。

【分布】各县、区。

【危害程度】+

6.32

苹果全爪螨

Panonychus ulmi Koch.

【寄主】苹果、沙果、杏、山楂等。引起叶片黄绿、脆硬，远看一片苍灰色，但不落叶。

【分布】涿鹿、怀来。

【危害程度】+

6.33

二斑叶螨

Tetranychus urticae Koch.

【寄主】苹果等。引起叶片失绿，早期落叶。

【分布】怀来、蔚县、涿鹿。

【危害程度】+

6.34

朱砂叶螨

Tetranychus cinabarinus (Boisduval)

【寄主】月季、枣、桑、槐、桃、构树。致寄主出现褪绿斑点，严重时落叶、落花、落果。

【分布】宣化、涿鹿、怀来。

【危害程度】+

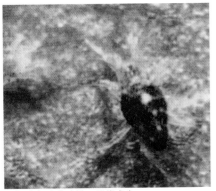

6.31 (a) 山楂叶螨，示雄成虫

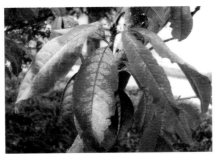

6.31 (d) 山楂叶螨，寄生桃叶，致叶面失绿，枯死

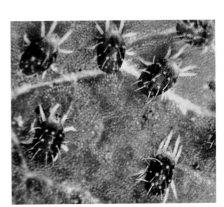

6.32 苹果全爪螨

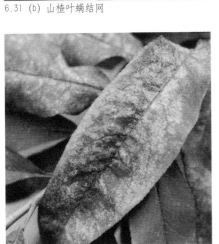

6.31 (b) 山楂叶螨结网

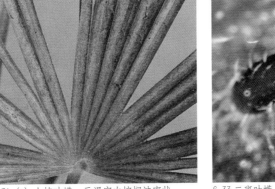

6.31 (e) 山楂叶螨，示温室内棕榈被害状

6.33 二斑叶螨（红色型）

6.31 (c) 山楂叶螨，示碧桃叶被害状

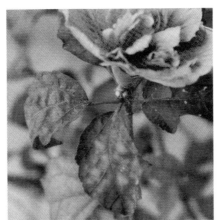

6.31 (f) 山楂叶螨，示木槿叶被害状

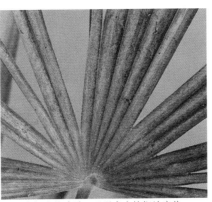

6.34 朱砂叶螨

6.35

针叶小爪螨

Oligonychus ununguis (Jacobi)

【寄主】落叶松 云杉 杜松 侧柏，致寄主针叶初现褪绿斑点，后变为黄褐色至紫褐色，严重时针叶枯萎凋落。

【分布】蔚县、赤城、涿鹿。

【危害程度】+

6.36

榆全爪螨

Panonychus ulmi Koch

【寄主】榆、刺槐、山楂、沙果、月季等。致新叶失绿、枯萎、早落，可致二次发芽。

【分布】涿鹿、怀安。

【危害程度】+

6.37

大瘤瘿螨

Aceria macrodomis (Keifer)

【寄主】枸杞，致新枝、果实、叶片表面形成瘤状畸形。

【分布】张北、市区。

【危害程度】+

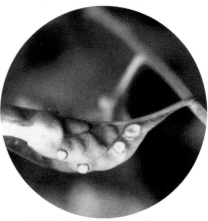

6.37（d）枸杞瘿螨病，示病枸杞叶被害状

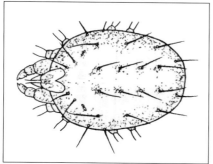

6.35 针叶小爪螨

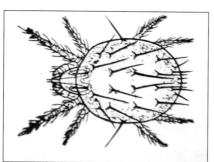

6.36 榆全爪螨

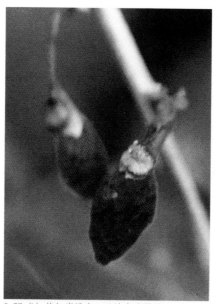

6.37（b）枸杞瘿螨病，示被害成熟果

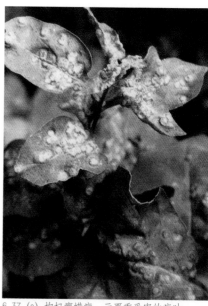

6.37（e）枸杞瘿螨病，示严重受害的病叶

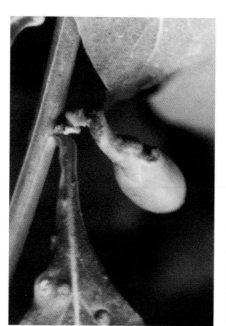

6.37（a）枸杞瘿螨病，示被害青果

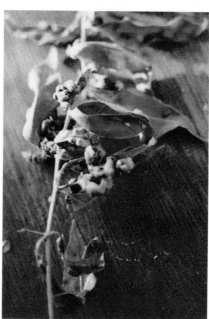

6.37（c）枸杞瘿螨害

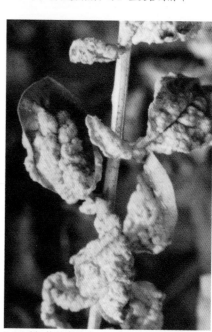

6.37（f）枸杞瘿螨病，示严重受害的嫩梢

6.38

毛白杨瘿螨

Eriophyes dispar Nal.

【寄主】毛白杨，致新生枝叶皱缩密集，称"绣球病"或皱叶病。

【分布】怀来等。

【危害程度】+

6.39

杨柳叶螨

Eotetranychus populi Koch.

【寄主】杨柳科树木，多见柳树，致叶片失绿、脱落。

【分布】市区。

【危害程度】+

6.40

葡萄缺节瘿螨

Colomerus vitis (Pagenstecher)

【寄主】葡萄，引起叶片的毛毡病。

【分布】怀来、宣化。

【危害程度】+

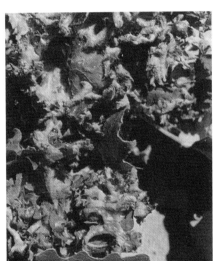

6.38 杨皱叶病

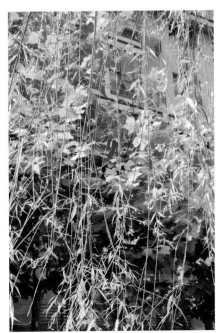

6.39 (a) 杨柳叶螨，示被害枝条叶片脱落状

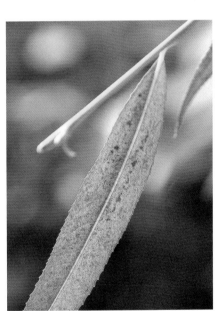

6.39 (b) 杨柳叶螨，示垂柳被害状

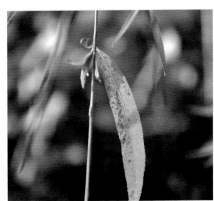

6.39 (c) 杨柳叶螨，示垂柳被害状

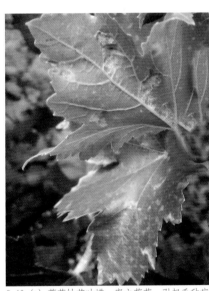

6.40 (a) 葡萄缺节叶螨，寄主葡萄，引起毛毡病

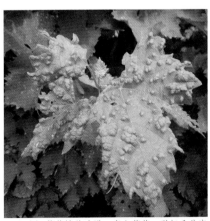

6.40 (b) 葡萄缺节叶螨，寄主葡萄，引起毛毡病

6.41
胡桃绒毛瘿螨
Eriophyes tristriatus erineus Nal.
【寄主】核桃楸，引起叶片的毛毡病。
【分布】涿鹿。
【危害程度】+

6.42
柳瘿螨
Eriophyes tetanothrix Nal.
【寄主】柳，侵染柳叶，引起瘿瘤病。
【分布】蔚县、涿鹿。
【危害程度】+

6.43
槭绒毛瘿螨
Eriophyes macrochelus eriobius Nal.
【寄主】槭，侵染叶片引起毛毡病。
【分布】涿鹿。
【危害程度】+

6.44
梨叶肿瘿螨
Eriophyes piri Pagenst.
【寄主】梨，侵染叶片引起叶肿病（叶疹病）。
【分布】涿鹿、怀来。
【危害程度】+

6.45
瘿螨一种
Eriophyes sp.(1)
【寄主】月季，侵染叶片，引起叶肿病（叶疹病）。
【分布】蔚县、涿鹿。
【危害程度】+

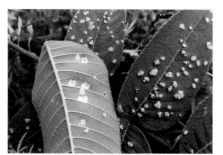

6.41 胡桃绒毛瘿螨，寄生核桃楸叶状

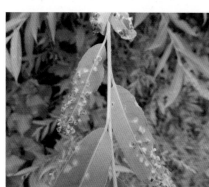

6.42 柳瘿螨

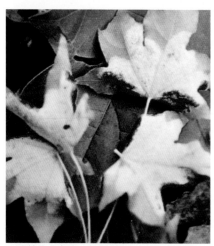

6.43 槭绒毛瘿螨，寄生槭树叶，引起毛毡病

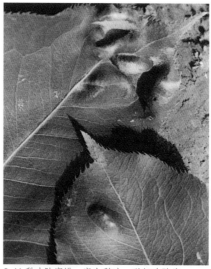

6.44 梨叶肿瘿螨，寄生梨叶，引起叶肿病

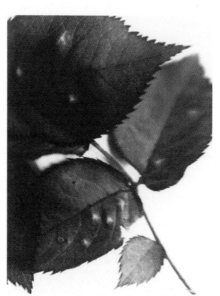

6.45 (a) 瘿螨一种，寄主月季，引起月季叶肿病，示成叶正面症状

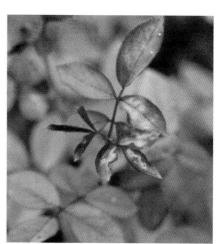

6.45 (b) 瘿螨一种，寄主月季，引起月季叶肿病，示嫩叶被害状

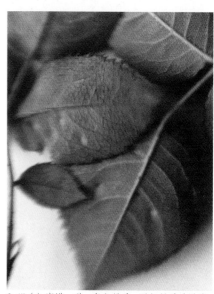

6.45 (c) 瘿螨一种，寄主月季，引起月季叶肿病，示成叶背面症状

6.46

瘿螨一种

Eriophyes sp.(2)

【寄主】虎榛子，侵染叶片、果实、引起瘿螨病。

【分布】蔚县。

【危害程度】+

6.47

瘿螨一种

Eriophyes sp.(3)

【寄主】悬钩子，侵染叶片，引起瘿瘤病。

【分布】蔚县，涿鹿。

【危害程度】+

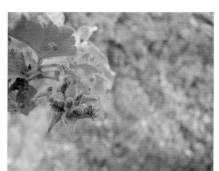

6.46 (a) 瘿螨一种，寄生虎榛子状

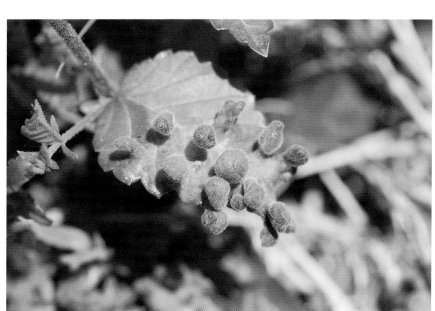

6.46 (d) 瘿螨一种，寄生虎榛子状

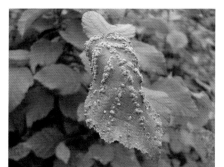

6.46 (b) 瘿螨一种，寄生虎榛子状

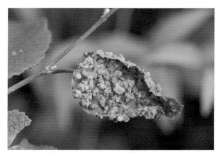

6.46 (c) 瘿螨一种，寄生虎榛子状

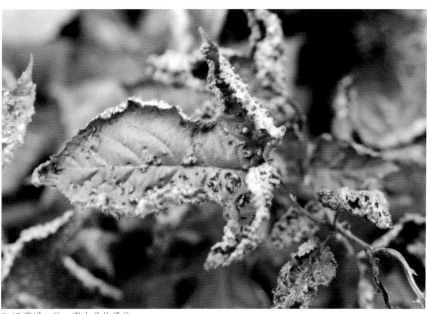

6.47 瘿螨一种，寄生悬钩子状

6.48

瘿螨一种

Eriophyes sp.(4)

【寄主】杏、仁用杏、山杏，侵染叶片，引起瘿瘤病。

【分布】蔚县，赤城，涿鹿。

【危害程度】+

6.49

瘿螨一种

Eriophyes sp.(5)

【寄主】榆。

【分布】涿鹿。

【危害程度】+

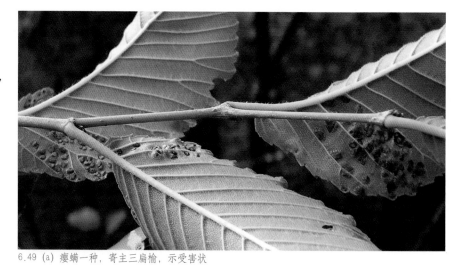

6.49（a）瘿螨一种，寄主三扁榆，示受害状

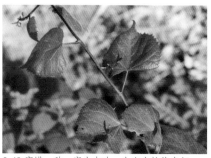

6.48 瘿螨一种，寄生杏叶，生出小柱状突起

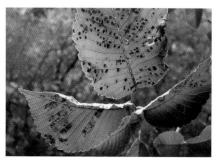

6.49（b）瘿螨一种，示三扁榆被害状

第三节　软体动物　环节动物　线虫

6.50

蚯蚓

Pheretima tschiliensis

【寄主】实生林、果、花、药的幼苗，致苗圃地缺苗断垄。

【分布】各县、区。

【危害程度】+

6.51

野蛞蝓

Agriolimax agrestis L.

【寄主】月季、菊花、仙客来、朱顶红、一串红、瓜叶菊、唐菖蒲、鸢尾等多种花卉，致寄主幼苗、嫩梢、叶片缺损、孔洞，其排泻物造成污染。

【分布】宣化等。

【危害程度】+

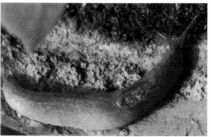

6.51（b）野蛞蝓，示成体爬行态

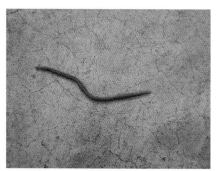

6.50 蚯蚓

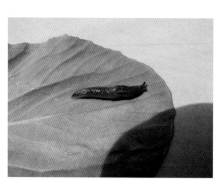

6.51（a）野蛞蝓

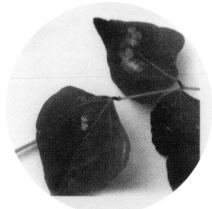

6.51（c）野蛞蝓，示虫体在象牙红叶面爬行后留下的发光黏液痕迹

6.52

灰巴蜗牛

Bradybaena ravida ravida (Benson)

【寄主】草坪草、菊花、扶桑、鸡冠花、一串红、美人蕉、大丽花、月季、金银花、金银木、苹果、桃等。幼贝致其叶肉缺损，留下表皮；成贝对叶造成孔洞，将幼苗咬断，造成缺垄。

【分布】蔚县、涿鹿、怀来、宣化、怀安。

【危害程度】+

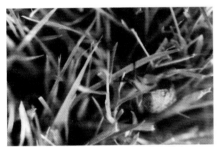

6.52 (a) 同型灰巴蜗牛，示危害草坪状之一

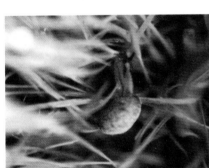

6.52 (b) 同型灰巴蜗牛，示危害草坪状之二

6.53

根结线虫一种

Meloidogyne sp.(1)

【寄主】杜梨，侵染根系，引起根结线虫病。

【分布】蔚县。

【危害程度】+

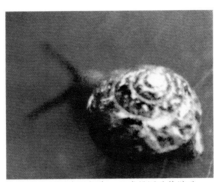

6.52 (c) 同型灰巴蜗牛，示成贝圆孔状脐孔

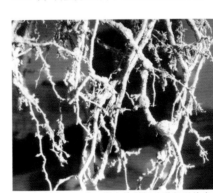

6.53 根结线虫一种，寄生杜梨根系引起跟结病

6.54

根结线虫一种

Meloidogyne sp.(2)

【寄主】梨，侵染根系，引起根结病。

【分布】宣化、蔚县等。

【危害性质】+

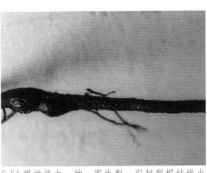

6.54 根结线虫一种，寄生梨，引起梨根结线虫病

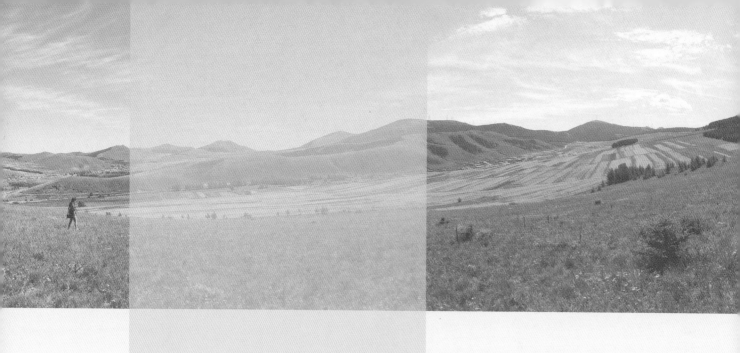

第四篇
生态防控

Disipian
Shengtai
Fangkong

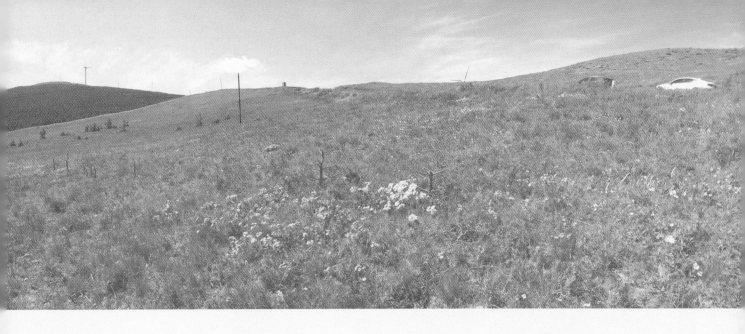

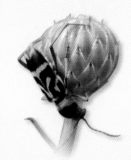

　　森林病虫害防治工作的主导思想，从"治早、治小、治了"，经过"预防为主，综合防治"，到如今的"预防为主，科学防控，依法治理，促进健康"的历程，反映了对防治病虫害的认识由浅入深、逐步深化的经历。如今要把生态环境提高到祖国大地变为绿水青山、金山银山的境界，对林业病虫害的防控提出了更高的要求，森防工作也应为"金山银山"服务，生态防控的概念也就应运而生了。

　　生态防控林业有害生物是系统工程，是利用生物间相生相克机制，通过调整绿化植物与绿化植物、绿化植物与环境、绿化植物与有害生物、有害生物与环境之间的相互关系，优化绿化植物的生长条件，促进其健康发展，恶化有害生物的生存环境，抑制其滋生蔓延，从而达到病虫害不成灾的目的。从多方面采取综合措施，方能收到长期的较为稳定的效果。

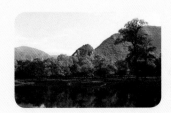 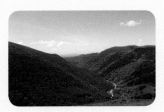 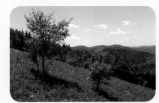

第七章　确诊

　　森林、园林、果园、花圃、药圃等发生灾害，正确的诊断是生物性还是非生物性引起的，是病、虫引起的，是正确采取有效防控措施的前提，是基础。

　　非生物性灾害一般具有如下特征：不具有传染性，灾害发生后，一般不会自行扩大范围，在植物器官的受害部位，受害成型的初期见不到病症。如受害时间长久可能在病部见到似病症的东西，则可能是次生性的，而不是原生的。通过镜检和流行病学调查可确认。

　　生物性灾害则具有明显的侵染、传播、扩散性。这类灾害是昆虫（含叶螨类）、种子植物、动物和病原微生物等引起的。

　　害虫可使绿化植株的叶、嫩梢等形成不同形状的缺损、卷曲、皱缩、褪绿等，枝条萎蔫、枯死等。枝干的皮层、韧皮部、木质部出现不同形状的孔洞、坏、死等。根据不同为害特征可大体分为食叶性、刺吸性、蛀干等类型。此类灾害具有传播、扩散性，不具有传染性。

　　侵染性病原微生物引起的灾害，具有明显的传染性。

　　真菌引起大部分植物病害，和管毛生物、原生生物一样，一般都在病部具有病症，根据症状特点和镜检可以确定是什么原因引起的。

　　细菌、病毒、类病毒、植物菌原体、线虫等引起的绿化植物灾害，往往病状不明显，多需在显微镜下，检出病原物。

　　总之，对林业有害生物引起灾害的正确诊断，只要掌握灾害的一般规律以及某种灾害的特殊规律，认真、仔细的操作，就能较快、正确的诊断。

第八章　防控原则

　　在"预防为主，科学防控，依法治理，促进健康"方针的指导下，坚持如下原则：

　　可持续发展。从生态学的观点出发，在整个林业生产过程中，因地制宜栽种植物、选用抗灾品种，科学管护，妥善调控植物配置、植物与环境、植物与有害生物之间的关系，利用其之间的相辅相克机制，达到绿色环境的和谐、稳定，可永续利用。

　　安全第一。采取任何防控措施都应该保证人、植物和环境的安全，不应以牺牲安全为代价。

　　因地制宜栽种植物。任何绿化植物都有其适宜的气候和土壤。要坚持在不同的环境条件下选用不同的绿化植物，科学施用相应的栽培管理技术措施，确保绿化植物正常、健康的生长，发挥应有的效益。

第九章 经营措施

利用生物间的相生相克机制，通过相应措施达到有害生物不成灾的目的。

第一节 科学设计

在弄清当地气候、土壤等特点的基础上，做到科学设计，包括积极应用乔、灌、藤、草等绿化植物的搭配栽植，在某一个绿化区域内避免绿化植物的单一，不同株高植物搭配，深根性与浅根性植物的搭配，喜光植物与耐阴植物的搭配，落叶与常绿植物的搭配，植物不同叶色、花色季节变化的色彩搭配，不同生物学特性的造林、园林植物混栽（混交），利用有历史、文化价值的原有树木、绿地等。

第二节 植物选择

造林绿化、城镇园林绿化的树种选择，一要因地制宜，适地适树，这是绿化成功的关键，是实现良好绿化效果的先决条件，是生态防控病虫的基础。不论乔木、灌木、藤木、草本植物，都要求一定的土壤、温湿度、海拔高度、纬度等，只有满足了这些条件，才能发挥应有的效益。二要选用乡土树种，乡土树种是当地森林生态系统稳定的重要因素，经长期的自然选择，已与当地的立地条件实现了较完善的适应和衔接，基本能发挥较好效能，而且乡土树种种源较丰富，抗逆性强，种苗与栽植地距离较近，绿化成本也低。三要引进优质良种。合理引进和应用多样化的植物，有利于丰富生物多样性，完善生态结构，体现人与自然的和谐发展。引种要慎重，应注意对比原地和引入地立地条件的异同，进行栽培实验，以实际应用成功的范例为依据，避免盲目引种。四要科学应用原有野生植物。野生植物属于乡土植物，在当地有顽强的生存能力，在绿化中有着广阔的应用前景，充分利用当地的野生植物资源，乔灌草花。

大气干旱，张家口地区年降水量 300 多 mm，蒸腾量却达 2800 多 mm，常于早春、夏、初秋时引起一些树木的叶枯症，如杨树叶枯病可致全株枯死；枣缘叶病等。

土壤干旱及土壤水分过度干湿不均，也不宜植物的生长。当植物从土壤中吸取的水分暂时低于植物生理所需水分的最低值时，园林花木表现暂时萎蔫，这种状态持续下去，可形成永久萎蔫而致花木枯死，山区可见大片油松死亡。土壤水分在植株果实膨大期，先过干，后过湿而致裂果病。

水涝：绿化地长期积水，土壤水分长时间高于植物生理所需水分的最高值，而植物体又无法调节时，可依次表现为萎蔫、烂根，或诱发枯萎病、黄萎病而死亡。

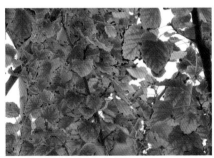

9.1 (a) 杨树非侵染性枯萎病

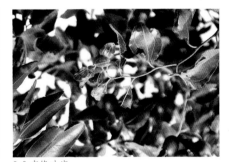

9.2 枣缘叶病

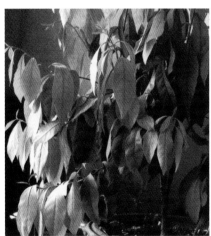

9.4 花木萎蔫症

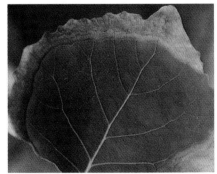

9.1 (b) 杨树非侵染性枯萎病

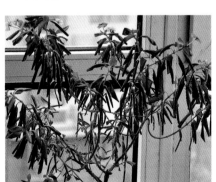

9.3 暂时萎蔫

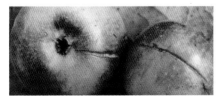

9.5 苹果裂果病

温度不适也可致花木引起伤害。温度失调如低温、霜可引起冻害。大气温度低于花木可以抵抗的最低限度时，可表现出异常状态和变化，如新疆杨破腹病，量天尺冻害，龙血树冻害，红宝石冷害，花木霜冻害，大叶黄杨冻害，梨花冻害，沙漠玫瑰冻害等。

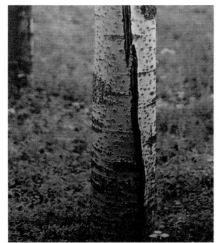

9.6 (a) 杨破腹病：示开裂型

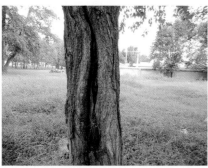

9.6 (b) 杨破腹病

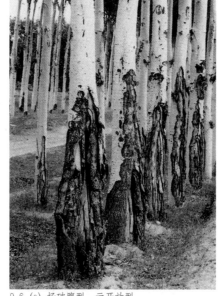

9.6 (c) 杨破腹型：示开放型

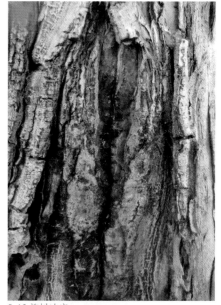

9.10 柳树冻害

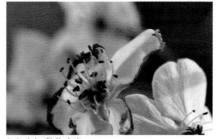

9.9 (a) 梨花冻害

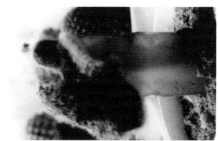

9.11 量天尺冻害

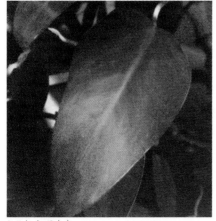

9.7 红宝石冷害

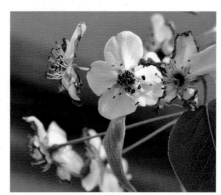

9.9 (b) 梨花冻害

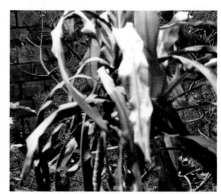

9.12 龙血树冻害

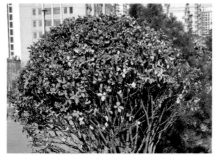

9.8 大叶黄杨冻害

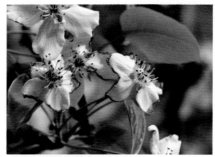

9.9 (c) 梨花冻害

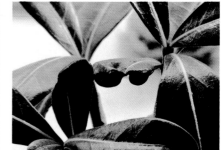

9.13 沙漠玫瑰冻害

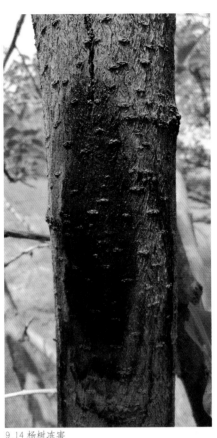

9.14 杨树冻害

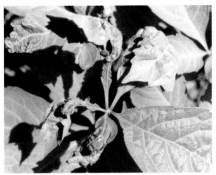

9.15 (a) 花木霜冻害，示五叶地锦嫩叶被害，展开后皱缩状

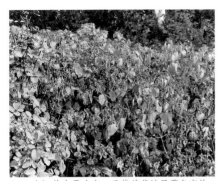

9.15 (c) 花木霜冻害，示紫茉莉被早霜危害状

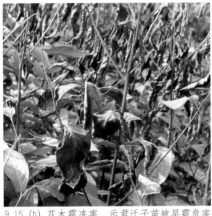

9.15 (b) 花木霜冻害，示君迁子苗被早霜危害状

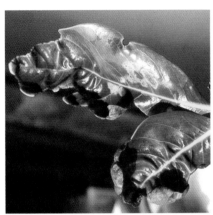

9.15 (d) 花木霜冻害，示玉兰嫩叶被害，展开后皱缩状

阳光直射植物体某一器官的表面，尤其是植物体本身比较缺水，致局部增温超过所能承受的温度界限，而造成伤害。如梨果日灼害，仙人指日灼害，君子兰日灼害等。

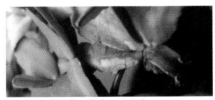

9.16 (a) 仙人指日灼病，示症状 I

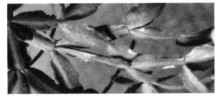

9.16 (b) 仙人指日灼病，示症状 II

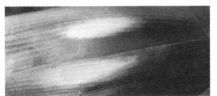

9.17 君子兰日灼病

第三节　选用抗有害生物品种

绿化植物对有害生物的抗性，主要表现在抗嗜食性，抗性作用和耐害性。不同植物的抗性强弱不同，抗性强的植物来源一是当地长期自然选择而形成，又经人工选择的，如小叶黄杨的黑绿株型抗酸雨危害，这较小叶黄杨的黄绿株型为强。二是杂交选育，如廊坊杨具有抗旱、耐寒、速生、材质好、干性强、抗光肩星天牛等优点，其4号还耐盐碱，适宜在"三北"地区栽植。741杨具有材质好，速生，抗鳞翅目害虫等优点。转基因无性系的抗虫杨12号，也具有速生、抗虫、优质等特性。这些都可以因地制宜，因设计需要而选用。

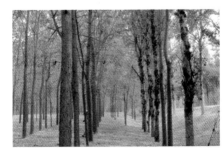

9.18 廊坊杨（左）与北京杨（右）的抗虫（光肩星天牛）性对比，示自然状态下廊坊杨基本不受害，而每株北京杨主干上都有多个虫疤

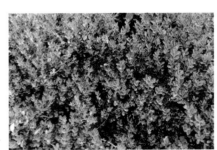

9.19公路边的小叶黄杨绿篱，示小叶黄杨的黄绿株型（左）受酸雨危害严重，而其黑绿株型（右）不受害

247

第九章　经营措施

第四节　精细施工

　　要认真进行如下工序：一是整地，根据立地条件、绿化需要、苗木大小等，挖合适的坑穴，如土质不好，应换入好土。二要选择苗木，无论自育或外购苗木，均需讲究质量，要根系完整、无有害生物、木质化程度高等，特别注意不用重茬苗，不用徒长苗，多年生苗木要用经过倒床的苗木。三要检疫，做好产地检疫和调运检疫，防止外地有害生物的传入，保证新植苗木不带有检疫对象和有害生物。四要把好起苗关和运苗、假植关，做到起好苗、随掘、随运、随栽。不能随时运输和栽植的要假植。五要及时栽植。根据不同植物掌握好不同的绿化季节和时机，特别注意栽植时根系要舒展，清除根系周围除稻草绳、蒲包等以外不易腐烂、不通气的包扎物。

第五节　管护

　　栽植后及时灌水，生长季节按需灌水，特别注意春季干旱的季节灌水、封冻前浇封冻水和春季解冻后浇足返青水。有条件的可施肥，施肥要合理，不要过多过于集中以防"烧死"，方法要得当，如过集中，可灼伤根部，甚至造成植物死亡。合理修剪，有促生长、养树形、少伤害、促结果、提升木材生长量的作用，要因树因地因目的进行修剪。特别注意修除病虫枝。保持绿化区卫生，对在管护中剪下的残枝叶、病虫枝叶不要随手丢弃，要装入塑料袋中，带出绿化区外集中深埋。秋后要将园林绿化区、果园内的枯枝落叶、僵果、植株残体等彻底清除，集中深埋或高温沤肥。

　　要适当施肥，合理追肥。栽培或野生的林果花药（草），都需要氮、磷、钾及其他微量元素，如某种元素缺乏，就会有不良症状出现。如：

　　缺氮（N）会引起缺氮症，病株自下部开始，逐渐向上表现萎黄状。如：油松缺氮症，分布：万全区、怀安县。

　　缺磷（P）会引起缺磷症。如桃缺磷症，分布：怀来县。

　　缺钾（K）会引起缺钾症、干边症、干心症等。如葡萄缺钾症，分布：涿鹿县。

　　缺铁（Fe）会引起黄化症、缺铁症。如：桃缺铁症；梨缺铁症；苹果缺铁症；针叶树黄化症；枣黄化症；凤仙花缺铁症；矮牵牛黄化症，分布：蔚县、怀来县、市区；紫薇缺铁症。

　　缺锰（Mn）会引起缺锰症。如杏缺锰症、樱桃缺锰症，分布：蔚县　怀来县。

　　缺硼（B）会引起缺硼症。如梨缺硼症；苹果缩果病，分布：怀来县、蔚县。

　　缺镁（Mg）会引起缺镁症。如翠菊缺镁症、梨缺镁症，分布：宣化区、怀来县。

　　缺锌（Zn）会引起苹果小叶病，分布：蔚县。

　　缺硫（S）会引起缺硫症，分布：张家口市区。

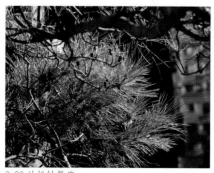

9.20 油松缺氮症

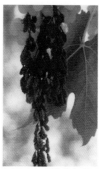

9.22 (a) 葡萄缺钾症：示果穗端部萎蔫

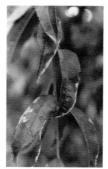

9.23 桃花缺钾症

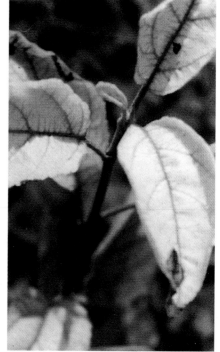

9.24 苹果缺铁症

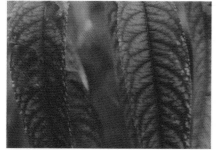

9.21 桃缺磷症：示叶缺磷状

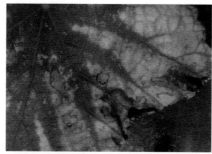

9.22 (b) 葡萄缺钾症：示叶片症状

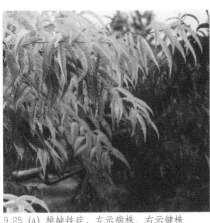

9.25 (a) 桃缺铁症：左示病株，右示健株

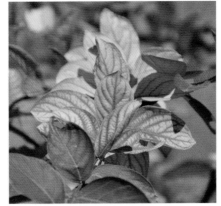

9.28 缺铁

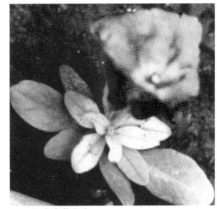

9.31 矮牵牛黄化病

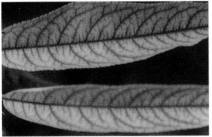

9.25 (b) 桃缺铁症：示病叶

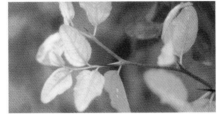

9.29 枣黄化病

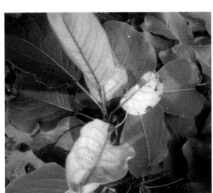

9.26 缺铁梨树

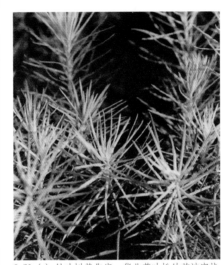

9.30 (a) 针叶树黄化病：华北落叶松幼苗被害状

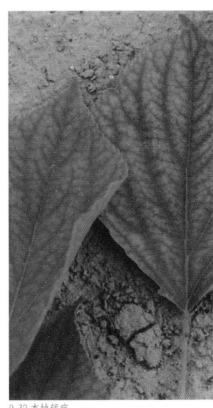

9.32 杏缺锰症

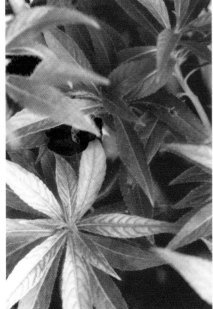

9.27 凤仙花缺铁症

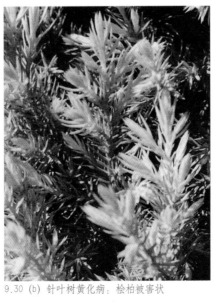

9.30 (b) 针叶树黄化病：桧柏被害状

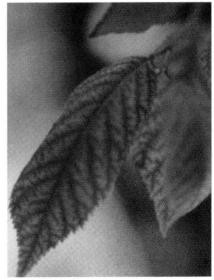

9.33 樱桃缺锰症

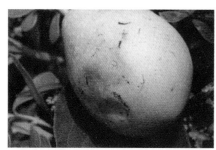
9.34（a）梨缺硼症：示果实症状

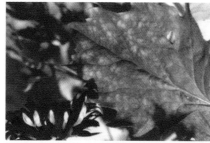
9.36 翠菊缺镁症

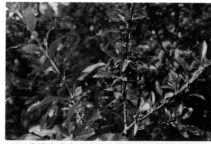
9.38 苹果小叶病：右示病枝，左示健枝

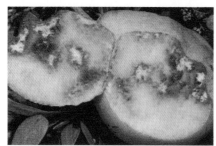
9.34（b）梨缺硼症：示被害果纵剖面

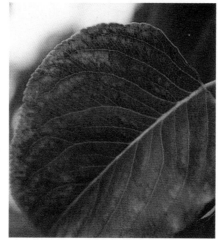
9.37 梨缺镁症：示雪花梨叶部症状

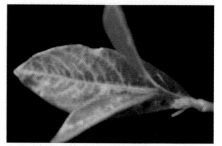
9.39（a）栀子缺硫症，示病新梢

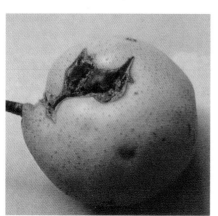
9.35 苹果缩果病：叶片缺硼状

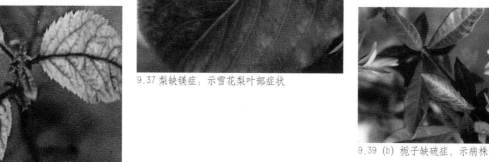
9.39（b）栀子缺硫症，示病株

　　另外，冰雹等强对流天气也能对花木造成伤害。张家口地区有几条雹线（雹打一条线），下冰雹对林果花药（草）造成的伤害，有时是毁灭性的，引起花木冰雹害。分布：张家口各县、区。

　　雷电、雷击可致树皮脱落，树枝击断，树断裂等。分布：张家口各县、区。

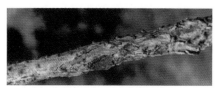
9.40（a）花木冰雹害，示油松枝被害状

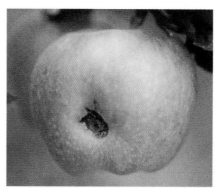
9.40（c）花木冰雹害，示苹果被害状

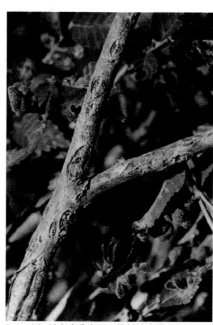
9.41（b）树木冰雹害：示榆树被害状

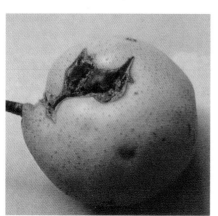
9.40（b）花木冰雹害，示梨果被害状

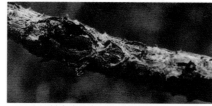
9.41（a）树木冰雹害：示油松被害状

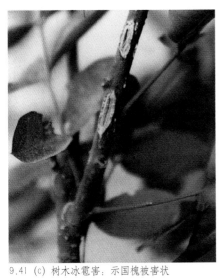

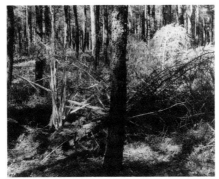

9.42 (a) 树木雷电害：示胸径 36cm 的华北落叶松被雷自基部炸断，横在地面的为被炸断这株树的树梢

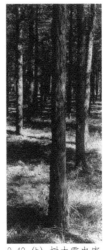

9.41 (c) 树木冰雹害：示国槐被害状

9.42 (b) 树木雷电害：示距被炸断树 40m 远的树皮被炸掉

　　大风也可致树叶破碎、脱落，树枝折断，甚至连根拔起。分布：张家口全市。

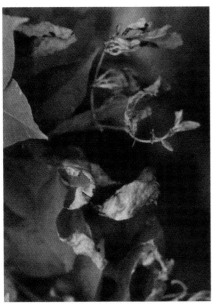

9.43 (a) 树木风害：金银木被害状

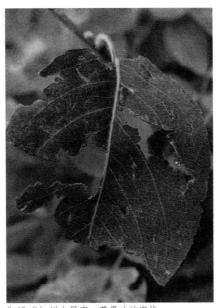

9.43 (b) 树木风害：苹果叶被害状

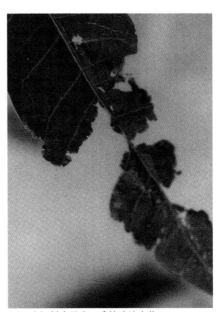

9.43 (c) 树木风害：香椿叶被害状

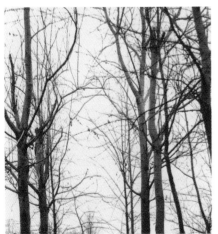

9.44 花木风害，示三倍体毛白杨的枝被风刮折断状

　　化学物质和肥料害可给花木造成伤害。

　　农药。施用农药超过规定的限度而对林果花药营养器官或生殖器官造成了伤害，如：喷洒20%可湿性粉剂哒螨灵的1000倍液防治叶螨，致花卉的叶片边黄变枯死。

　　除草剂害。适量浓度的除草剂可以杀灭杂草等，但残留在喷药机具内的低浓度除草剂可刺激林、果、花、药植株的某些器官畸形，如：葡萄除草剂害，有时会被误认为是葡萄扇叶病。

　　盐害。一为盐碱地栽种不适宜的花木，致其生长不良，甚至死亡。二为公路冬季除雪撒盐，对路边绿化植物造成伤害，甚至致其死亡。

　　化肥施用不当对花木的伤害。可见化肥施用过多，施用方法不当，烧伤根系，致花木部分枝条或全株枯死。

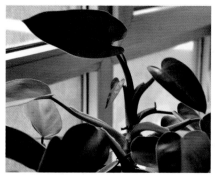

9.45 施肥过多

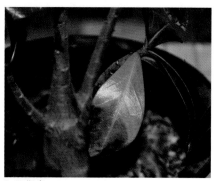

9.46 肥害

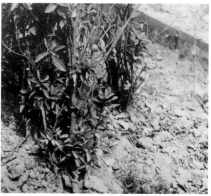

9.47 花木盐害，示城市道边大叶黄杨绿篱被害后枝条枯死断带状

　　无机、有机肥施用过多，可致植株叶片、嫩梢枯落。

　　除草剂施用不当，如草甘磷残余可致葡萄扇叶状。连续多年、多次使用化肥和除草剂，过少使用有机肥可致苹果、梨的褐软病。

　　无意或故意在林区或绿化区燃烧废弃物，对花木造成伤害，城市街道树上乱拉电线接电灯，致树木灼伤。

　　人为在树干上钉钉子，用铁丝捆绑、环剥，扯皮，折枝等对花木造成伤害。

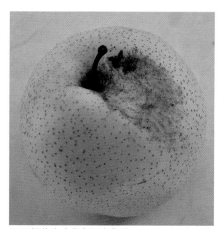

9.48 褐软病连作化肥除草剂

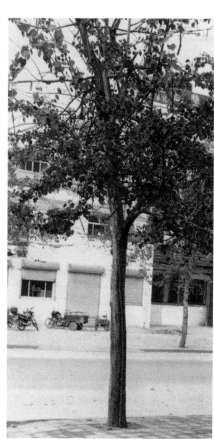

9.49 (a) 花木机械伤害，示杨树主干树皮从下至上被扯去，树木生长凋零

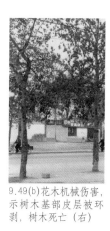

9.49(b)花木机械伤害，示树木基部皮层被环剥，树木死亡（右）

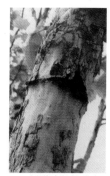

9.49(c)花木机械伤害，示城市行道树被铁丝勒入木质部

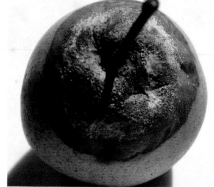

9.50 梨果柄基腐病附

栽植方法不当，或花木长期在不适宜的地方生长、阴蔽、阳光照射过强、干旱或浇水过多、土壤板结或排水不良、施用未经腐熟的有机肥等，都可使一些花木黄化或生理性落叶。如文竹黄化病，营养杯育苗，栽植时不将杯去掉，花木移植时不去除不易腐烂的包装物（如塑料薄膜等）。果园重茬，连年多次大量施用除草剂、化肥，不施或很少施用有机肥，引起土壤养分、微生物严重失衡，引起"褐软病"，如桃褐软病。分布：怀来县。

树苗移植后缓苗期管理跟不上，致树苗缓苗期综合症，因根系吸收功能不健全，地上部分表现为树势衰弱，叶缘干枯，甚至发生腐烂病而死亡。

城镇绿化区内，不当的地面硬化，致园林花木生长不良，以致死亡。如树木地面硬化综合症。

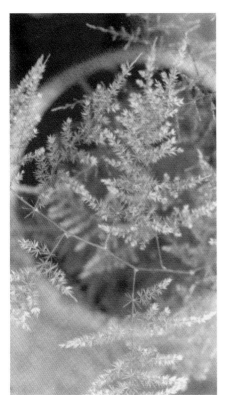

9.51 文竹黄化病

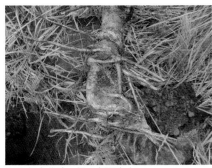

9.52 起大苗时，根系保留太少

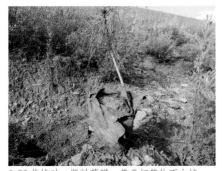

9.53 栽植时，塑料薄膜、营养杯等物不去掉

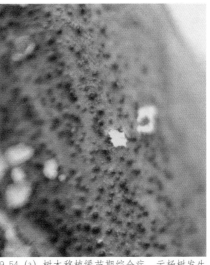

9.54（a）树木移植缓苗期综合症，示杨树发生腐烂病

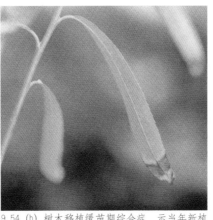

9.54（b）树木移植缓苗期综合症，示当年新植柳树发生非侵染性枯萎病

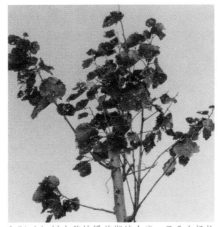

9.54（c）树木移植缓苗期综合症，示毛白杨长势衰弱，叶缘干枯

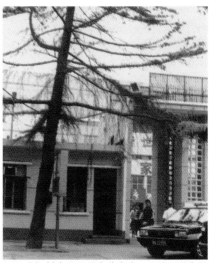

9.55（a）树木地面硬化综合症，示地面硬化雪松生长不良

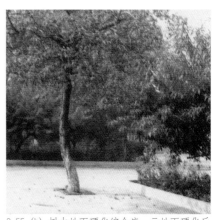

9.55（b）树木地面硬化综合症，示地面硬化后板栗（左）在炎热的夏季枯萎

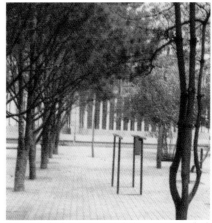

9.55（c）树木地面硬化综合症，示地面硬化后松树萎黄濒于死亡

第十章　防控措施

第一节　认真做好预测预报

　　有害生物情况预测预报是根据有害生物的生物学特性或发生规律、情况的动态资料及其与环境的相互作用，采用有效积温、发育速度、物候、经验性温度指标等预测方法，分别对有害生物的发生期、发生量、发生范围和为害程度，做出短、中、长期预报。准确、及时的有害生物预测预报，是有的放矢地控制有害生物的重要措施。各绿化区根据面积大小和人员力量的强弱，建立测报站（点），及时调查、掌握有害生物的情况，及时发布情况，为是否采取防控措施和采取什么防控措施提供依据。

第二节　生物防控

　　利用自然界生物种群间"食物链""食物网"的相互抗衡、制约关系控制有害生物，是生态防控林业有害生物的重要措施，具有不污染环境，对人、畜安全，不伤害天敌，可持续发挥控制作用等优点。使用生物防控有害生物，是现代林业的重要标志。生物防控技术可分为以下几大类。一是天敌昆虫的利用，如利用管氏肿腿蜂防控青杨天牛和双条杉天牛，周氏啮小蜂防控美国白蛾，赤眼蜂防控松毛虫等，都可因地制宜的推广应用。二是微生物制剂的应用，如苏云金杆菌、白僵菌、核型多角体病毒防控松树、杨树上的食叶害虫等。三是保护和招引有益的脊椎动物。如灰喜鹊、啄木鸟、猫头鹰、青蛙、蟾蜍等。

第三节　人工除治

　　根据有害生物的发生规律和生物学习性，抓住其生活史（侵染循环）中的薄弱环节，因地制宜的采取人工、机械、物理等方法控制有害生物的种群数量，使其不成灾。这种方法具有简单易行，经济有效，不污染环境等优点，适用于交通方便、面积不太大、绿化区状况又不复杂等地区。冬季可清除枯枝落叶、病虫枝叶、刮树皮并集中深埋；生长季节，结合经营管理摘除病虫叶片枝条、病虫花果等集中深埋；越冬期、蛹期、卵期、低龄期以及假死性等，都是有害生物生活史、生活习性中的薄弱环节，人工捕捉成虫、幼虫，摘除卵块、挖蛹，刺杀天牛、木蠹蛾幼虫等，利用低龄美国白蛾集中危害期，摘除网幕，等等，在一定范围内都是行之有效的。

第四节　诱杀和阻隔

　　诱杀是利用某些有害生物对不同气味等的趋性而杀之，称诱杀。如金缘吉丁虫对新鲜梨木具有趋性，新鲜牛粪对蝼蛄有明显吸引力，等等，都可加以利用。黑光灯对很多昆虫具有吸引力，虽可诱杀，但"益虫""害虫"不分，最好不用，可在对特定虫种进行测报时候使用。对有选择性的引诱昆虫的灯，可用于防控。对某些害虫可用性诱剂诱杀。

　　阻隔。每种有害生物都有特定的寄主植物，可利用绿化植物的带状、块状混栽法加以阻隔，避免单纯大面积种植某种植物。树干扎塑料裙也是防控有上、下树习性的松毛虫（北方）、柳毒蛾等的有效方法。

　　另外，对繁殖材料进行热处理，如太阳暴晒、温汤浸种等也可利用。但对剪下的或秋冬落下带有害生物的枝、叶、花等的处理，不要焚烧，应深埋。

第五节　科学使用农药

　　在林业有害生物防控中使用农药时，要正确认识农药的性质、防控对象、寄主种类、植保器械和环境因素，合理地对相互关系进行调节控制和应用，不污染环境，对人、畜、寄主、有益生物安全，从而达到预期的防控效果。一要慎重选药，首选无机农药（如波尔多液、石硫合剂、硫悬浮剂、硫酸铜、柴油乳剂等）和植物性农药（如除虫菊、狼毒、苦参、烟草、鱼藤等）。这类农药效果好，对环境污染小，有害生物不易产生抗药性，选择性又强，要从保护环境，加强生态建设的高度，积极推广应用。其次合理使用有机合成农药，这类农药可迅速直接大面积压低有害生物的种群密度，适用对象较广泛，防控效果受自然因素影响较小，施药方法灵活多样，很少受地区等限制，有较多种可供选择，防控成本相对较低，但如施用不当，有害生物易产生抗药性，污染环境，导致次要有害生物变为主要有害生物，连续大面积成灾等。因此在不得不采用用有机合成农药时，一定要尽量减少农药的施用量和使用次数，坚决不用国家明令禁止使用的农药。可适当选用氯氰菊酯、灭幼脲、除虫脲、吡虫啉、螨克、瑞毒霉等高效低毒的杀菌、杀虫、杀螨剂。第三要科学用药，强调对症施药，适时施药、适量施药、科学混配农药。第四确保安全用药，包括防止农药对植物产生药害，防止对有益生物产生毒害，防止人畜中毒事件的发生。

第六节　合理施药

施药时要以农药的剂型、植物的种类及其生育期选用正确的施用方法，常用的方法有喷雾法、喷粉法、毒环法、土壤处理法、浸渍法等。根据有害生物发生面积、寄主高低等确定使用机动、半机动还是手动机具，讲究施药质量，确保成本低，效果好。

附录 1　全国林业检疫性有害生物

1. 松材线虫　　　　*Bursaphelenchus xylophilus* (Steiner et Buhrer) Nickle
2. 美国白蛾　　　　*Hyphantria cunea* (Drury)
3. 苹果蠹蛾　　　　*Cydia pomonella* (L.)
4. 红脂大小蠹　　　*Dendroctonus valens* LeConte
5. 双钩异翅长蠹　　*Heterobostrychus aequalis* (Waterhouse)
6. 杨干象　　　　　*Cryptorrhynchus lapathi* L.
7. 锈色棕榈象　　　*Rhynchophorus ferrugineus* (Olivier)
8. 青杨脊虎天牛　　*Xylotrechus rusticus* L.
9. 扶桑绵粉蚧　　　*Phenacoccus solenopsis* Tinsley
10. 红火蚁　　　　　*Solenopsis invicta* Buren
11. 枣实蝇　　　　　*Carpomya vesuviana* Costa
12. 落叶松枯梢病　　*Botryosphaeria laricina* (Sawada) Shang
13. 松疱锈病　　　　*Cronartium ribicola* J. C. Fischer ex Rabenhorst
14. 薇甘菊　　　　　*Mikania micrantha* H.B.K.

附录 2　全国林业危险性有害生物

1. 落叶松球蚜　　*Adelges laricis laricis* Vall.
2. 苹果绵蚜　　　*Eriosoma lanigerum* (Hausmann)
3. 板栗大蚜　　　*Lachnus tropicalis* (Van der Goot)
4. 葡萄根瘤蚜　　*Viteus vitifolii* (Fitch)
5. 栗链蚧　　　　*Asterolecanium castaneae* Russell
6. 法桐角蜡蚧　　*Ceroplastes ceriferus* Anderson
7. 紫薇绒蚧　　　*Eriococcus lagerostroemiae* Kuwana
8. 枣大球蚧　　　*Eulecanium gigantea* (Shinji)
9. 槐花球蚧　　　*Eulecanium kuwanai* (Kanda)
10. 松针蚧　　　　*Fiorinia jaonica* Kuwana
11. 松突圆蚧　　　*Hemiberlesia pitysophila* Takagi
12. 吹绵蚧　　　　*Icerya purchasi* Maskell
13. 栗红蚧　　　　*Kermes nawae* Kuwana
14. 柳蛎盾蚧　　　*Lepidosaphes salicina* Borchsenius
15. 杨齿盾蚧　　　*Quadraspidiotus slavonicus* (Green)
16. 日本松干蚧　　*Matsucoccus matsumurae* (Kuwana)
17. 云南松干蚧　　*Matsucoccus yunnanensis* Ferris
18. 栗新链蚧　　　*Neoasterodiaspis castaneae* (Russell)
19. 竹巢粉蚧　　　*Nesticoccus sinensis* Tang
20. 湿地松粉蚧　　*Oracella acuta* (Lobdell)
21. 白蜡绵粉蚧　　*Phenacoccus fraxinus* Tang
22. 桑白蚧　　　　*Pseudaulacaspis pentagona* (Targioni-Tozzetti)
23. 杨圆蚧　　　　*Quadraspidiotus gigas* (Thiem et Gerneck)
24. 梨圆蚧　　　　*Quadraspidiotus perniciosus* (Comstock)
25. 中华松梢蚧　　*Sonsaucoccus sinensis* (Chen)
26. 卫矛矢尖蚧　　*Unaspis euonymi* (Comstock)
27. 温室白粉虱　　*Trialeurodes vaporariorum* (Westwood)
28. 沙枣木虱　　　*Trioza magnisetosa* Log.
29. 悬铃木方翅网蝽*Corythucha ciliata* (Say)
30. 西花蓟马　　　*Frankliniella occidentalis* (Pergande)
31. 苹果小吉丁虫　*Agrilus mali* Matsumura
32. 花曲柳窄吉丁　*Agrilus marcopoli* Obenberger
33. 花椒窄吉丁　　*Agrilus zanthoxylumi* Hou
34. 杨十斑吉丁　　*Melanophila picta* Pallas
35. 杨锦纹吉丁　　*Poecilonota variolosa* (Paykull)
36. 双斑锦天牛　　*Acalolepta sublusca* (Thomson)
37. 星天牛　　　　*Anoplophora chinensis* (Foerster)
38. 光肩星天牛　　*Anoplophoraglabripennis* (Motsch.)
39. 黑星天牛　　　*Anoplophora leechi* (Gahan)
40. 皱绿柄天牛　　*Aphrodisium gibbicolle* (White)
41. 栎旋木柄天牛　*Aphrodisium sauteri* Matsushita
42. 桑天牛　　　　*Apriona germari* (Hope)
43. 锈色粒肩天牛　*Apriona swainsoni* (Hope)
44. 红缘天牛　　　*Asias halodendri* (Pallas)
45. 云斑白条天牛　*Batocera horsfieldi* (Hope)
46. 花椒虎天牛　　*Clytusvalidus* Fairmaire
47. 麻点豹天牛　　*Coscinesthes salicis* Gressitt
48. 栗山天牛　　　*Massicus raddei* (Blessig)
49. 四点象天牛　　*Mesosa myops* (Dalman)
50. 松褐天牛　　　*Monochamus alternatus* Hope

51. 锈斑楔天牛　　　*Saperda balsamifera* Motschulsky
52. 山杨楔天牛　　　*Saperda carcharias* (Linnaeus)
53. 青杨天牛　　　　*Saperda populnea* (L.)
54. 双条杉天牛　　　*Semanotus bifasciatus* (Motschulsky)
55. 粗鞘双条杉天牛　*Semanotus sinoauster* Gressitt
56. 光胸断眼天牛　　*Tetropium castaneum* (L.)
57. 家茸天牛　　　　*Trichoferus campestris* (Faldermann)
58. 柳脊虎天牛　　　*Xylotrechus namanganensis* Heydel.
59. 紫穗槐豆象　　　*Acanthoscelides pallidipennis* Motschulsky
60. 柠条豆象　　　　*Kytorhinus immixtus* Motschulsky
61. 椰心叶甲　　　　*Brontispa longissima* (Gestro)
62. 水椰八角铁甲　　*Octodonta nipae* (Maulik)
63. 油茶象　　　　　*Curculio chinensis* Chevrolat
64. 榛实象　　　　　*Curculio dieckmanni* (Faust)
65. 麻栎象　　　　　*Curculio robustus* Roelofs
66. 剪枝栎实象　　　*Cyllorhynchites ursulus* (Roelofs)
67. 长足大竹象　　　*Cyrtotrachelus buqueti* Guer
68. 大竹象　　　　　*Cyrtotrachelus longimanus* Fabricius
69. 核桃横沟象　　　*Dyscerus juglans* Chao
70. 臭椿沟眶象　　　*Eucryptorrhynchus brandti* (Harold)
71. 沟眶象　　　　　*Eucryptorrhynchus chinensis* (Olivier)
72. 萧氏松茎象　　　*Hylobitelus xiaoi* Zhang
73. 杨黄星象　　　　*Lepyrus japonicus* Roelofs
74. 一字竹象　　　　*Otidognathus davidis* Fabricuius
75. 松黄星象　　　　*Pissodes nitidus* Roel.
76. 榆跳象　　　　　*Rhynchaenus alini* Linnaeus
77. 褐纹甘蔗象　　　*Rhabdoscelus lineaticollis* (Heller)
78. 华山松木蠹象　　*Pissodes punctatus* Langor et Zhang
79. 云南木蠹象　　　*Pissodes yunnanensis* Langor et Zhang
80. 华山松大小蠹　　*Dendroctonus armandi* Tsai et Li
81. 云杉大小蠹　　　*Dendroctonus micans* Kugelann
82. 光臀八齿小蠹　　*Ips nitidus* Eggers
83. 十二齿小蠹　　　*Ips sexdentatus* Borner
84. 落叶松八齿小蠹　*Ips subelongatus* Motschulsky
85. 云杉八齿小蠹　　*Ips typographus* L.
86. 柏肤小蠹　　　　*Phloeosinus aubei* Perris
87. 杉肤小蠹　　　　*Phloeosinus sinensis* Schedl
88. 横坑切梢小蠹　　*Tomicus minor* Hartig
89. 纵坑切梢小蠹　　*Tomicus piniperda* L.
90. 日本双棘长蠹　　*Sinoxylon japonicus* Lesne
91. 橘大实蝇　　　　*Bactrocera minax* (Enderlein)
92. 蜜柑大实蝇　　　*Bactrocera tsuneonis* (Miyake)
93. 美洲斑潜蝇　　　*Liriomyza sativae* Blanchard
94. 刺槐叶瘿蚊　　　*Obolodiplosis robiniae* (Haldemann)
95. 水竹突胸瘿蚊　　*Planetella conesta* Jiang
96. 柳瘿蚊　　　　　*Rhabdophaga salicis* Schrank
97. 杨大透翅蛾　　　*Aegeria apiformis* (Clerck)

98. 苹果透翅蛾　　　*Conopia hector* Butler
99. 白杨透翅蛾　　　*Parathrene tabaniformis* Rottenberg
100. 杨干透翅蛾　　　*Sesia siningensis* (Hsu)
101. 茶藨子透翅蛾　　*Synanthedon tipuliformis* (Clerk)
102. 核桃举肢蛾　　　*Atrijuglans hitauhei* Yang
103. 曲纹紫灰蝶　　　*Chilades pandava* (Horsfield)
104. 兴安落叶松鞘蛾　*Coleophora obducta* (Meyrick)
105. 华北落叶松鞘蛾　*Coleophora sinensis* Yang
106. 芳香木蠹蛾东方亚种 *Cossus cossus orientalis* Gaede
107. 蒙古木蠹蛾　　　*Cossus mongolicus* Erschoff
108. 沙棘木蠹蛾　　　*Holcocerus hippophaecolus* Hua,Chou,Fang et Chen
109. 小木蠹蛾　　　　*Holcocerus insularis* Staudinger
110. 咖啡木蠹蛾　　　*Zeuzera coffeae* Nietner
111. 六星黑点豹蠹蛾　*Zeuzera leuconotum* Butler
112. 木麻黄豹蠹蛾　　*Zeuzera multistrigata* Moore
113. 舞毒蛾　　　　　*Lymantria dispar* L.
114. 广州小斑螟　　　*Oligochroa cantonella* Caradja
115. 蔗扁蛾　　　　　*Opogona sacchari* (Bojer)
116. 银杏超小卷蛾　　*Pammene ginkgoicola* Liu
117. 云南松梢小卷蛾　*Rhyacionia insulariana* Liu
118. 苹果顶芽小卷蛾　*Spilonota lechriaspis* Meyrick
119. 柳蝙蛾　　　　　*Phassus excrescens* Butler
120. 柠条广肩小蜂　　*Bruchophagus neocaraganae* (Liao)
121. 槐树种子小蜂　　*Bruchophagus onois* (Mayr)
122. 刺槐种子小蜂　　*Bruchophagus philorobiniae* Liao
123. 落叶松种子小蜂　*Eurytoma laricis* Yano
124. 黄连木种子小蜂　*Eurytoma plotnikovi* Nikolkaya
125. 鞭角华扁叶蜂　　*Chinolyda flagellicornis* (F. Smith)
126. 栗瘿蜂　　　　　*Dryocosmus kuriphilus* Yasumatsu
127. 桃仁蜂　　　　　*Eurytoma maslovskii* Nikoiskaya
128. 杏仁蜂　　　　　*Eurytoma samsonoui* Wass
129. 桉树枝瘿姬小蜂　*Leptocybe invasa* Fisher et La Salle
130. 刺桐姬小蜂　　　*Quadrastichus erythrinae* Kim
131. 泰加大树蜂　　　*Urocerus gigas taiganus* Beson
132. 大痣小蜂　　　　*Megastigmus* spp.
133. 小黄家蚁　　　　*Monomorium pharaonis* (Linnaeus)
134. 尖唇散白蚁　　　*Reticulitermes aculabialis* Tsai et Hwang
135. 枸杞瘿螨　　　　*Aceria macrodonis* Keifer.
136. 菊花叶枯线虫　　*Aphelenchoides ritzemabosi* (Schwartz) Steiner
137. 南方根结线虫　　*Meloidogyne incognita* (Kofoid et White)
138. 油茶软腐病菌　　*Agaricodochium camelliae* Liu
139. 圆柏叶枯病菌　　*Alternaria tenuis* Nees
140. 冬枣黑斑病菌　　*Alternaria tenuissima* (Fr.) Wiltsh
141. 杜仲种腐病菌　　*Ashbya gossypii* (Ashby et Now.) Guill.
142. 毛竹枯梢病菌　　*Ceratosphaeria phyllostachydis* Zhang
143. 松苗叶枯病菌　　*Cercospora pini-densiflorae* Hari. et Nambu
144. 云杉锈病菌　　　*Chrysomyxa deformans* (Diet.) Jacz.

145. 青海云杉叶锈病菌 *Chrysomyxa qilianensis* Wang, Wu et Li

146. 红皮云杉叶锈病菌 *Chrysomyxa rhododendri* De Bary

147. 落叶松芽枯病菌 *Cladosporium tenuissimum* Cooke

148. 炭疽病菌　　　　*Colletotrichum gloeosporioides* Penz.

149. 二针松疱锈病菌 *Cronartium flaccidum (Alb. et Schw.)* Wint.

150. 松瘤锈病菌　　　*Cronartium quercuum (Berk.)* Miyabe

151. 板栗疫病菌　　　*Cryptonectria parasitica (Murr.)* Barr.

152. 桉树焦枯病菌 *Cylindrocladium quinqueseptatum* Morgan Hodges

153. 杨树溃疡病菌 *Dothiorella gregaria* Sacc.

154. 松针红斑病菌 *Dothistroma pini* Hulbary

155. 枯萎病菌　　　　*Fusarium oxysporum* Schlecht.

156. 国槐腐烂病菌 *Fusarium tricinatum (Cord.)* Sacc.

157. 马尾松赤落叶病菌 *Hypoderma desmazierii* Duby

158. 落叶松癌肿病菌 *Lachnellula willkommii (Hartig)* Dennis

159. 肉桂枝枯病菌 *Lasiodiplodia theobromae (Pat.)* Griff. et Maubl

160. 松针褐斑病菌 *Lecanosticta acicola (Thum.)* Sydow

161. 梭梭白粉病菌 *Leveillula saxaouli (SoroK.)* Golov.

162. 落叶松落叶病菌 *Mycosphaerella larici-leptolepis* Ito et al

163. 杨树灰斑病菌 *Mycosphaerella mandshurica* M. Miura

164. 罗汉松叶枯病菌 *Pestalotia podocarpi* Laughton

165. 杉木缩顶病菌 *Pestalotiopsis guepinii (Desm.)* Stey

166. 葡萄蔓割病菌 *Phomopsis viticola (Saccardo)* Saccardo

167. 木菠萝果腐病菌 *Physalospora rhodina* Berk. et Curt.

168. 板栗溃疡病菌 *Pseudovalsella modonia (Tul.)* Kobayashi

169. 合欢锈病菌　　　*Ravenelia japonica* Diet. et Syd.

170. 草坪草褐斑病菌 *Rhizoctonia solani* Kühn

171. 木菠萝软腐病菌 *Rhizopus artocarpi* Racib.

172. 葡萄黑痘病菌　　*Sphaceloma ampelinum* de Bary

173. 竹黑粉病菌　　　*Ustilago shiraiana* P. Henn

174. 杨树黑星病菌　　*Venturia populina (Vuill.)* Fabr.

175. 冠瘿病菌　　　　*Agrobacterium tumefaciens (Smith et Townsend)* Conn

176. 柑橘黄龙病菌　　*Candidatus liberobacter asiaticum* Jagoueix et al

177. 杨树细菌性溃疡病菌 *Erwinia herbicola (Lohnis)* Dye.

178. 油橄榄肿瘤病菌 *Pseudomonas savastanoi (E. F. smith)* Stevens

179. 猕猴桃细菌性溃疡病 *Pseudomonas syringae pv. actinidiae* Takikawa et al

180. 桉树青枯病菌　　*Ralstonia solanacearum (E. F. Smith)* Yabuuch

181. 柑橘溃疡病菌　　*Xanthomonas axonopodis pv. citri (Hasse)* Vauterin et al

182. 杨树花叶病毒　　Poplar Mosaic Virus

183. 竹子（泡桐）丛枝病菌 *Ca.* Phytoplasm astris

184. 枣疯病菌　　　　*Ca.* Phytoplasm ziziphi

185. 无根藤　　　　　*Cassytha filiformis* L.

186. 菟丝子类　　　　*Cuscuta* spp.

187. 紫茎泽兰　　　　*Eupatorium adenophorum* Spreng.

188. 五爪金龙　　　　*Ipomoea cairica (Linn.)* Sweet

189. 金钟藤　　　　　*Merremia boisiana (Gagnep.)* Oostr.

190. 加拿大一枝黄花 *Solidago canadens*

191. 松树蜂　　　　　*Sirex noctilio* Fabricius

192. 椰子织蛾　　　　*Opisina arenosella* Walker

附录 3　全国 506 种其他林业有害生物

1. 土褐螽蟖　*Atlanticus jeholensis* Mari
2. 东方蝼蛄　*Gryllotalpa orientalis* Burmeister
3. 华北蝼蛄　*Gryllotalpa unispina* Saussure
4. 黄脊竹蝗　*Ceracris kiangsu* Tsai
5. 青脊竹蝗　*Ceracris nigricornis* Walker
6. 越北腹露蝗　*Fruhstorferiola tonkinensis* Willemse
7. 木麻黄棉蝗　*Chondracris rosea* De Geer
8. 白带短肛棒虫　*Baculum album* Chen et He
9. 小齿短肛棒修　*Baculum minutidentatum* Chen et He
10. 家白蚁　*Coptotermes formosanus* Shiraki
11. 圆唇散白蚁　*Reticulitermes labralis* Hsia et Fan
12. 黑翅土白蚁　*Odontotermes formosanus* (Shiraki)
13. 山西土白蚁　*Odontotermes* sp.
14. 云南土白蚁　*Odonototermes yunnanensis* Tsai et Chen
15. 斑衣蜡蝉　*Lycorma delicatula* (White)
16. 柿广翅蜡蝉　*Ricania sublimbata* Jacobi
17. 柳尖胸沫蝉　*Aphrophora costalis* Matsumura
18. 松沫蝉　*Aphrophora flavipes* Uhler
19. 柳沫蝉　*Aphrophora intermedia* Uhler
20. 斑点黑蝉（黄点黑蝉）*Gaeana maculata* Drury
21. 大青叶蝉　*Cicadella viridis* (L.)
22. 葡萄斑叶蝉　*Erythroneura apicalis* Nawa
23. 梨木虱　*Psylla chinensis* Yang et Li
24. 梨黄木虱　*Psylla pyrisuga* Forster
25. 枸杞木虱　*Paratrioza smica* Yang et Li
26. 绣线菊蚜　*Aphis citricola* Van der Goot
27. 绵蚜　*Aphis gossypii* Glover
28. 洋槐蚜　*Aphis robiniae* Macchiati
29. 桃粉大尾蚜　*Hyalopterus amygdali* (Blanchard)
30. 核桃黑斑蚜　*Chromaphis juglandicola* (Kaltenbach)
31. 松大蚜　*Cinara piniformosana* Takahashi
32. 柏大蚜　*Cinara tujafilina* (del Guercio)
33. 山核桃刻蚜　*Kurisakia sinocaryae* Zhang
34. 白毛蚜　*Chaitophorus populialbae* (Boyer de Fonscolombe)
35. 华山松球蚜　*Pineus armandicola* Zhang
36. 红松球蚜　*Pineus cembrae pinikoreanus* Zhang et Fang
37. 红松枝缝球蚜　*Pineus cladogenous* Fang et Sun
38. 蜀云杉松球蚜　*Pineus sichuananus*
39. 日本壶链蚧　*Asterolecanium muratae* (Kuwana)
40. 枣粉蚧　*Heliococcus zizyphi* Borchs
41. 花椒棉粉蚧　*Phenacoccus azaleae* Kuwana
42. 日本龟腊蚧　*Ceroplastes japonica* Green
43. 红蜡蚧　*Ceroplastes rubens* Maskell
44. 白蜡蚧　*Ericerus pela* Chavannes
45. 朝鲜球坚蜡蚧　*Didesmococcus koreanus* Borchs
46. 油茶绵蚧　*Metaceronema japonica* Mask
47. 褐盔蜡蚧　*Parthenolecanium corni* Bouche
48. 油橄榄蜡蚧　*Saissetia oleae* (Bernard)
49. 吐伦球坚蚧　*Rhodococcus turanicus* Arch
50. 栗绛蚧　*Kermes nauai* Kuwana
51. 柿绒蚧　*Asiacornoccus kaki* (Kuwana)
52. 柿棉蚧　*Eriococcus kaki*
53. 草履蚧　*Drosicha corpulenta* (Kuwana)
54. 吹棉蚧　*Icerya purchasi* Maskell
55. 中华松针蚧　*Matsucoccus sinensis* Chen
56. 杨白蚧　*Chinasps montana*
57. 白生盘蚧　*Crescoccus candidus* Wang
58. 云南松梢蚧　*Sonsaucoccus yunnanesis*
59. 卵圆蝽　*Hippota dorsalis* (Stal)
60. 竹卵圆蝽　*Hippotiscus dorasalis*
61. 荔蝽　*Tessaratoma papillosa* (Drury)
62. 香榧硕丽盲蝽　*Macrolygus torreyae* Zheng
63. 小板网蝽　*Monostira unicostata* (Mulsant et Rey)
64. 梨冠网蝽　*Stephanitis nashi* Esakiet Takeya
65. 铜绿金龟子　*Anomala corpulenta* Motschulsky
66. 脊纹异丽金龟　*Anomala viridicostata* Nonfried
67. 庭园丽金龟　*Phyllopertha horticola liunaeus*
68. 棕色鳃金龟　*Holotrichia titanis* Reitter
69. 沙棘鳃金龟　*Hoplia communis* Waterhouse
70. 明亮长脚金龟　*Hoplia spectabilis* Medvedev
71. 细云鳃金龟　*Polyphylla exilis*
72. 大云斑金龟子　*Polyphylla laticollis* Lewis
73. 白星花金龟　*Liocola brevitarsis* (Lewis)
74. 巨角多鳃金龟　*Hecatomnus grandicornis* Fair-maire
75. 暗黑鳃金龟　*Helotrichia parallela* Motschulsky
76. 大栗鳃金龟　*Melolontha hipocastani mongolica* (Menetries)
77. 黑绒金龟　*Maladera orientalis* Motschulsky
78. 栎窄吉丁　*Agrilus cyaneoniger*
79. 核桃吉丁　*Agrilus lewisiellus* Kere.
80. 白蜡窄吉丁　*Agrilus planipennis* Fairmaire
81. 十斑吉丁　*Melanophila decastigma* Fabricius
82. 杨锦纹截尾吉丁　*Poecilonota variolosa* (Paykull)
83. 中华芫菁　*Epicauta chinensis* Laporte
84. 绿芫菁　*Lytta caraganae* Pallas
85. 黄斑星天牛　*Anoplophora nobilis* Ganglbauer
86. 桃红颈天牛　*Aromia bungii* Fald.

87.	松幽天牛	*Asemum amurense*
88.	红缘亚天牛	*Asias halodendri*
89.	黑跗眼天牛	*Bacchisa atritarsis* (Pic)
90.	云斑天牛	*Batocera horsfieldi* (Hope)
91.	杉棕天牛	*Callidium villosulum* Fairmaire
92.	梣天牛	*Eutetrapha sedecimpunctata* (Motschulsky)
93.	云杉小墨天牛	*Monochamus sutor* (L.)
94.	云杉大墨天牛	*Monochamus urussovi* (Fischer)
95.	杨柳云天牛	*Chcorophrus motschulskyi* (Gaugl)
96.	杨蓝叶甲	*Agelastica alni orientalis* Baly
97.	蒙古跳甲	*Altica deserticola* (Weise)
98.	沙枣跳甲	*Altica elaeagnusae* Erschoff
99.	榆紫叶甲	*Ambrostoma quadriimpressum* (Motschulsky)
100.	樟萤叶甲	*Atysa marginata cinnamomi* Chen
101.	桤木叶甲	*Chrysomela adamsi ornaticollis* Chen
102.	杨金花虫	*Chrysomela populi* L.
103.	白杨叶甲	*Chrysomela tremulae* Fabricius
104.	沙蒿金叶甲	*Chrysochus aeruginosa*
105.	柽柳条叶甲	*Diorhabda elongata deserticola* Chen
106.	枣叶甲	*Fleutiauxia armata* (Baly)
107.	核桃扁叶甲黑胸亚种	*Gastrolina depressa thoracica* Baly
108.	八角叶甲	*Oides leucomeluena* Weise
109.	黄栌胫跳甲	*Ophrida xanthospilota* Baly
110.	柳蓝叶甲	*Plagiodera versicolora* (Laicharting)
111.	榆蓝叶甲	*Pyrrhalta aenescens* (Fairmaire)
112.	樟粗腿萤叶甲	*Sastracella cinnamomea* Yang
113.	杨黑潜叶甲	*Zeugophora ancora* Reitter
114.	杨梢叶甲	*Parnops glasunowi* Jacobson
115.	花椒潜叶跳甲	*Podagricomela shirahatai* (Chaj)
116.	杉针黄叶甲	*Xanthonia collaris* Chen
117.	泡桐叶甲	*Basiprionota bisignata* (Boheman)
118.	枸杞负泥虫	*Lema deceempunctata* Gebler
119.	核桃长足象	*Alcidodes juglans* Chao
120.	白蜡蚧长角象	*Anthribus lajievorus* Chao
121.	梨（杨）卷叶象	*Byctiscus betulae* Limaeus
122.	山杨卷叶象	*Byctiscus omissu* Voss.
123.	二斑栗实象	*Curculio bimaculatus* Faust
124.	栗实象	*Curculio davidi* Fairmaire
125.	柞栎象	*Curculio dentipes* Roelofs
126.	竹象鼻虫	*Cyrrobrachelus longimanus*
127.	大粒横沟象	*Dyscerus cribripennis* Matsumura et Kono
128.	萧氏松茎象	*Hylobitejus xiaoi* Zhang
129.	白毛树皮象	*Hylobius albosparsus* Boheman
130.	绿鳞象（甲）	*Hypomeces squamosus* Fabr.
131.	板栗剪枝象	*Mecorhis cumulates* (Voss)
132.	板栗雪片象	*Niphades castanea* Chao
133.	樟子松木蠹象	*Pissodes validirostris* Gyllenhyl

134.	杨潜叶跳象	*Rhynchaenus empopulifolis* Chen
135.	枣飞象	*Scythropus yasumatsui* Kono et Morimoto
136.	广西灰象	*Sympiezomias guangxiensis*
137.	大灰象（大灰象甲）	*Sympiezomias velatus* (Chevrolat)
138.	蒙古象	*Xylinophorus mongolicus* Faust
139.	建庄油松梢小蠹	*Cryphalus tabulaeformis chienzhuangensis* Tsia et Li
140.	六齿小蠹	*Ips acuminatus* Gyllenhal
141.	重齿小蠹	*Ips duplicatus* Sahalberg
142.	小小蠹	*Scolytus confusus* Eggers
143.	皱小蠹	*Scolytus rugulosus* (Muller)
144.	脐腹小蠹	*Scolytus schevyrewi* Semono
145.	多毛小蠹	*Scolytus seulensis* Murayarna
146.	黄须球小蠹	*Sphaerotrypes coimbatorensis* Stebbing
147.	多毛切梢小蠹	*Tomicus pilifer* Spessivtseff
148.	材小蠹	*Xyleborus* spp.
149.	黄刺蛾	*Cnidocampa flavescens* (Walker)
150.	两色绿刺蛾	*Latoia bicolor* (Walker)
151.	褐边绿刺蛾	*Latoia consocia* (Walker)
152.	油桐绒刺蛾	*Phocoderma velutinum*
153.	松针斑蛾	*Eterusia leptalina* Koll.
154.	重阳木锦斑蛾	*Histia rhodope* Cramer
155.	榆斑蛾	*Illiberis ulmivora* Graeser
156.	桉袋蛾（桉蓑蛾）	*Acanthopsyche subferalbata* Hampson
157.	大袋蛾（南大蓑蛾）	*Clania variegata* Snellen
158.	茶袋蛾（茶蓑蛾）	*Clania minuscula* Butler
159.	白囊袋蛾	*Chalioides kondonis* Matsumura
160.	黛袋蛾	*Dappula tertia* Templeton
161.	杨白潜蛾	*Leucoptera susinella* Herrich Schaffer
162.	杨银叶潜蛾	*Phyllocnistis saligna* Zeller
163.	茶镰子透翅蛾	*Synanthedon tipuliformis* (Clerk)
164.	柿举肢蛾	*Stathmopoda massinissa* Meyrick
165.	油松巢蛾	*Ocnerostoma piniariellum* Zeller
166.	稠李巢蛾	*Yponomeuta evonymellus* L.
167.	苹果巢蛾	*Yponomeuta padella* L.
168.	侧柏金银蛾	*Argyresthia sabinae* Moriuli
169.	柳麦蛾	*Gelechia atrofusca omelko*
170.	山茱萸蛀果蛾	*Asiacarposina cornusvora* Yang
171.	榆白长翅卷蛾	*Acleris ulmicola* (Meyrick)
172.	枣镰翅小卷蛾（枣粘虫）	*Ancylis sativa* Liu
173.	山楂黄卷蛾	*Archips crataegana* H.
174.	云杉黄卷蛾	*Archips oporanus* (L.)
175.	黄卷蛾	*Archips xylosteana* (Linnaeus)
176.	龙眼裳卷蛾	*Cerace stipatana* Walker
177.	云杉异色卷蛾	*Choristoneura diversana* H.
178.	槐小卷蛾	*Cydia tradias* Meyrik
179.	松针小卷蛾	*Epinotia rubiginosana* Herrich-Schaffermuller
180.	梨小食心虫	*Grapholitha molesta* Busck

181. 油松球果小卷蛾 *Gravitarmata margarotana* (Heinemann)

182. 杨柳小卷蛾 *Gypsonoma minutana* Hubner

183. 柳杉长卷蛾 *Homona issikii* Yasuda

184. 松枝小卷蛾 *Laspeyresia coniferana* Ratzeburg

185. 松皮小卷蛾 *Laspeyresia grunertiana* (Rtzb.)

186. 松瘿小卷蛾 *Laspeyresia zebeana* Ratzeburg

187. 松点卷蛾 *Lozotaenia coniferana*

188. 青海云杉小卷蛾 *Neobarbara olivacea* Liu et Nasu

189. 杉梢小卷蛾 *Polychrosis cunninghamiacola* Liu et Bai

190. 云杉球果小卷蛾 *Pseudotomoides strobilellus* (L.)

191. 落叶松卷蛾 *Ptycholomoides aeriferanus* (Herrich-Schaffer)

192. 细梢小卷蛾 *Rhyacionia leptotubula* Liu et Bai

193. 松梢小卷蛾 *Rhyacionia pinicolana* (Doubleday)

194. 松白小卷蛾 *Spilonota lariciana* (Heineman)

195. 桉小卷蛾 *Strepsicrates coriariae* Oku

196. 云杉线小卷蛾 *Zeiraphera acnadensis* Mutuura et Freeman

197. 松线小卷蛾 *Zeiraphera diniana* Guenee

198. 榆木蠹蛾 *Holcocerus vicarius* Walker

199. 钻具木蠹蛾 *Lamellocossus terebra* Schiffermuller

200. 多斑豹蠹蛾 *Zeuzera multistrigata* Moore

201. 柠条坚荚斑螟 *Asclerobia sinensis* (Caradja)

202. 都兰钝额斑螟 *Bazaria dulanensis* Du et Yan

203. 黄翅缀叶野螟 *Botyodes diniasalis* Walker

204. 桃蛀螟 *Conogethes punctiferalis* Guenee

205. 竹绒野螟 *Crocidophora evenoralis* Walker

206. 楸螟 *Omphisa plagialis* Wileman

207. 竹织叶野螟 *Algedonia coclesalis* Walker

208. 黄杨绢野螟 *Diaphania perspectalis* (Walker)

209. 油松球果螟 *Dioryctria mendacella*

210. 冷杉梢斑螟 *Dioryctria abietella* Denis et Schiffermuller

211. 昆明梢斑螟 *Dioryctria kunmingnella* Wang

212. 樟子松梢斑螟 *Dioryctria mongolicella* Wang et Sung

213. 果梢斑螟 *Dioryctria pryeri* Ragonot

214. 微红梢斑螟 *Dioryctria rubella*

215. 云杉梢斑螟 *Dioryctria schutzeella*

216. 赤松梢斑螟 *Dioryctria sylvestrella* Ratzeburg

217. 香梨优斑螟 *Euzophera pyriella* Yang

218. 缀叶丛螟 *Locastra muscosalis* Walker

219. 樟巢螟 *Orthaga achatina* Butler

220. 草地螟 *Loxostege sticticalis* L.

221. 柞褐野螟 *Sybrida fasciata* Butler

222. 高山毛顶蛾 *Eriocrania semipurpurella alpina* Xu

223. 大叶黄杨尺蛾 *Abraxas anda* Bulter

224. 丝棉木金星尺蛾 *Abraxas suspecta* Warren

225. 春尺蠖 *Apocheima cinerarius* (Erschoff)

226. 油茶尺蛾 *Biston marginata* Matsumura

227. 油桐尺蛾 *Buzura suppressaria* (Guenee)

228. 云尺蠖 *Buzura thibetaria* Oberthur

229. 双肩尺蛾 *Cleora cinctaria* Schiffermuller

230. 黄连木尺蛾 *Culcula panterinaria* (Bremer et Grey)

231. 松尺蠖 *Ectropis bistortata* Goeze

232. 茶尺蠖 *Ectropis obliqua hypulina* Wehrli

233. 落叶松尺蛾 *Erannis ankeraria* Staudinger

234. 栓皮栎尺蛾 *Erannis dira* Butler

235. 栓皮栎波尺蛾 *Larerannis filipjevi* Wehrli

236. 刺槐眉尺蠖 *Meichihuo citiuai* Yang

237. 桑尺蛾 *Menophra atrilineata* (Butler)

238. 女贞尺蛾 *Naxa seriaria* (Motschulsky)

239. 白桦尺蠖 *Phigalia diakonori* Moltrecht

240. 八角尺蠖 *Pogonopygia nigralbata* Warren

241. 槐尺蛾 *Semiothisa cinerearia* Bremer et Grey

242. 枣尺蛾 *Sucra jujuba* Chu

243. 桑褶翅尺蛾 *Zamacra excavata* Dyar

244. 栎枯叶蛾 *Bhima eximia* (Oberthur)

245. 高山小毛虫 *Cosmotriche saxosimilis* Lajonquiere

246. 东川杂毛虫 *Cyclophragma dongchuanensis* Tsai et Hou

247. 黄波纹杂毛虫 *Cyclophragma undans fasciatella* Menetries

248. 云南杂毛虫 *Cyclophragrna laiipennis*

249. 云南松毛虫 *Dendrolimus houi* Lajonquiere

250. 思茅松毛虫 *Dendrolimus kikuchii* Matsumura

251. 马尾松毛虫 *Dendrolimus punctatus* (Walker)

252. 德昌松毛虫 *Dendrolimus punctatus tehchangensis* Tsai et Liu

253. 文山松毛虫 *Dendrolimus punctatus wenshanensis* Tsai et Hou

254. 赤松毛虫 *Dendrolimus spectabilis* Butler

255. 明纹柏松毛虫 *Dendrolimus suffuscus illustratus* Lajonquiere

256. 柏松毛虫 *Dendrolimus suffuscus* Lajonquiere

257. 落叶松毛虫 *Dendrolimus superans* (Butler)

258. 油松毛虫 *Dendrolimus tabulaeformis* Tsai et Liu

259. 杨枯叶蛾 *Gastropacha populifolia* Esper

260. 柳杉云毛虫 *Hoenimnema roesleri* Lajonquiere

261. 梨星毛虫 *Illiberis pruni* Dyar

262. 油茶枯叶蛾 *Lebeda nobilis sinina* Walker

263. 棕色天幕毛虫 *Malacosoma dentata* Mell

264. 黄褐天幕毛虫 *Malacosoma neustria testacea* Motschulsky

265. 绵山天幕毛虫 *Malacosoma rectifascia* Lajonquiere

266. 桉树大毛虫 *Suana divisa* (Moore)

267. 栎黄枯叶蛾 *Trabala vishnou gigantina* Yang

268. 合目大蚕蛾 *Caligula boisduvalii fallax* Jordan

269. 银杏大蚕蛾 *Dictyoploca japonica* Moore

270. 樟蚕 *Eriogyna jordan*

271. 赭红葡萄天蛾 *Ampelophaga rubigi* Hremer

272. 沙枣白眉天蛾 *Celerio hippophaes* (Esper)

273. 黑龙江松天蛾 *Hyloicus morio heilongjiangensis* Zhao et Zhang

274. 蓝目天蛾 *Smerinthus planus* Walker

275. 竹篦舟蛾　*Besaia goddrica* (Schaus)

276. 杨二尾舟蛾　*Cerura menciana* Moore

277. 杨扇舟蛾　*Clostera anachoreta* (Fabricius)

278. 分月扇舟蛾　*Clostera anastomosis* (Linnaeus)

279. 柳扇舟蛾　*Clostera rufa* (Luh.)

280. 栎粉舟蛾　*Fentonia ocypete* Bremer

281. 三线雪舟蛾　*Gazalina chrysotopha* (Kollar)

282. 黄二星舟蛾　*Lampronadata cristata* (Butler)

283. 竹镂舟蛾　*Loudonta dispar* (Kiriakoff)

284. 杨小舟蛾　*Micromelalopha troglodyta* (Graeser)

285. 中带齿舟蛾　*Odontosia arnoldiana* (Kardakoff)

286. 栎掌舟蛾　*Phalera assimilis* (Bremer et Grey)

287. 龙眼蚁舟蛾　*Stauropus alternus* Walker

288. 花布灯蛾　*Camptoloma interiorata* (Walker)

289. 桑夜蛾　*Acronicta major* Bremer

290. 小地老虎　*Agrotis ypsilon* (Rottemberg)

291. 同安钮夜蛾　*Anua indiscriminata* Moore

292. 竹笋夜蛾　*Atrachea vulgaris* Butler

293. 白裙赭夜蛾　*Carea subtilis* Walker

294. 焦艺夜蛾　*Hyssia adusta* Draudt

295. 白刺夜蛾　*Leiometopon simyrides* Staudinger

296. 杨梦尼夜蛾　*Monima incerta* Hufnagel

297. 竹笋禾夜蛾　*Oligia vulgaris* (Butler)

298. 杜仲梦尼夜蛾　*Orthosia songi*

299. 伪小眼夜蛾　*Pseudopanolis flavimacula takao*

300. 甘伪小眼夜蛾　*Pseudopanolis kansuensis* Chen

301. 竹叶涓夜蛾　*Rivula biatomea* (Moore)

302. 松毒蛾　*Dasychira axutha* Collenette

303. 缀黄毒蛾　*Euproctis karghalica* Moore

304. 茶黄毒蛾　*Euproctis pseudoconspersa* Strand

305. 榆毒蛾　*Ivela ochropoda* (Eversmann)

306. 杨毒蛾　*Leucoma candida* Staudinger

307. 褐顶毒蛾　*Lymantria apicebrunnea* Gaede

308. 剑毒蛾　*Lymantria elassa*

309. 栎毒蛾　*Lymantria mathura* Moore

310. 模毒蛾　*Lymantria monacha* (L.)

311. 木麻黄毒蛾　*Lymantria xylina* Swinhoe

312. 侧柏毒蛾　*Parocneria furva* Leech

313. 古毒蛾　*Orgyia antiqua* (L.)

314. 黄古毒蛾　*Orgyia dubia* Tauscher

315. 灰斑古毒蛾　*Orgyia ericae* Germar

316. 灰顶竹毒蛾　*Pantana drou* Swinhoe

317. 刚竹毒蛾　*Pantana phyllostachysae* Chao

318. 华竹毒蛾　*Pantana sinica* Moore

319. 蜀柏毒蛾　*Parocneria orienta* Chao

320. 丝点竹毒蛾　*Redoa leucoscela* Collenette

321. 雪毒蛾　*Stilpnotia salicis* (Linnaeus)

322. 山楂粉蝶　*Aporia crataegi* (Linnaeus)

323. 小檗绢粉蝶　*Aporia hippia* Bremer

324. 铁刀木粉蝶　*Catopsilia pomona* Fabricius

325. 宽边小黄粉蝶　*Eurema hecabe* Linnaeus

326. 榆黄黑蛱蝶　*Nymphalis xanthomelas* L.

327. 枸杞实蝇　*Neoceratitis asiatica* (Becker)

328. 柑橘小实蝇　*Strumeta ferruginea* Fabricius

329. 橘大实蝇　*Tetradacus citri* Chen

330. 落叶松球果花蝇　*lasiomma laricicola* (karl)

331. 毛笋泉蝇　*Pegomya phyllostachys* Fan

332. 马尾松枝细瘿蚊　*Cecidomyi* sp.

333. 山核桃瘿蚊　*Contarinia citri* Barnes

334. 枣叶瘿蚊　*Dasyneura datifolia* Jiang

335. 枸杞红瘿蚊　*Jaapiella* sp.

336. 竹广肩小蜂　*Aiolomorphus rhopaloides* Walker

337. 竹茎广肩小蜂　*Harmolita aequidens* Wat

338. 梨茎蜂　*Janus piri* Okamoto et Muramatsu

339. 黄缘阿扁叶蜂　*Acantholyda flavomarginata* Maa

340. 拟异耦阿扁叶蜂　*Acantholyda pseudodimorpha*

341. 帕克阿扁叶蜂　*Acantholyda parki* Shinohara et Byun

342. 云杉阿扁叶蜂　*Acantholyda piceacola* Xiao et Zhou

343. 松阿扁叶蜂　*Acantholyda posticalis* Matsumura

344. 云杉腮扁叶蜂　*Cephalcia abietis* (L.)

345. 丹巴腮扁叶蜂　*Cephalcia danbaica* Xiao

346. 落叶松腮扁叶蜂　*Cephalcia lariciphila* (Wachtl)

347. 马尾松腮扁叶蜂　*Cephalcia pinivora* Xiao et Zeng

348. 延庆腮扁叶蜂　*Cephalcia yanqingensis* Xiao

349. 楚雄腮扁叶蜂　*Cephalica chuxiongnica* Xiao

350. 德清真片胸叶蜂　*Eutomostethus deqingensis* Xiao

351. 长齿真片叶蜂　*Eutomostethus longidentus* Wei

352. 毛竹黑叶蜂　*Eutomostethus nigritus* Xiao

353. 樟叶蜂　*Moricella rufonota* Rohwer

354. 柳叶蜂　*Namatus trochanteratus* Malaise

355. 伊藤厚丝叶蜂　*Pachynematus itoi* Okutani

356. 柳瘿叶蜂　*Pontania dolichura* Thomson

357. 北京杨锉叶蜂　*Pristiphora beijingensis* Zhou et Zhang

358. 杨黄褐锉叶蜂　*Pristiphora conjugata* (Dahlbom)

359. 落叶松红腹锉叶蜂　*Pristiphora erichsonii* (Hartig)

360. 落叶松锉叶蜂　*Pristiphora laricis* (Hartig)

361. 魏氏锉叶蜂　*Pristiphora wesmaeli* Tischbein

362. 杨黄褐锉叶蜂　*Pristophora canjugnta* Dahlb.

363. 黑角翼丝叶蜂　*Pteronidea melanaspis* (Hartig)

364. 杨扁角叶爪叶蜂　*Stauronematus compressicornis* (Fabricius)

365. 杨锤角叶蜂　*Cimbex taukushi* Marlatt

366. 杨大叶蜂　*Clavellaria amerinae* L.

367. 柏木丽松叶蜂　*Augomonoctenus smithi* Xiao et Wu

368. 油松吉松叶蜂　*Gilpinia tabulaeformis* Xiao

369. 带岭新松叶蜂　*Neodiprion dailingensis* Xiao et Zhou
370. 松黄叶蜂　　*Neodiprion sertifer* (Geoffroy)
371. 祥云新松叶蜂　*Neodiprion xiangyunicus* Xiao et Zhou
372. 榆三节叶蜂　*Arge captiva* Smith
373. 桦三节叶蜂　*Arge pullata*
374. 油茶史氏叶蜂　*Dasmithius camelliae* (Zhou et Huang)
375. 靖远松叶蜂　*Diprion jingyuanensis* Xiao et Zhang
376. 南华松叶蜂　*Diprion nanhuaensis* Xiao
377. 红黄半皮丝叶蜂　*Hemichroa crocea* (Fourcroy)
378. 肿角任脉叶蜂　*Renonerva crassicornis* Wei, sp. nov.
379. 樱桃李叶蜂　*Trichiosoma* Bombifouma
380. 烟扁角树蜂　*Tremex fuscicornis* (Fabricius)
381. 针叶小爪螨　*Oligonychus ununguis* (Jacobi)
382. 榆全爪螨　*Panonychus ulmi* (Koch)
383. 李始叶螨　*Eotetyangchus pruni* (Oudemans)
384. 南京裂爪螨　*Schizotetranychus nanjingensis* Ma et Yuan
385. 朱砂叶螨　*Tetranychus cinnabarinus* (Boisduval)
386. 截形叶螨　*Tetranychus truncatus* Ehara
387. 土耳其叶螨　*Tetranychus turkestani* (Ugarov et Nikolski)
388. 山楂叶螨　*Tetranychus vienensis* Zachar
389. 枸杞刺皮瘿螨　*Aculops lycii* Kuang
390. 冷杉丛枝锈病　*Melampsorella caryophyllacearum* Schroeter
391. 云杉落针病　*Lophodermium piceae*
392. 云杉叶疫病　*Rhizos phaera kalkhoffia* Bubak
393. 云杉芽锈病　*Chrysomyxa woroninii* Tranz.
394. 云杉球果锈病　*Thekopsora areo-lata (Fr.)* Magn.
395. 云杉雪枯病　*Lophthacodium hyperboreum* Lagerb
396. 云杉雪霉病　*Botrytis cinerea* Pers.
397. 落叶松枯枝病　*Guignarkia cryptomeriae*
398. 落叶松煤污病　*Pnrag mocapnias laricie* Tochinai
399. 落叶松茎腐病　*Valsafriesii* Furkel
400. 落叶松溃疡病　*Dothichiza* sp.
401. 红松流脂溃疡病　*Tympanis confusa* Nyi.
402. 红松松针锈病　*Coleosporium cimicifugatum* Thum.
403. 樟子松松针锈病　*Coleosporium pulsatilla* Rupr.
404. 油松松针锈病　*Coleosporium phellodendri* Komarov
405. 马尾松赤枯病　*Pestalotia funerea* Desm.
406. 杉木叶枯病　*Lophodermium uncinatum* Dark.
407. 柳杉赤枯病　*Cercospora sequoiae*
408. 水杉赤枯病　*Cercospora sequcie* Ell. et Ev.
409. 侧柏叶枯病　*Chloroscypha platycladus* sp. nov.
410. 松落针病　*Lophodermium pinastri (Schrad.)* Chev.
411. 松烂皮病　*Cenangium ferruginosum* Fr. ex Fr.
412. 松赤枯病　*Pestalotiopsis funerea* Desm.
413. 松梢枯病　*Diplodia pinea (Desm.)* Kickx.
414. 针叶树苗木猝倒病　*Fusarium* spp. ; *F. oxysporum* Schlecht ; *Alternaria tenuis* Nees

415. 桃树流胶病　*Botryosphaeria dothidea*
416. 桃白粉病　*Podospaera tridactyla (Wallr.)* de Bary.
417. 梨锈病　　*Gymnosporangium haracanum*
418. 梨树腐烂病　*Valsa mali* Miyabe et Yamada var. pyri Y. J. Lu
419. 苹果腐烂病　*Valsa mali* Miyabe et Yamada
420. 苹果黑星病　*Spilocaea pomi* Fr.
421. 苹果白粉病　*Podosphaera Leucotricha (Ell.et.Ev.)* salm.
422. 苹果锈病　*Gymnosporangium yamadai* Mouabe
423. 忍冬白粉病　*Erysiphe polygoni* DC.
424. 杨树黑斑病　*Marssonina populi* (Lib) Magn. ; *M. Castagnei* (Desm. Et Mont.) Magn.
425. 杨树腐烂病　*Valsa sordiada* Nit
426. 杨灰斑病　*Coryneum populinum* Bresad
427. 杨树叶斑病　*Septoria populicola*
428. 青杨叶锈病　*Melampsora larici-populina* Kleb.
429. 杨树叶枯病　*Alternaria alternata (Fr.)* Keissl
430. 白杨叶锈病　*Uredo tholopsora* Cummis
431. 杨根癌病　*Agrobacterium tumefaciens* (Smith et Towns.) Conn.
432. 新疆杨锈病　*Melampsora rostrupii* Wagner
433. 杨树大斑病　*Septotis populiperda*
434. 毛白杨锈病　*Melampsora magnusiana* Wagner
435. 杨树白粉病　*Uncinula salicis*
436. 胡杨锈病　*Melampsora pruinosae* Tranz.
437. 杨煤污病　*Fumago vagans* Pers.
438. 柳树细菌性枯萎病　*Erwinia salicia*
439. 柳树漆斑病（黑痣病）*Rhytisma salicinum*
440. 柳树烂皮病　*Valsa salicina*
441. 板栗膏药病　*Septobasidium bogorieense* Pat.
442. 板栗锈病　*Pucciniastrum castaneae* Diet.
443. 核桃腐烂病　*Cytospora juglandis* Sacc.
444. 核桃黑斑病　*Xanthomonas juglandis (Pierce)* Dowson
445. 山核桃干腐病　*Botryosphaeria fusisporae* Yu.
446. 核桃白粉病　*phyllactinia juglandis* Tao et Qin
447. 核桃溃疡病　*Dothiorella gregaria* Sacc
448. 核桃枝枯病　*Melanconis juglandis (Ell.et Ev.)* Groves
449. 木麻黄青枯病　*Pseudomonas solanacearum* Smith
450. 榆溃疡病　*Ascochyta ulmi (West.)* Kleber
451. 橡胶白粉病　*Oidium heveae* st.
452. 油茶煤污病　*Neocapnodium* sp.
453. 油茶茶苞病　*Exobasidium gracile (Shirai)* Syd.
454. 油茶白朽病　*Corticium scutellare* Bertk et Curt.
455. 桉树枯萎病　*Verticillium albo-atrum* Reinke et Bert.
456. 桉树溃疡病　*Phoma eucalyptica* Sacc
457. 桉树叶斑病　*Cercospra eucalypti* Cooke et Massee
458. 沙棘干缩病　*Plowvigneia hippophaeos*
459. 枣锈病　*Phakopsora ziziphi-vulgaria (P.Henn.)* Diet.
460. 枣缩果病　*Eriwnia jujubovora* Wan.Cai Fen et Gao

461. 葡萄白粉病　　Uncinula necator (Schw) Burr
462. 葡萄霜霉病　　Plasmopara Viticola
463. 柑橘溃疡病　　Xanthomonas citri (Hasse) Dowson
464. 柑橘疮痂病　　Sphaceloma fawcettii Jenk
465. 花椒锈病　　Coleosporium zanthoxyli Diet. et Syd.
466. 花椒流胶病　　Pericarpium Gummosis
467. 油橄榄孔雀斑病　Spilocaea oleaginea (Cast.) Hugh
468. 竹杆锈病　　Stereostratum corticioides (Berk.et Br.) Magn.
469. 竹赤团子病　　Shiraia bambusicola P. Henn
470. 竹黑痣病　　Phyllachora spp.
471. 拟松材线虫　　Bursaphelenchus mucronatus
472. 葡萄毛毡病　　Colomerus vitis
473. 云杉矮槲寄生　Arceuthobium sichuanense
474. 根结线虫　　Meloidogyne spp.
475. 桑寄生害　　Loranthus spp.
476. 五趾跳鼠　　Allactaga sibirica Forster
477. 大林姬鼠　　Apodemus peninsulae
478. 赤腹松鼠　　Callosciurus erythraeus Pallas
479. 达乌尔黄鼠　　Citellus dauricus Brandt
480. 棕背䶄鼠　　Clethrionomys rufocanus Sundevall
481. 红背平鼠　　Clethrionomys rutilus Amurensis
482. 三趾跳鼠　　Dipus sagitta Pallas
483. 黑腹绒鼠　　Eothenomys melanogaster
484. 花鼠　　Eutamias sibiricus

485. 托氏兔（野兔）Lepus tolai；Lepus capensis Linnaeus.
486. 子午沙鼠　　Meriones meridianus Pallas
487. 长爪沙鼠　　Meriones unguiculatus Milnc-Edwards
488. 布氏田鼠　　Microtus brandtii Radde
489. 东方田鼠　　Microtus fortis Buchner
490. 莫氏田鼠　　Microtus Maximowiczii
491. 根田鼠　　Microtus oeconomus Pallas
492. 小家鼠　　Mus musculus
493. 高原鼢鼠　　Myospalax baileyi
494. 草原鼢鼠　　Myospalax aspalax
495. 中华鼢鼠　　Myospalax fontanierii Milne-Edwards
496. 东北鼢鼠　　Myospalax psilurus
497. 甘肃鼢鼠　　Myospalax smithii
498. 高山鼠兔　　Ochotona alpina
499. 达吾尔鼠兔　　Ochotonidus dauricua
500. 黑绒姬鼠　　Apodemus Agrarius
501. 中华竹鼠　　Rhizomys sinensis Gray
502. 黄花铁线莲　　Clematis intricata Bunge
503. 剑叶金鸡菊　　Coreopsis lanceolata
504. 日本菟丝子　　Cuscuta japonica Choisy.
505. 葛藤　　Putraria lobaia
506. 松萝　　Usnea diffrcta vain

A

阿尔泰天牛 *Amarysiusaltajensis* (Laxmann) /120

癌肿野杆菌 *Agrobacterium tumefaciens* (Smith.et Towns.)Conn /43

艾蒿隐头叶甲 *Cryptocephalus koltzei* Weise /110

艾蚜 *Aphis kurosawai* Takahashi /75

艾锥额野螟 *Loxostege aeruginalis* Hübner /155

暗褐卷蛾 *Pandemis phaiopteron* Hübner /143

暗黑鳃金龟 *Holotrichia parallela* Motschulsky /98

暗黄层孔菌 *Fomes fulvus* (Scop) Gill. /16

暗蓝三节叶蜂 *Arge coerulescens* Geoffroy /220

暗头豆芫菁 *Epicauta obscurocepnala* Reitter /95

凹缘菱纹叶蝉 *Hishimonus sellatus* (Uhler) /65

B

八星粉天牛 *Olenecamptus octopustulatus* (Motschulsky) /124

八字地老虎 *Xestia c—nigrum* (Linnaeus) /195

八字纹肖顶带叶蝉 *Athysanopsis salicis* Matsumura /65

白背飞虱 *Sogatella fuscifera* (Horvath) /67

白边切夜蛾 *Euxoa oberthüri* (Leech) /196

白叉丝单囊壳菌 *Podosphaera leucotricha* (Ell. et Ev.)Salm. /7

白带尖胸沫蝉 *Aphrophora intermedia* Uhler /64

白带坡天牛 *Pterolophia albanina* Gressitt /122

白点焦尺蛾 *Colotois pennaria ussuriensis* O. Bang—Haas /170

白毒蛾 *Arctornis l-nigrum* (Müller) /180

白粉菌一种 *Pleochaeta* sp. /8

白粉菌一种 *Sphaerotheca* sp. /7

白粉虱 *Trialeurodes vaporariorum* (Westwood) /68

白腐壳霉 *Coniothyrium diplodiella* (Speg.) Sacc. /27

白环红天蛾 *Pergesa askoldensis* (Oberthür) /210

白脊飞虱 *Unkanodes apporona* (Matsumura) /67

白肩天蛾 *Rhagastis mongoliana mongoliana* (Butler) /210

白蜡绵粉蚧 *Phenacoccus fraxinus* Tang /79

白毛蚜 *Chaitophorus populialbae* (Boyer de Fonscolombe) /73

白皮松长足大蚜 *Cinara bungeanae* Zhang et Zhong /73

白肾灰夜蛾 *Polia persicariae* (Linnaeus) /196

白薯天蛾 *Herse convolvuli* (Linnaeus) /204

白条赛天蛾 *Celerio lineata livornica* (Esper) /210

白星花金龟 *Potosia (Liocola) brevitarsis* Lewis /104

白锈菌一种 *Albugo* sp. /2

白须天蛾 *Kentrochrysalis sieversi* Alphéraky /205

白雪灯蛾 *Spilosoma niveus* (Ménétriès) /188

白杨毛蚜 *Chaitophorus populeti* (Panzer) /73

白杨透翅蛾 *Parathrene tabaniformis* Rottenberg /157

白杨叶甲 *Chrysomela tremulae* Fabricius /111

柏肤小蠹 *Phloeosinus aubei* Perris /131

柏长足大蚜 *Cinara tujafilina* (del Guercio) /72

败育假密环菌 *Armillariella tabescens* (Saop. et Fr) Singer /4

稗白背飞虱 *Sogatella longifurcifera* (Esaki et Ishihara) /67

斑背安缘蝽 *Anoplocnemis binotata* Distant /87

斑单爪鳃金龟 *Hoplia rufipes* (pallas) /101

斑灯蛾 *Pericallia matronula* (Linnaeus) /189

斑额隐头叶甲 *Cryptocephalus kulibini* Gebler /110

斑喙丽金龟 *Adoretus tenuimaculatus* Waterhouse /103

斑头蝉 *Oncotympana maculaticollis* Motschulsky /62

斑腿隐头叶甲 *Cryptocephalus pustuipes* Menetries /109

斑须蝽 *Dolycoris baccarum* (Linnaeus) /89

斑衣蜡蝉 *Lycorma delicatual* (White) /66

斑痣盘菌一种 *Rhytisma* sp. /12

孢孔菌一种 *Fomitiporia* sp. /17

薄翅锯天牛 *Megopis sinica* White /116

薄翅萤叶甲 *Pallasiola absinthii* (Pallas) /111

薄荷金叶甲 *Chrysolina exanthematica* (Wied-emann) /113

豹灯蛾 *Arctia caja* (Linnaeus) /189

豹蠹天蛾 *Langia zenzeroides* Moore /209

豹纹盘斑象 *Paroplapoderus pardalls* Senllen von Vollenhoven /127

北方蓝目天蛾 *Smerinthus planus alticola* Clark /208

北京油葫芦 *Telegryllus mitratus* (Burmeister) /61

北李褐枯叶蛾 *Gastropacha quercifolia cerridiforia* Felder et Felder /214

碧皑蓑蛾 *Acanthoecia bipars* Walker /158

扁刺蛾 *Thosea sinensis* (Walker) /161

扁盾蝽 *Eurygaster testudinarius* (Geoffroy) /89

表丝联球霉 *Fumago vagans* Pers. /31

缤夜蛾 *Moma alpium* Osbeck /191

冰鸟青霉菌 *Penicillium cyclopium* Sopp /37

病毒 DMV /49

病毒 TSV /49

病毒 TSWV /49

病毒一种 Virus(1) /47

病毒一种 Virus(2) /47

病毒一种 Virus(3) /48

病毒一种 Virus(4) /48

病毒一种 Virus(5) /48

病毒一种 Virus(6) /48

病毒一种 Virus(7) /48

病毒一种 Virus(8) /48

病毒一种 Virus(9) /49

病毒一种 Virus(10) /49
病毒一种 Virus(11) /49
病毒一种 Virus(12) /49
病毒一种 Virus(13) /49
波氏栉甲 Cteniopinus potanini Heyd /114
波水蜡蛾 Brahmaea undulata (Bremer et Grey) /214
波纹斜纹象 Lepyrus japonicus Roelofs /127
波赭缘蝽 Ochrochira potanini Kiritshenko /86
布氏田鼠 Microtus brandtii Radde /233

C

彩绒革盖菌 Coriolus versicolar Quel. /16
菜蝽 Eurydema dominulus (Scopoli) /91
菜豆黄斑花叶病毒 BYMV /51
菜蛾 Plutella xylostella Linnaeus /137
菜花小卷蛾 Eucosma(Eucosma) expalidana Haworth /146
菜心野螟 Hellula undalis Fabricius /156
菜野螟 Mesographe forficalis Linnaeus /154
残夜蛾 Colobochyla salicalis Schiffermüller /203
苍耳单丝壳 Sphaerotheca fuliginea (Schlecht.)Poll. /7
草履蚧 Drosicha corpulenta (Kuwana) /80
草莓尺蛾 Mesoleuca albicillata casta Butler /166
草兔 Lepus capensis Linnaeus /228
草纹枯叶蛾 Euthrix potatoria (Linnaeus) /218
草小卷蛾 Celypha flavipalpana Herrich—Schüffer /146
草原鼢鼠 Myospalax aspalax Pallas /232
侧柏毒蛾 Parocneria furva (Leech) /182
栎黄卷蛾 Archips xylosteana Linnaeus /141
叉丝单囊壳菌一种 Podospaera sp.(1) /7
叉丝单囊壳菌一种 Podospaera sp.(2) /8
叉丝壳菌一种 Microsphaera sp. /6
叉丝单囊壳 Podosphaera minor How. /7
茶藨子葡萄座腔菌 Botryosphaeria ribis Gross. et Dugg. /4
茶翅蝽 Halyomorpha picus (Fabricius) /93
长臂卷象 Byctiscus sp. /128
长点边土蝽 Legnotus longiguttulus Hsiao /88
长尾仓鼠 Cricetulus longicaudatus Milne-Edwards /231
长爪沙鼠 Meriones unguiculatus Milne-edwards /232
长足大蚜一种 Cinara sp. /72
常现青霉菌 Penicillium frequemtans Westling /37
巢鼠 Micromys minutus Pallas /231
朝鲜槐尾孢霉 Cercospora cladrastidis Jacz. /27
车前灯蛾 Parasemia plantaginis (Linnaeus) /186
尘尺蛾 Serraca punctinalis conferenda Butler /168
尘污灯蛾 Spilarctia obliqua (Walker) /185
橙褐圆盾蚧 Chrysomphalus dictyospermi (Morgan) /81
齿腹隐头叶甲 Cryptocephalus stchukini Faldermann /110

赤松毛虫 Dendrolimus spectabilis Butler /216
赤条蝽 Graphosoma rubrolineata (Westwood) 91
赤须盲蝽 Trigonotylus coelestialium (Kirkaldy) /85
赤杨褐天牛 Anopiodera rubra dichroa (Blanch.) /118
稠李巢蛾 Yponomeuta evonymellus Linnaeus /138
臭椿沟眶象 Eucryptorrhynchus brandti (Harold) /128
出芽短梗霉 Aureobasidium pullulams (de Bary) Arn. /28
樗蚕 Philosamia cynthia Walker et Felder /213
串球链孢霉 Fusarium moniliforme Sheld /21
窗耳叶蝉 Ledra auditura Walker /66
春尺蛾 Apocheima cinerarius Erschoff /171
刺槐黑盔蚧 Saissetia sp. /82
刺槐天蛾 Clanis deucalion (Walker) /206
刺槐蚜 Aphis robiniae Macchiati /75
刺槐掌舟蛾 Phalera cihuai Yang et Lee /175
刺槐种子小蜂 Bruchophagus philorobiniae Liao /222
刺角天牛 Trirachys orientalis Hope /118
刺盘孢菌一种 Colletotrichum sp. /25
枞灰尺蛾 Deileptenia rineata Clerck /168
粗链格孢 Alternaria crassa (Sacc.) Rands /20
粗绿丽金龟 Mimela holosericea Fabricius /102
醋栗尺蛾 Abraxas grossulariata (Linneaus) /165
醋栗褐卷蛾 Pandemis ribeana Hübner /142
翠色狼夜蛾 Ochropleura praecox (Linnaeus) /195

D

达乌尔黄鼠 Citelleus dauricus Brandt /229
大斑尾孢菌 Cercospora macromaculans Heald et Woif /26
大地老虎 Agrotis tokionis Butler /195
大垫尖翅蝗 Epacromius coerulipes Lvanov /61
大豆食心虫 Leguminivora glycinivorella (Matsunura) /147
大禾螟 Schoenobius gigantellus Schiffermüller et Denis /149
大黄枯叶蛾 Trabala vishnou gigantina Yang /218
大灰象 Sympiezomias velatus (Chevrolat) /126
大丽花螟蛾 Ostrinia nubilalis (Hübner) /155
大丽花叶点霉 Phyllosticta dahliaecola Brunand. /33
大林姬鼠 Apodemus speciosus Temminck /230
大瘤瘿螨 Aceria macrodomis (Keifer) /236
大青叶蝉 Cicadella viridis (Linnaeus) /65
大球胸象 Piazomias validus Motschulsky /126
大叶黄杨长毛斑蛾 Pryeria sinica Moore /159
大云斑鳃金龟 Polyphylla laticollis Lewis /99
大造桥虫 Ascotis selenaria Schiffermüller et Denis /167
大枝孢 Cladosporium macrocarpum Pereuss /28
带岭新松叶蜂 Neodiprion dailingensisi Xiao et zhou /220
戴单爪鳃金龟 Hoplia davidis (Faldermann) /101
单胞杆菌一种 Xanthomonas sp.(2) /45

淡黄污灯蛾 *Spilarctia jankowskii* (Oberthüer) /185

淡剑袭夜蛾 *Sidemia depravata* Butler /191

盗毒蛾 *Porthesia similis* (Fueszly) /181

稻金斑夜蛾 *Chrysaspidia festata* (Graeser) /199

稻枯斑丝核菌 *Rhizoctonia oryzae* Ryker et Goock /38

稻绿蝽 *Nezara viridula* (L.) /92

稻螟蛉夜蛾 *Naranga aenescens* Moore /198

地衣 Lichns /226

点蜂缘蝽 *Riptortus pedestris* Fabricius /87

点浑黄灯蛾 *Phyparioides metelkana* (Lederer) /188

蝶青尺蛾 *Hipparchus papilionaria* Linnaeus /162

丁目大蚕蛾 *Agliatau amurensis* Jordan /213

丁香天蛾 *Psilogramma incret* (Walker) /204

东北大黑鳃金龟 *Holotrichia diomphalia* Bates /98

东北鼢鼠 *Myospalax pasilurus* Milne-Edwards /233

东北栎枯叶蛾 *Paralebeda femorata femorata* Ménétriés /218

东北球腔菌 *Mycosphaerella mandshurica* M.Miura /13

东北杨梢叶甲 *Parnops* sp. /107

东方胶锈菌 *Gymnosporangium yamadae* Miyabe /17

东方木蠹蛾 *Holcocerus orientalis* (Gaede) /134

东亚飞蝗 *Locusta migratoria manilensis* (Mey.) /59

斗蟋蟀 *Gryllodes hemelytrus* Saussure /62

豆荚斑螟 *Etiella zinckenella* Treischke /149

豆蓝弧丽金龟 *Popillia indigonacea* Motsch-ulsky /102

豆蓝叶甲 *Colasposoma dauricum* Mannerheim /106

豆蚀叶野螟 *Lamprosema indicata* Fabricius /153

豆天蛾 *Clanis bilineata tsingtauica* Mell /206

短带长毛象 *Enaptorrhinus convexiusculus* Heller /126

短额负蝗 *Atractomorpha sinensis* Boliva /58

短扇舟蛾 *Clostera curtuloides* Erschoff /178

短尾仓鼠 *Cricetulus eversmanni* Brandt /231

短壮异蝽 *Urochela falloui* Reuter /93

椴六点天蛾 *Marumba dyras* (Walker) /208

盾壳霉 *Coniothyrium* sp. /29

盾天蛾 *Phyllosphingia dissimilis dissimilis* Bremer /208

多斑豹蠹蛾 *Zeuzera multistrigata* Moore /135

多孢穆氏多节壳菌 *Arthrocladiella mougeotii* (Lév.) Vassilk.var.polysporae Z.Y. Zhao /4

多毛毛锤角叶蜂 *Trichiosoma villosum* Moschusky /221

多毛小蠹 *Scolytus seulensis* Murayama /131

多枝孢霉 *Cladosporium hergarum* (Pers.) /28

E

恶疫霉 *Phytophthora cactorum* (Lebert et cohn) Schroter /3

耳蝽 *Troilus luridus* (Fabricius) /90

二斑叶螨 *Tetranychus urticae* Koch. /235

二点钳叶甲 *Labidostomis bipunctata* (Mannerheim) /108

二化螟 *Chilo suppressalis* (Walker) /156

二纹柱萤叶甲 *Gallerucida bifasciata* Motschursky /111

F

番茄斑萎病毒 Tomato spotted wilt virus (TSWV) /47

番茄斑萎病毒 TSWV /52

仿白边舟蛾 *Paranerice hoenei* Kiriakoff /175

非洲蝼蛄 *Gryllotalpa orientaris* Burmeister /61

翡翠吉丁虫 *Scintillatrix limbata* (Gebler) /105

分月扇舟蛾 *Clostera anastomosis* (Linnaeus) /177

粉斑夜蛾 *Trichoplusia ni* (Hübner) /198

粉红单端孢霉 *Trichothecium roseum* (Bull) Link /20

粉缘钻夜蛾 *Earias pudicana* Staudinger /190

风桦锤角叶蜂 *Cimbex femorata* Linnaeus /221

蜂巢螟 *Hypsopygia mauritalis* Boisduval /150

扶桑四点野螟 *Lygropia quaternalis* Zeller /151

腐霉多种 *Pythium* spp. /2

复齿鼯鼠 *Trogoplerus xanthipes* Milne-Edwards /229

富金舟蛾 *Spatalia plusiotis* (Oberthür) /177

G

甘蓝黑腐单胞杆菌核桃黑斑致病型 *Xanthomonas campestris pv.* juglandis (Pierce) Dye /45

甘蓝黑腐黄单胞杆菌桃穿孔致病型 *Xanthomonas campestris pv. pruni* (Smith) Dye /45

甘蓝夜蛾 *Mamestra brassicae* (Linnaeus) /196

甘薯羽蛾 *Pterophorus monodactylus* Linnaeus /148

甘蔗天蛾 *Leucophlebia lineata* Westwood /207

橄榄绿叶蜂 *Tenthredo olivacea* Klug /219

杠柳蚜 *Aphis periplocophila* Zhang /74

高粱蚜 *Longiunguis sacchari* (Zehnter) /75

缟裳夜蛾 *Catocala fraxini* (Linnaeus) /200

隔担子菌多种 *Septobasidium* spp. /18

隔担子菌一种 *Septobasidium* sp. /19

根结线虫一种 *Meloidogyne* sp.(1) /241

根结线虫一种 *Meloidogyne* sp.(2) /241

根霉一种 *Rhizopus* sp. /20

弓斑丽金龟 *Cyriopertha arcuata* Gebler /104

沟叩甲 *Pleonomus canaliculatus* Faldermann /105

沟眶象 *Eucryptorrhynchus chinensis* (Olivier) /127

钩状钩丝壳菌 *Uncinula abunca* (Wallr.Fr.) Lev. var. mandshurlca C.N. /8

枸杞负泥虫 *Lema decempunctata* Gebler /106

枸杞尾孢霉 *Cercospora lycii* Ell. et Halst. /26

构月天蛾 *Paeum colligate* (Walker) /208

古毒蛾 *Orgyia antiqua* (Linnaeus) /179

古钩蛾 *Palaeodrepana harpagula* (Esper) /160

鼓翅皱膝蝗 *Angaracris barabensis* (Pall.) /58

瓜绢野螟 Diaphania indica (Saunders) /153

怪舟蛾 Hagapteryx admirabilis (Staudinger) /176

棺头蟋蟀 Loxoblemmus doenitzi Stein /62

贯众伸喙野螟 Mecyna gracilis Butler /154

冠舟蛾 Lophocosma atriplaga Staudinger /172

光背锯角叶甲 Clytra laeviuscula Ratzeburg /108

光肩星天牛 Anoplophora glabripennis (Motschulsky) /121

光裳夜蛾 Ephesia fulminea Scopoli /200

广腹同缘蝽 Homoeocerus (H.) diltatus Horvath /88

国槐小卷蛾 Cydia trasias (Meyrick) /144

果剑纹夜蛾 Acronicta strigosa Schiffermüller /191

果生链核盘菌 Monilinia fructigena (Aderh. et Ruhl) Honey /13

果生链核盘菌 Sclerotinia fructigena Aderh. et Ruhl. /11

旱柳原野螟 Proteuclasta statzneri (Caradja) /153

H

浩波纹蛾 Habrosyna derasa Linnaeus /172

禾布氏白粉菌 Blumeria graminis (DC.) Golov. ex Speer. /4

禾谷镰刀菌 Fusarium graminearum Schwaabe /31

禾谷缢管蚜 Rhopalosiphum padi (Linnaeus) /76

禾尖蛾 Cosmopterix fulminella Stringer /138

合目大蚕蛾 Caligula boisduvali fallax Jordan /213

河北褐纹细卷蛾 Phalonidia permixtana Caradja /140

核果褐腐菌 Monilinia laxa (Aderh.et Ruhl.) Honey. /12

核果黑腐皮壳 Valsa leucostoma (Pers.) Fr. /9

核果尾孢霉 Cercospora circumscissa Sacc. /26

核果尾孢霉 Cercospora circumscissa Sacc. /28

核桃豹夜蛾 Sinna extrema (Walder) /197

核桃扁叶甲 Gastrolina depressa thoracioca Baly /112

核桃黑盘壳菌 Melanconis juglandis (Ell. et Ev.) Groves /11

核桃举肢蛾 Atrijuglans hetauhei Yang /137

核桃美舟蛾 Uropyia meticulodina (Oberthür) /172

核桃目尺蛾 Ophthalmodes albosignaria Bremer et Grey /164

核桃球针壳菌 Phyllactinia fraxini (de Candolle) Homma /9

核桃锐卷象 Tomapodoru sp. /129

核桃鹰翅天蛾 Oxyambulyx schauffelbergeri (Bremer et Grey) /206

褐边绿刺蛾 Parasa consocia Walker /159

褐飞虱 Nilaparvata lugens Stal /67

褐家鼠 Rattus norvegicus Berkonhout /230

褐片蝽 Sciocoris microphthalmus Flor /89

褐萍水螟 Nymphula turbata (Butler) /156

褐软蚧 Coccus hesperidum L. /80

褐星麦蛾 Telphusa sp. /138

褐锈花金龟 Poecilophilides rusticola Burmeister /104

褐叶小卷蛾 Epinotia (Proteopteryx) ustulana Hübner /147

褐幽天牛 Arhopalus rusticus Linnaeus /117

褐真蝽 Pentatoma armandi Fallou /90

褐足角胸叶甲 Basilepta fulvipes (Motschulsky) /108

黑翅雏蝗 Chorthippus aethalinus (Zubovsky) /60

黑翅小卷蛾 Pseudohermenias clausthaliana Saxesen /146

黑带波尺蛾 Melanthia procellata inquinata Butler /164

黑带二尾舟蛾 Cerura vinula felina (Butler) /173

黑带麦蛾 Telphusa euryzeucta Meyrick /138

黑点粉天牛 Olenecamptus clarus Pascoe /115

黑点银纹夜蛾 Autographa nigrisigna Walker /198

黑额光叶甲 Smaragdina nigrifrons (Hope) /108

黑腐皮壳菌 Valsa sordida Nit. /10

黑根霉 Rhizopus nigricans Ehrenberg /20

黑角瘤筒天牛 Linda atricornis Pic /123

黑鹿蛾 Amata ganssuensis (Grum-Grshimailo) /189

黑绒鳃金龟 Maladera orientalis Moeschlsky /100

黑蕊尾舟蛾 Dudusa sphingiformis Moore /172

黑线仓鼠 Cricetulus barabensis Pallas /231

黑线姬鼠 Apodemus agrarius Pallas /230

黑线毛足鼠 Phodopus sungorus Pallas /231

黑星麦蛾 Telphusa chloroderces Meyrick /138

黑星长脚鳃金龟 Hoplia aupeola (Pallas) /101

黑圆角蝉 Cargara genistae (Fabricius) /64

黑缘花天牛 Anoplodera sequensi (Reitter) /117

黑皱鳃金龟 Trematodes tenebrioides (Pallas) /101

黑足草蛾 Ethmia nigripedella (Ergschoff) /139

横坑切梢小蠹 Tomicus minor Hartig /130

横纹菜蝽 Eurydema gebleri Kolenati /92

红斑小丝壳菌 Glomerella rufomaculans Berk. /14

红背安缘蝽 Anoplocnemis phasiana Fabricius /87

红背绿象 Chlorophanus solarii Zumpt /125

红翅伪叶甲 Lagria rufipennis Marseul /114

红翅皱膝蝗 Angaracris rhodopa (F.-W) /59

红腹裳夜蛾 Catocala pacta (Linnaeus) /200

红肩丽虎天牛 Plaginontus christophi (Kraatz),1879 /121

红节天蛾 Sphinx ligustri constricta Butler /205

红皮臭梢小蠹 Cryphalus piceus Eggers /133

红天蛾 Pergesa elpenor lewisi (Butler) /210

红头黑芫菁 Epicauta sibirica Pallas /96

红腰绿尺蛾 Hemithea aestivaria Hübner /162

红羽舟蛾 Pterostoma hoenei Kiriakoff /177

红缘灯蛾 Amsacta lactinea (Cramer) /187

红缘天牛 Asias halodendri (Pallas) /119

红云杉斑螟 Nephopteryx semirubella Scopoli /150

红脂大小蠹 Dendrotonus valens Leconle /131

红棕灰夜蛾 Polia illoba Butler /197

红足青尺蛾 Culpinia diffusa (Walker) /162

红足真蝽 Pentatoma rufipes (Linnaeus) /90

后黄卷蛾 Archips asiaticus (Walsingham) /142

弧斑叶甲 Chrysomela lapponica Linnaeus /113

胡萝卜软腐欧文氏杆菌胡萝卜软腐致病型 Erwinia carotovora subsp. carotovora (Jonrs)Berh.al. /45

胡桃黑盘孢 Melanconium juglandinum Kunze /35

胡桃壳囊孢菌 Cytospora jugladis (DC.) Sacc. /30

胡桃绒毛瘿螨 Eriophyes tristriatus erineus Nal. /238

胡枝子麦蛾 Recurvaria albidorsella Snellen /138

胡枝子隐头叶甲 Cryptocephalus kraatzi Chuj /109

壶夜蛾 Calyptra capucina Esper /202

槲寄生 Viscum colovatum (Kom.) Nakai. /227

槲柞瘿蜂 Cynips mukaigawae Mulk /222

虎皮斑金龟 Trichius fasciatus Linnaeus /104

花布丽灯蛾 Camptoloma interiorata Walker /186

花椒尾孢霉 Cercospora zanthoxyli Cooke /26

花椒锈菌 Coleosporium zanthoxyli Diet.et Syd /16

花枯锁霉 Itersonilia perplexaus Derx /41

花鼠 Eutamias sibiricus Laxmann /228

华北大黑鳃金龟 Holotrichia oblita (Faldermann) /98

华北抚带蛾 Apha huabeiana Yang /218

华北蝼蛄 Gryllotalpa unispina Saussure /61

华北落叶松鞘蛾 Coleophora sinensis Yang /136

华北双齿尺蛾 Biston sp. /168

华麦蝽 Aelia nasuta Wagner /92

华秋枝尺蛾 Ennomos autumnaria sinica Yang /169

桦尺蛾 Biston betularia Linnaeus /168

桦褐叶尺蛾 Lygris testata achatinellaria Oberthür /166

桦灰夜蛾 Polia contigua Schiffermüller /196

桦绿卷象 Byctiscus betulae Linnaeus /129

桦球壳菌 Nectria cinnabarina (Tode) Fr. /9

桦双尾吉丁虫 Dicerca acuminata (Pall.) /106

桦霜尺蛾 Alcis repandata Linnaeus /167

桦叶小卷蛾 Epinotia (panoplia) ramella Linnaeus /146

槐尺蛾 Semiothisa cinerearia Bremeret Grey /170

槐蛎盾蚧 Mytilaspis yanagicola (Kuwana) /81

槐绿虎天牛 Chlorophorus Chlorophorus diadema Motschulsky /120

槐木虱 Psylla willieti Wu /67

槐树带化植原体 Japanese Pagodatree fascination /54

槐树种子小峰 Bruchophagus onois (Mayr) /221

槐羽舟蛾 Pterostoma sinicum Moore /177

坏死假尾孢 Pseudocercospora destructiva (Rar.) Guo et Liu /36

幻带黄毒蛾 Euproctis varians (Walker) /183

黄斑波纹杂枯叶蛾 Kunugia undans fasciatella (Ménéthiés) /217

黄斑短突花金龟 Glycyphana fulvistermma Motschulsky /105

黄斑长翅卷蛾 Acleris fimbriana (Thnuberg) /140

黄斑舟蛾 Notodonta dembowskii Oberthür /176

黄豹大蚕蛾 Leopa katinka Westwood /211

黄边六点天蛾 Marumba maacki (Bremer) /208

黄檗鞘锈菌 Coleosporium phellodendri Komar. /16

黄翅缀叶野螟 Botyodes diniasalis Walker /152

黄刺蛾 Cnidocampa flavescens (Walker) /160

黄带蓝天牛 Polyzonus fasciatus (Fabricius) /119

黄单胞杆菌一种 Xanthomonas sp.(1) /42

黄地老虎 Agrotis segetum (Schiffermüller) /196

黄毒蛾 Euproctis chrysorrhoea (Linnaeus) /183

黄二星舟蛾 Lampronadata cristata (Butler) /176

黄辐射尺蛾 Iotaphora iridicolor Butler /161

黄瓜花叶病毒 CMV /47

黄瓜花叶病毒 Cucumber mosaic virus (CMV) /50

黄褐箩纹蛾 Brahmaea certhia (Fabricius) /214

黄褐幕枯叶蛾 Malacosoma neustria testacea Motschulsky /215

黄褐前凹锹甲 Prosopocoilus blanchardi (Parry) /114

黄褐异丽金龟 Anomala exoleta Faldermann /103

黄花刺茄 Solanum rostratum Dunal /227

黄花列当 Orobancha pycnostachya Hance Journ /227

黄胫宽花天牛 Evodinus bifasciatus (Olivier) /117

黄胫小车蝗 Oedaleus infernalis Saussure /59

黄绿单爪鳃金龟 Hoplia communis Waterhouse /101

黄脉天蛾 Amorpha amurensis Staudinger /206

黄色卷蛾 Choristoneura longicellana Waisingham /142

黄色镰刀菌 Fusarium culmorum (Smith)Sacc. /31

黄色梢小蠹 Cryphalus fulvus Niisima /132

黄伸喙野螟 Mecyna gilvata Fabricins /154

黄臀黑污灯蛾 Spilarctia caesarea (Goeze) /186

黄线天蛾 Apocalypsis velox Butler /207

黄杨绢野螟 Diaphania perspectalis (Walker) /153

黄杨绢野螟 Diaphania perspectalis (Walker) /157

黄腰雀天蛾 Phopalopsche nycteris (Rollar) /211

黄掌舟蛾 Phalera fuscescens Butler /175

黄痣苔蛾 Stigmatophora flava (Motschulsky) /184

黄紫美冬夜蛾 Cirrhia togata Esper /197

灰巴蜗牛 Bradybaena ravida ravida (Benson) /241

灰斑古毒蛾 Orgyia ericae Germar /180

灰丛梗孢霉 Monilia cinerea Bon. /33

灰歹夜蛾 Diarsia canescens Butler /195

灰粉鳃金龟 Melolontha incanus (Motschulsky) /100

灰葡萄孢霉 Botrytis cinerea Pers. /24

灰羽舟蛾 Pterostoma griseum (Bremer) /177

灰舟蛾 Cnethodonta grisescens Staudinger /175

茴香薄翅野螟 Evergestis extimalis Scopoli /155

蟪蛄 Platyplcura kaempferi Fabricius /63

J

姬白污灯蛾 Spilarctia rhodophila (Walker) /185

姬夜蛾 Phyllophila obliterata (Rambur) /197

棘翅夜蛾 *Scoliopteryx libatrix* Linnaeus /201

戟剑纹夜蛾 *Acronicta euphorbiae* Schiffermüller /190

迹银纹刺蛾 *Miresa inornata* Walker /161

寄生疫霉 *Phytophthora parasitica* Dastur /2

蓟花小卷蛾 *Eucosma (Eucosma) fulvana* Stephens /146

家茸天牛 *Trichoferus campestris* (Faldermann) /118

荚蒾钩蛾 *Psiloreta pulchripes* (Butler) /160

假单胞菌一种 *Pseudomonas* sp. /46

假尾孢霉一种 *Pseudocercospora* sp. /36

尖孢镰刀菌 *Fusarium oxysporum* Sxhlecht. /32

尖锥额野螟 *Loxostege verticalis* Linnaeus /153

建庄油松梢小蠹 *Cryphalus tabulaeformis* Chienzhuangensis Tsai et Li /132

胶孢炭疽菌 *Colletotrichum gloeosporioides* Penz. /23

焦边尺蛾 *Bizia aexaria* Walker /166

角斑古毒蛾 *Orgyia gonosrigma* (Linnaeus) /180

角翅舟蛾 *Gonoclostera timonides* (Bremer) /178

角线寡夜蛾 *Sideridis conigera* (Schiffermuller) /192

角胸小蠹 *Scolytus butovitschi* Stark /132

结茸毒蛾 *Dasychira lunulata* Butler /179

截孢层孔菌 *Fomes truncatospora* (Lloyd) Teng /16

金黄壳孢菌 *Cytospora chrysosperma* (pers.) Fr /27

金黄镰翅野螟 *Circobotys aureali* (Leech) /155

金绿宽盾蝽 *Poecilocoris lewisi* (Distant) /88

金绿树叶象 *Phyllobius virideaeris* Laichart /125

金绿楔天牛 *Eutetrapha metallescens* (Motschulsky) /123

金绿真蝽 *Pentatoma metallifera* Motshulsky /90

金纹细蛾 *Lithocolletis ringoniella* Matsumura /136

金银木壳针孢 *Septoria ionicerae-maackii* Miura /40

金足绿象 *Chlorophanus roseipes* Hsller /125

锦夜蛾 *Euplexia lucipara* (Linnaeus) /198

茎点霉一种 *Phoma* sp.(1) /33

居松长足大蚜 *Cinara pinihabitans* (Mordvilko) /72

菊花壳二孢 *Ascochyta chrysanthemi* F.L.Stev. /23

菊苣假单胞菌 *Pseudomonas cichoric* (Swinhle)Stapp. /46

菊潜叶蛾 *Lyonefiide* sp. /135

菊四目绿尺蛾 *Euchloris albocostaria* Bremer /162

菊髓斑螟 *Myelois cribrumella* Hübner /149

菊小筒天牛 *Phytoecia rufiventris* Gautier /123

菊瘿蚊 *Diarthronomyia chrysanthemi* Ahlberg /223

橘二叉蚜 *Toxoptera aurantii* (Boyer de Fonscolombe) /76

矩圆黑盘孢 *Melanconium oblangum* Bork /35

距岩尺蛾 *Scopula impersonata* Walker /163

锯翅尺蛾 *Angerona glandinaria* Motschulsky /170

锯天牛 *Prionus insularis* Motschulsky /116

锯纹林舟蛾 *Drymonia dodonides* (Staudinger) /178

聚生小穴壳菌 *Dothiorella gregaria* Sacc. /30

聚生小穴壳菌 *Dothiorella gregaria* Sacc. /30

K

康氏粉蚧 *Pseudococcus comstocki* (Kuwana) /79

糠片盾蚧 *Parlatoria pergandii* Comstock /82

考氏白盾蚧 *Pseudaulacaspis cockerelli* (Cooley) /82

壳青霉菌 *Penicillium crustosum* Thon /37

壳针孢 *Septoria* sp. /41

客来夜蛾 *Chrysorithrum amata* (Bremer) /202

孔策黑腐皮壳菌 *Valsa kunzei* Nits. /9

口蘑一种 *Tricholoma* sp. /19

枯斑翠尺蛾 *Ochrognesia difficta* Walker /162

枯叶夜蛾 *Adris tyrannus* (Huenée) /202

宽翅曲背蝗 *Pararcyptera microptera meridionalis* (Ikonnikov) /60

宽铗同蝽 *Acanthosoma labiduroides* Jakovlev /93

宽肩直同蝽 *Elasmostethus humeralis* Jakovlev /93

宽胫夜蛾 *Melicleptria scutosa* (Schiffermüller) /194

扩展青霉菌 *Penicillium expansum* (Link) Thom /37

阔胫鳃金龟 *Maladera verticalis* (Fairmaire,1888) /101

阔胸犀金龟 *Pentodon patruelis* Frivaldszky /98

L

蓝翅距甲 *Poecilomorpha (Clytraxeloma)cyanipennis* (Kraatz) /106

蓝负泥虫 *Lema (Lema) concinnipennis* Baly /106

蓝目天蛾 *Smerinthus planus planus* Walker /208

蓝条夜蛾 *Ischyja manlia* Cramer /203

蕾鹿蛾 *Amata germana* (Felder) /189

冷杉虎天牛 *Xylotrechus cuneipennis* (Kraatz) /120

冷杉芽小卷蛾 *Cymolomis hartigiana* Saxesen /146

梨孢镰刀菌 *Fusarium poae* (Peck) Wollew. /31

梨豹蠹蛾 *Zeuzera pyrina* Staudinger et Rebel /135

梨蝉 *Glaptopsaltria colorata* Stal /63

梨尺蛾 *Apocheima cinerarius pyri* Yang /171

梨二叉蚜 *Schizaphis piricola* (Matsumura) /76

梨冠网蝽 *Stephanitis (Stephanitis) nashi* Esaki et Takeya /86

梨光叶甲 *Smaragdina semiaurantiaca* (Fairmaire) /108

梨黑腐皮壳菌 *Valsa ambiens* (Pers.) Fr. /11

梨黑星菌 *Venturia nashicola* Tanaka et Yamamoto /15

梨虎象 *Rhynchites foveipennis* Fairm /129

梨黄粉蚜 *Aphanostigma jakusuiensis* (Kishida) /76

梨黄卷蛾 *Archips breviplicana* Walsingham /141

梨剑纹夜蛾 *Acronicta rumicis* Linnaeus /190

梨娜刺蛾 *Narosoideus flavidorsalis* (Staudinger) /160

梨腔菌 *Mycosphaerella sentina* (Fr) Schroter /13

梨腔菌 *Mycosphaerella sentina* (Pr.) Schroter. /14

梨生囊孢壳 *Physalospora piricola* Nose. /15

梨小食心虫 *Grapholitha moleata* Busck /144

梨叶斑蛾 *Illiberis pruni* Dyar /158

梨叶肿瘿螨 *Eriophyes piri* Pagenst. /238

梨云翅斑螟 *Nephopteryx pirivorella* Matsumura /150

李尺蛾 *Angerona prunaria* Linnaeus /170

李疔座霉菌 *Polystigma rubrum* (Pers.)Dc. /15

李小食心虫 *Grapholitha funebrana* Treitschke /144

荔枝异形小卷蛾 *Cryptophlebia ombrodelta* Lower /144

栎蚕舟蛾 *Phalerodonta albibasis* (Chiang) /176

栎毒蛾 *Lymantria mathura* Moore /182

栎纷舟蛾 *Fentonia ocypete* (Bremer) /176

栎光裳夜蛾 *Ephesia dissimilis* Bremer /200

栎蓝天牛 *Dere thoracica* White5 /121

栎绿尺蛾 *Comibaena delicator* Warren /162

栎新小卷蛾 *Olethreutes arcuella* Clerck /145

栎枝背舟蛾 *Hybocampa umbrosa* (Staudinger) /176

栗六点天蛾 *Marumba sperchius* Ménéntriés /208

栗山天牛 *Mallambyx raddei* Blessig /118

镰刀菌一种 *Fusarinm* sp.(1) /32

镰刀菌一种 *Fusarium* sp.(2) /32

链格孢霉 *Alternalia alternata* (Fr.) Keissi /20

链隔孢 *Alternalia alternata* (Fr.) Keissl /28

链格孢霉一种 *Alternalio* sp. /33

链格孢霉一种 *Alternaria* sp.(1) /22

链格孢一种 *Alternalia* sp.(2) /22

链格孢一种 *Alternaria* sp.(3) /22

链核盘菌 *Monilinia fructicola* (Wint.) Rehm. /12

蓼白粉菌 *Erysiphe polygani* DC. /6

裂褶菌 *Schizophyllum commune* Fr. /19

琉璃弧丽金龟 *Popillia atrocoerula* Bates /102

瘤坚大球蚧 *Eulecanium gigantean* (Shinji) /83

柳凹长翅卷蛾 *Acleris emargana* (Fabricius) /140

柳二十斑叶甲 *Chrysomela vigintipunctata* (Scopoli) /113

柳二尾蚜 *Cavariella salicicola* (Matsumara) /76

柳粉毛蚜 *Pterocomma salicis* (Linnaeus) /74

柳腐皮壳菌 *Vaisa salicina* Pers. ex Fr. /10

柳干木蠹蛾 *Holcocerus vicarius* (Walker) /134

柳黑毛蚜 *Chaitophorus salinigri* Shinji /74

柳厚壁叶蜂 *Pontania dolichura* C.D.Thomson /220

柳蓝叶甲 *Plagiodera versicolora* (Laicharting) /111

柳肋尖胸沫蝉 *Aphrophpra costalis* Matsumura /64

柳蛎盾蚧 *Lepidosaphes salicina* Borchsanius /81

柳瘤大蚜 *Tuberolachnus salignus* (Gmelin) /72

柳扇舟蛾 *Clostera rufa* (Luh.) /177

柳裳夜蛾 *Catocala electa* (Borkhausen) /200

柳生非褶菌 *Funalia trogii* (Berk.). Bond. et Sing. /17

柳十八斑叶甲 *Chrysomela salicivorax*(Fairmaire) /113

柳椭圆跳甲 *Crepidodera pluta* (Latreille) /111

柳细蛾 *Lithocolletis pastorella* Zeller /136

柳蚜 *Aphis farinosa* Gmelin /75

柳叶蜂 *Nematus trochanteratus* Malasse /222

柳隐头叶甲 *Cryptocephalus hieracii* Weise /109

柳萤叶甲 *Galeruca spectabilis* Faldermann /111

柳瘿螨 *Eriophyes tetanophrix* Nal. /238

柳瘿蚊 *Rhabdophaga salicis* Schrank. /223

六斑绿虎天牛 *Chlorophorus sexmaculatus* (Motschulsky) /120

六齿小蠹 *Ips acuminatus* Gyllenhal /132

六星吉丁虫 *Chrysobothris affinis* Fabricius /105

龙眼蚁舟蛾 *Stauropus alternus* Walker /174

隆额网翅蝗 *Arcyptera coreana* Shiraki /60

隆胸球胸象 *Piazomias globulicollis* Faldermann /126

芦荟壳二孢霉 *Ascochyta lini* Sacc /23

轮纹大茎点霉 *Macrophoma kuwatsukaii* Hara /35

萝卜蚜 *Lipaphis erysimi* (Kaltenbach) /77

萝藦蚜 *Aphis asclepiadis* Fitch /75

萝藦艳青尺蛾 *Agathia carissima* Butler /162

落叶松八齿小蠹 *Ips subelongatus* (Motschulsky) /133

落叶松尺蛾 *Erannis ankeraria* Staudinger /171

落叶松丛枝病 *phytoplasma. sp* /54

落叶松卷蛾 *Ptycholomoides aeriferanus* Henich-Schaffer /143

落叶松毛虫 *Dendrolimus superans* (Butler) /217

落叶松葡萄座腔菌 *Botryosphaeria laricina* (Sawada) Shang. /5

落叶松球果花蝇 *Lasiomma laricicola* (Karl) /223

落叶松球蚜 *Adelges laricis* (Vallot) /68

落叶松腮扁叶蜂 *Cephalcia lariciphila* (Wachtl) /219

落叶松杨栅锈菌 *Melampsora larici-populina* Kleb. /18

绿边芫菁 *Lytta suturella* Motschulsky /94

绿蓝隐头叶甲 *Cryptocephalus regalis cyanescens* Weise /110

绿盲蝽 *Lygus lucorum* Meyer-Dur /85

绿尾大蚕蛾 *Actias selene ningpoana* Felder /212

绿芫菁 *Lytta caraganae pallas* /95

葎草洲尺蛾 *Epirrhoe supergressa albigressa* Prout /164

M

麻栎刻蚜 *Kurisakia querciphila* Takahashi /71

麻皮蝽 *Erthesina fullo* (Thunberg) /91

麻天牛 *Thyestilla gebleri* (Falderman) /122

麻岩尺蛾 *Scopula nigropunctata subcandidata* Walker /163

马格栅锈菌 *Melampsora magnusiana* Wagn. /18

马铃薯 X 病毒组水仙花叶病毒 *Narcissus mosaic virus* (NMV) /50

马铃薯 Y 病毒 *Potato virus* Y(PVY) /50

马铃薯 Y 病毒组 水仙黄条病毒 *Narcissus yellow stripe virus* (NYSV) /50

马铃薯瓢虫 *Henosepilachna vigintioctomaculata* (Motschulsky) /114

马陆 *Orthomorpha pekuensis* /234

马尾松毛虫 *Dendrolimus punctatas punctata* (Walker) /217

麦颈叶甲 *Colasposoma dauricum* Mannerheim /106

麦牧野螟 *Nomophlia noctuella* Schiffermülle et Denis /154

漫扇舟蛾 *Clostera pigra* (Hufnager) /178

漫星黄毒蛾 *Euproctis plana* Walker /183

猫眼赛天蛾 *Celerio costata* Nordm /210

毛白杨瘿螨 *Eriophyes dispar* Nal. /237

毛根野杆菌 *Agrobacterium rhizogenes* (Riker et al.)Conn. /42

毛黄鳃金龟 *Holotrichia trichophora* Fairmaire /99

毛胫夜蛾 *Mocis undata* (Fabricius) /201

毛木耳 *Auricularia polytricha* (Mont.) Sacc. /16

毛眼夜蛾 *Blepharita amica* Treitschke /194

茅莓蚁舟蛾 *Stauropus basalis* Moore /174

锚尺蛾 *Archiearis notha* Hübner /161

帽斑天牛 *Purpuricenus petasifer* Fairm. /119

玫斑钻夜蛾 *Earias roseifera* Butler /190

玫瑰巾夜蛾 *Parallelia arctotaenia* (Guenée) /201

玫瑰茎蜂 *Neosyrista similis* Moseary /220

梅瘤蚜 *Myzus mumecola* Matsumura /77

煤炱菌 *Capnodium* sp. /29

美冬夜蛾 *Cirrhia fulvago* (Linnaeus) /197

美苔蛾 *Miltochrista miniata* (Forster) /184

美味侧耳 *Pleurotus sapidus* Sacc. /18

蒙蚕蛾 *Caligula boisduvali* Everismann /213

蒙古丽金龟 *Anomala mongolica* Faldermann /103

蒙古木蠹蛾 *Cossus mongolicus* Ersohoff /134

蒙古土象 *Xylinophorus mongolicus* Faust /126

蒙古小枯叶蛾 *Cosmotriche lobulina mongolica* (Grum—Grshimailo) /215

密条草天牛 *Eodorcadion virgatum* (Motschulsky) /121

绵蚧一种 *Drosicha* sp. /80

绵山幕枯叶蛾 *Malacosoma rectifascia* Lajonquiére /216

棉褐带卷蛾 *Adoxophyes orana* Fischer van R slerstamm /141

棉蝗 *Chondracris rosea* (De Geer) /58

棉卷叶野螟 *Sylepta derogata* Fabricius /152

棉铃实夜蛾 *Heliothis armigera* (Hübner) /193

棉双斜卷蛾 *Clepsis* (Siclobola) *strigana* Hübner /142

棉水螟 *Nymphula interruptalis* (Pryer) /151

棉蚜 *Aphis gossypii* Glver /74

明旌蚧 *Orthezia insignis* Douglass /80

明纹柏松毛虫 *Dendrolimus suffuscus illustratus* Lajonquiere /217

模毒蛾 *Lymantria monacha* (Linnaeus) /182

莫氏田鼠 *Microtus maximowiczii* Schrenck /233

木橑尺蛾 *Culcula panterinaria* (Bremer et Grey) /165

木麻黄青枯菌 *Pseudomonas solanacearum* E.F.Smith /43

木蹄层孔菌 *Fomes fomentarius* (L. Fr.) Fr. /16

木樨生尾孢菌 *Cercospora osmanthicola* P. K. Chi et Pai /27

木贼镰刀菌 *Fusarium eguiseti* (Corda) Sacc /31

苜蓿多节天牛 *Agapanthia amurensis* Kraatz /122

N

纳瘿绵蚜 *Pemphigus napaeus* Buckton /70

南川卷蛾 *Hoshinoa longicellana* (Walsingham) /143

南芥菜花叶病毒 ArMV /51

拟黑根霉一种 *Thielaviopsis* sp. /41

拟茎点菌 *Phomopsis amygdalina* Canonaco /38

拟盘多毛孢 *Pestalotiopsis* sp. /38

拟蔷薇切叶蜂 *Megachile subtranguilla* Yasumatsu /221

拟青霉 *Paecilomyces* sp. /21

宁陕松毛虫 *Dendrolimus ningshanensis* Tsai et Hou /217

牛蒡细卷蛾 *Aethes rubigana* Treitschke /140

牛蒡指管蚜 *Uroleucon gobonis* (Matsumura) /79

女贞尺蛾 *Naxa* (Psilonaxa) *seriaria* Motschulsky /161

女贞沫蝉 *Mesoptyelus nigrifrons* Matsmura /64

女贞首夜蛾 *Craniophora ligustri* Schiffemüller /197

女贞天蛾 *Kentrochrysalis streckeri* Staudinger /205

O

沤泊波纹蛾 *Bombycia ocularis* Linnaeus /172

欧氏杆菌一种 *Erwinia* sp. /46

P

排点灯蛾 *Diacrisia sannio* (Linnaeus) /188

培甘弱脊天牛 *Menesia sulphurata* (Gebler) /123

皮暗斑螟 *Euzophera batangensis* Caradja /157

枇杷卷叶野螟 *Sylepta balteata* (Fabricius) /151

啤酒花菟丝子 *Cuscuta lupuliformis* Krocker /226

平背天蛾 *Cechenena minor* (Butler) /211

苹白小卷蛾 *Spilonota ocellana* (Schiffermüller et Denis) /146

苹斑芫菁 *Mylabris calida* Pallas /97

苹果巢蛾 *Yponomeuta padella* (Linnaeus) /137

苹果雕蛾 *Anthophila pariana* Glerck /136

苹果黑腐皮壳菌 *Valsa mali* Miyabe et Yamada /10

苹果花叶病毒 AMV /47

苹果花叶病毒 AMV /51

苹果卷叶木蛾 *Odites perissopis* Meyrick /139

苹果链格孢菌 *Alternaria mali* Roberts /22

苹果瘤蚜 *Myzus malisuctus* Matsumura /77

苹果绵蚜 *Eriosoma lanigerum* (Hausmann) /69

苹果盘二孢菌 *Marssonina mali* (P.Henn.)Ito. /36

苹果全爪螨 *Panonychus ulmi* Koch. /235

苹果丝孢菌强毒株系 *Alternaria mali* A.Roberts. /21

苹果锈果类病毒 *Apple scar skin viroid*,ASSVd /52

苹果烟尺蛾 *Phthonosema tendinosaria* (Bremer) /167

苹褐卷蛾 *Pandemis heparana* Schiffermiller /143

苹花波尺蛾 *Eupithecia insigniata* Hübner /164

苹黄卷蛾 *Archips ingentana* Christoph /141

苹枯叶蛾 *Odonestis pruni* (Linnaeus) /216

苹绿卷象 *Byctiscus princeps* (Solsky) /129

苹毛丽金龟 *Proagopertha lucidula* Fald /103

苹眉夜蛾 *Pangrapta obscurata* Butler /203

苹美皮夜蛾 *Lamprothripa lactaria* (Graeser) /198

苹梢鹰夜蛾 *Hypocala subsatura* Guenée /202

苹小食心虫 *Grapholitha inopinata* Heinrich /145

苹蚁舟蛾 *Stauropus persimilis* Butler /174

苹掌舟蛾 *Phalera flavescens* (Bremer & Grey) /174

珀蝽 *Plautia fimbriata* (Fabricius) /90

菩提六点天蛾 *Marumba jankowskii* (Oberthür) /207

葡萄斑叶蝉 *Erythroneura apicaris* (Nawas) /65

葡萄迥纹尺蛾 *Lygris ludovicaria* Oberthür /166

葡萄痂圆孢 *Sphaceloma ampelinum* de. Bary /40

葡萄假尾孢菌 *Pseudocercospora vitis* (Lev.) Speg. /36

葡萄卷叶相关黄化病毒 GLRaV I—V 型 /53

葡萄卷叶野螟 *Sylepta luctuosalis* (Guenée) /152

葡萄缺角天蛾 *Acosmeryx naga* (Moore) /209

葡萄缺节瘿螨 *Colomerus vitis* (Pagenstecher) /237

葡萄扇叶病毒 GFV /53

葡萄生单轴霉 *Plasmopara viticola* (Berk et Curt) /3

葡萄十星叶甲 *Oides decampunctata*(Billber) /113

葡萄天蛾 *Ampelophaga rubiginosa rubiginosa* Bremer et Gery /210

葡萄修虎蛾 *Seudyra subflava* Moore /203

葡萄叶斑蛾 *Illiberis tenuis* Butler /159

葡萄羽蛾 *Stenoptilia vitis* Sasaki /148

葡萄昼天蛾 *Sphecodina caudat* (Bremer & Grey) /211

葡萄座腔菌 *Botryosphaeria dothidea* (Moug. ex Fr.) Ces. & De Not. /5

葡萄座腔菌一种 *Botryosphaeria* sp.(1) /5

葡萄座腔菌一种 *Botryosphaeria* sp.(2) /6

朴叶小斑螟 *Acrobasis bellulella* (Ragonot) /156

普发丽金龟 *Phyllopertha pubicollis* Waterhouse /103

Q

桤叉丝壳 *Microsphaera alni* (Wallr.) Salm. /8

漆黑污灯蛾 *Spilarctia infernalis* (Butler) /186

脐腹小蠹 *Scolytus schevyrewi* Semenov /130

砌石篱灯蛾 *Phragmatobia flavia* (Fuessly) /184

槭斑痣盘菌 *Rhytisma acerinum* (Pers.) Fr. /12

槭绒毛瘿螨 *Eriophyes macrochelus eriobius* Nal. /238

槭烟尺蛾 *Phthonosema invenustaria* Leech /167

槭隐头叶甲 *Cryptocephalus mannerheimi* Gebler /109

千屈菜尾孢霉 *Cercospora lythracearum* Heald et Wolf /29

蔷薇扁身夜蛾 *Amphipyra perflua* Fabricius /191

蔷薇切叶蜂 *Megachile nipponica* Cockerell /221

蔷薇生尾孢霉 *Cercospora rosae* (Fuckel) Hohn. /29

蔷薇生尾孢霉 *Cercospora rosicola* Pass. /29

蔷薇霜霉菌 *Perenospora sparsa* Berk /3

蔷薇小壳霉 *Coniothyrium fuckelii* Sacc. /29

蔷薇叶点霉 *Phyllosticta rosarum* Pass. /34

桥夜蛾 *Anomis mesogona* Walker /201

茄二十八星瓢虫 *Henosepilachna vigintioct opunctata*(Fabricius，1775) /115

茄丝核菌 *Rhizoctonia solani* Kuhn. /38

青辐射翅蛾 *Iotaphora admirabilis* Oberthür /161

青冈树钩蛾 *Zanclalbara scabiosa* (Butler) /161

青海草蛾 *Ethmia nigripedella* Erschoff /139

青霉菌 *Penicillium* sp. /37

青霉菌多种 *Penisillium* spp. /21

青突尾尺蛾 *Jodis lactearia* Linnaeus /169

青扬楔天牛 *Saperda populnea* (Linnaeus) /122

蜻蜓尺蛾 *Cystidia stratonice* Stoll /163

秋四脉绵蚜 *Teraneura akinire* Sasaki /70

蚯蚓 *Pheretima tschiliensis* /240

楸螟野螟 *Omphisa plagialis* Wileman /155

曲纹花天牛 *Leptura arcuata* Panzer /117

曲牙锯天牛 *Dorysthenes hydropicus* Pascoe /115

全蝽 *Homalogonia obtuse* (Walker) /91

雀斑筒喙象 *Lixus ascanii* Linnaeus /127

雀纹天蛾 *Theretra japonica* (Orza) /211

R

人纹污灯蛾 *Spilarctia subcarnea* (Walker) /185

仁果煤污菌 *Gloeodes pomigena* (Schw.) Colby /33

忍冬尺蛾 *Somatina indicataria* Walker /165

忍冬双斜卷蛾 *Clepsis (Siclobola) semialbana* (Guenée) /142

日本龟蜡蚧 *Ceroplastes japonicas* Green /84

日本落叶松球腔菌 *Mycosphaerella laricilepolepis* Ito et Al. /13

日本筒天牛 *Oberea japonica* (Thunberg) /124

日本菟丝子 *Cuscuta japonica* Choisy. /226

日本鹰翅天蛾 *Oxyambulyx japonica* Rothschild /206

日本长白盾蚧 *Lophoeucaspis japonica* Ckll. /81

茸毒蛾 *Dasychira pudibunda* (Linnaeus) /179

绒星天蛾 *Dolbina tancrei* Staudinger /205

软腐欧文氏柯罗杆菌 *Erwinia carotovora* (Jones)Holl. /42

S

三堡瘿绵蚜 *Epipemphugus sanpupopuli* (Zhang et zhong) /70

三叉地夜蛾 *Agrotis trifurca* Eversmann /196

三刺小蠹 *Scolytus esurieus* Blandford /132

三点盲蝽 *Adelphocoris fasiaticollis* Reuter /85

三角鲁夜蛾 *Amathes triangulum* (Hüfnagel) /194

三线钩蛾 *Pseudalbara parvula* (Leech) /160

三线银尺蛾 *Scopula pudicaria* Motechulsky /163

三指叉丝单囊壳菌 *Podosphaera tridactyla (Wallr.) de* Bary. /14

伞锥额野螟 Loxostege palealis Schiffermüller et Denis /154

散花波尺蛾 Eupithecia centaureata Schiff /164

桑斑叶蝉 Erythroneura mori (Matsumura) /65

桑尺蛾 Hemerophila atrilineata Butler /169

桑盾蚧 Pseudaulacaspis pentagona (Targioni-Tozzetti) /83

桑褐刺蛾 Setora postornata (Hampson) /160

桑虎天牛 Xylotrechus chinensis Chevrolat /120

桑假单胞杆菌 Pseudomonas mori(Boyer et Lambert) Stev. /46

桑剑纹夜蛾 Acronicta major Bremer /191

桑绢野螟 Diaphania pyloalis (Walker) /153

桑褶翅尺蛾 Zamacra excavata Dyar /171

沙果细卷蛾 Stenodes jacucana Snellen /140

沙棘木蠹蛾 Holcocerus hippophaecolus Hua,Chou,Fang et Chen arenicola
  (Staudinger) /134

沙潜 Opatrum subaratum Faldermann /94

沙枣壳针孢 Septoria argyrea Sacc. /40

山稻蝗 Oxya agavisa Tsai /58

山田叉丝壳菌 Microsphaera yamadai (Salm.) Syd. /9

山杨截尾吉丁虫 Poecilonota chinensis Thery /105

山杨绿卷象 Byctiscus omissus Voss /128

山楂黄卷蛾 Archips crataegana Hübner /141

山楂叶螨 Tetranychusviennensis Zacher /235

山枝子尺蛾 Aspitates geholaria Oberthür /165

杉小枯叶蛾 Cosmotriche lobulina lobulina (Denis et Schiffermüller) /215

扇舟蛾 Clostera sp. /178

梢小蠹 Cryphalus sp. /133

社鼠 Rattus niviventer Hodgson /230

肾毒蛾 Cifuna locuples Walker /180

十二斑花天牛 Leptura duodecimguttata (Fabricius) /117

石榴巾夜蛾 Parallelia stuposa Fabricius /201

蚀夜蛾 Oxytripia orbiculosa (Esper) /194

柿白粉菌 Phyllactinia kakicola Sowada /8

柿黑星孢 Fusicladium kaki Hori et Yoshsno /35

柿举肢蛾 Stathmopoda massinissa Meyrick /137

柿绵粉蚧 Phenacoccus pergandei Ckll /79

柿绒蚧 Eriococus kaki Kuwana /80

柿梢鹰夜蛾 Hypocala moorei Butler /202

柿尾孢菌 Cercaspora kaki Ell. et Ev. /29

柿星尺蛾 Percnia giraffata Guenée /164

柿叶球腔菌 Mycosphaerella nawae Hiura et Ikata /13

嗜果刀孢霉 Clasterosporium carpophilum (Lev.) Aderh /28

嗜果刀孢霉 Clasterosporium Carpophilum (Lev.) Aderh. /30

嗜果枝孢菌 Cladosporium carpophilum (Thum) Oud. /11

噬枣欧文氏杆菌 Erwinia jujubovora Wang et Guo /42

瘦银锭夜蛾 Macdunnoughia confusa (Stephens) /199

梳角枝尺蛾 Amraica recursaria superans (Butler) /165

蜀葵褐斑叶点霉 Phyllosticta althaeina Sacc. /34

蜀葵褐斑叶点霉 Phyllosticta pucciniospila Sacc. /34

鼠妇 Armadillidium vulgare Latreille /234

鼠李镰翅小卷蛾 Ancylis (Anchylopera) unculana Haworth /143

束带燕尾舟蛾 Harpyia intercalaris G.Grshimailo /173

束梗孢一种 Cephalotrichum sp. /22

束梗尾孢 Cercospora roesleri (Catt.) Sacc. /26

栓菌一种 Funalia sp. /17

双斑锦天牛 Acalolepta sublusca (Thomson) /124

双齿绿刺蛾 Parasa hilarata (Stadinger) /159

双齿长蠹 Sinoxylon japonicus Lesne /133

双簇污天牛 Moechotypa diphysis (Pascoe) /124

双带粒翅天牛 Lamiomimus gottschei Kolbe /122

双肩霜尺蛾 Cleora cinctaria Schiffermiiller /172

双条杉天牛 Semamotus bifasciatus (Motsch) /121

双条楔天牛 Saperda bilineatocollis Pic /122

双线斜天蛾 Theretra oldenlandiae (Fabricius) /211

双痣圆龟蝽 Coptosoma biguttula Motschulsky /88

霜天蛾 Psilogramma menephron (Cramer) /204

水蜡尺蛾 Garaeus parva distans Warren /171

水木坚蚧 Parthenolecanium corni (Bouche) /85

水仙潜隐病毒 Narcissus latent virus (NaLV) /50

丝棉木金星尺蛾 Calospilos suspecta (Warren) /166

四斑绢野螟 Diaphania quadrimaculalis (Bremer et Grey) /148

四斑露尾甲 Nitidulidae sp. /133

四点苔蛾 Lithosia quadra (Linnaeus) /184

四点象天牛 Mesosa myops (Dalman) /124

四星尺蛾 Ophthalmodes irroraria (Bremer et Grey) /164

四星栗天牛 Stenygrinum quadrinotatum Bates,1873 /121

四月尺蛾 Selenia tetralunaria Hufnagel /168

松阿扁叶蜂 Acantholyda posticalis Matsumura /219

松大蚜 Cinara pinitabulaeformis Zhang et Zhang /75

松果梢斑螟 Dioryctria mendacella Staudinger /149

松褐卷蛾 Pandemis cinnamomeana Treitschke /143

松黑天蛾 Hyloicus caligineus sinicus Rothschild et Jordan /204

松尖胸沫蝉 Aphrophora flavipes Uhler /64

松丽毒蛾 Calliteara axutha (Collenette) /179

松皮小卷蛾 Laspeyresia frunertiana Rrzb /147

松球果螟 Dioryctria abietella (Sehiffemüller et Denis) /149

松球蚜 Pineus cembrae (Cholodkovsky) /69

松梢斑螟 Dioryctria splendidella Herrich Schaeffer /149

松梢小卷蛾 Rhyacionia pinicolana Doubleday /148

松实小卷蛾 Petrova cristata Walsingham /144

松树皮象 Hylobius abietis haroldi Faust /127

松瘿小卷蛾 Laspeyresia zebeana Ratzeburg /147

松幽天牛 Asemum amurense Kraatz /116

松长足大蚜 Cinara pinea (Mordvilko) /72

松针散斑壳菌 Lophodermium pinastri (Schrad.) Cheu /12

松针小卷蛾 Epinotia (panoplia) rubiginosana Herrich—Schäffer /147

素毒蛾 Laelia coenosa (Hübner) /182

酸模蚜 Aphis rumicis Linnaeus /75

酸枣隐头叶甲 Cryptocephalus japanus Baly /109

T

觅壳小圆孢 Cheatasbalisa microglluosa /28

泰加大树蜂 Urocerus gigas taiganus Benson /221

塘水螟 Nymphula stagnata (Donovan) /156

桃白条紫斑螟 Calguia defiguralis Walker /157

桃白小卷蛾 Spilonota albicana Motschulsky /145

桃单壳丝菌 Sphaerotheca pannose (Wallr.) Leveille var. persicae Worornichi /14

桃粉大尾蚜 Hyalopterus amygdali Blanchard /76

桃褐卷蛾 Pandemis dumetana (Treitschke) /142

桃红颈天牛 Aromia bungii Fald /119

桃剑纹夜蛾 Acronicta incretata Hampson /190

桃瘤头蚜 Tuberocephalus momonis (Matsumura) /77

桃木坚蚧 Parthenolecanium persicae (Fabricius) /84

桃潜蛾 Lyonetia clerkella Linnaeus /136

桃仁蜂 Eurytoma maslovskii Nikolskaya /222

桃蚜 Myzus persicae (Sulzer) /78

桃蛀果蛾 Carposina niponensis Walsingham /139

桃蛀螟 Dichocrocis punctiferalis Guenée /152

淘裳夜蛾 Catocala puerpera Giorna /200

梯带黄毒蛾 Euproctis montis (Leech) /183

甜菜白带野螟 Hymenia recurvalis Fabricius /151

甜菜龟甲 Cassida nebulosa Linnaeus /114

甜菜夜蛾 Laphygma exigua Hübner /192

条螟 Proceras venosatus (Walker) /148

条纹鸣螳 Mongolotettix japonicas vittatus(Uv.) /60

铜绿丽金龟 Anomala corpulenta Motschulsky /103

头孢霉 Cephalosporium sp. /21

透翅疏广蜡蝉 Euricanid clara Kato /66

透目大蚕蛾 Rhodinia fugax Burler /214

涂闪夜蛾 Sypna picta Butler /202

驼螳 Brachycerocoris camelus Costa /89

W

外斑埃尺蛾 Ectropis excellens Burler /169

弯角螳 Lelia decempunctata Motschulsky /89

弯月小卷蛾 Saliciphaga archris Butler /145

豌豆蚜 Acyrthosiphon pisum (Harris) /78

网目尺蛾 Chiasmia clathrata (Linnaeus) /169

网目沙潜 Opatrum reticulatum Motschulsky /94

网夜蛾 Heliophobus reticulate (Geoze) /197

网锥额野螟 Loxostege sticticalis Linnaeus /155

围连环夜蛾 Perigrapha circumducta (Lederer) /197

围小从壳菌 Glomerella cingulata (Stoneman) Spauld. & H. Schrenk. /14

尾孢霉一种 Cercospora sp. /27

尾孢霉一种 Cercospora sp.(1) /27

尾孢霉一种 Cerospora sp. /34

卫矛巢蛾 Yponomeuta polystigmellus Felder /138

魏氏锉叶蜂 Pristiphora wesmaeli Tischbein /219

文冠果隆脉木虱 Agonoscena xanthoceratis Li /67

蚊子草长翅卷蛾 Acleris shepherdana Stephens /140

卧孔菌一种 Poria sp. /18

乌苏里国螽 Gampsocleis ussuriensis Adelung /62

污灯蛾 Spilarctia lutea Hüfnagel /185

无斑弧丽金龟 Popillia mutans Newman /102

五趾跳鼠 Allactaga sibirica Forster /229

舞毒蛾 Lymantria dispar (Linnaeus) /181

X

西伯利亚绿象 Chlorophanus sibiricus Gyllenhyl /125

奚毛胫夜蛾 Mocis ancilla Warren /201

稀点雪灯蛾 Spilosoma urticae (Esper) /186

细盾壳霉 Leptothyrium sp. /35

细链格孢 Alternaria tenuis Nees /21

细胸叩甲 Agriotes fuscicollis Miwa /105

细足赭缘蝽 Ochrochira stenopodura Ren /85

狭颅田鼠 Microtus gregalis Pallas /233

夏枯草展须野螟 Eurrhypara hortulata Linnaeus /151

夏梢小卷蛾 Rhyacionia duplana (Hübner) /147

仙人掌炭疽菌 Colletotrichun opuntiae (cll.et Er.) Saw. /28

香栓菌一种 Trametes sp. /19

向日葵锈菌 Puccinia helianthi Schw. /18

橡黑天牛 Leptura aethiops Poda /118

肖黄掌舟蛾 Phalera assimilis (Bremer & Grey) /174

肖浑黄灯蛾 Rhyparioides amurensis (Bremer) /187

肖毛翅夜蛾 Lagoptera juno (Dalman) /201

消鲁夜蛾 Amathes tabida Butler /194

小斑芫菁 Mylabris splendidula Pallas /98

小地老虎 Agrotis ypsilon (Rottemberg) /195

小豆长喙天蛾 Macroglossum stellatarum (Linnaeus) /209

小褐木蠹蛾 Holcoerus insularis Staudinger /134

小黑芫菁 Epicauta megalocephala Gebler /95

小黄鳃金龟 Melubohus flavescens Brenske /99

小灰粉鳃金龟 Melolontha frater Arrow /100

小家鼠 Mus musculus Linnaeus /230

小阔胫鳃金龟 Maladera ovatula (Fairmaire) /101

小毛足鼠 Phodopus roborovskii /231

小密环菌 Armillariella mellea (Vahl. ex Fx.) Karst /4

小青花金龟 Oxycetonia jocunda Faldermann /104

小青叶蝉 Empoasca flavescens (Babricius) /65

小蜻蜓尺蛾 Cystidia couaggaria Guenée /163

小蓑蛾 Cryptothelea minuscula Butler /158

小小蠹 Scolytus confusus Egger /132

小星天蛾 Dolbina exacta Staudinger /205

小穴壳一种 Dothiollera sp. /22

小云斑鳃金龟 Polyphylla gracilicornis Blamch /99

小造桥夜蛾 Anomis flava (Fabricius) /201

筱客来夜蛾 Chrysorithrum flavomaculata Bremer /202

斜额夜蛾 Antha grata Butler /203

斜纹夜蛾 Prodenia litura (Fabricins) /199

谐夜蛾 Emmelia trabealis Scopoli /192

星白雪灯蛾 Spilosoma menthastri (Esper) /188

星天蛾 Dolbina sp. /205

星天牛 Anoplophora chinensis (Forster) /122

杏疗座菌 Polystigma deformans Syd. /12

杏虎象 Rhynchites faldermanni Schoenherr /129

杏球坚蚧 Didesmococcus koreanus Borchs /84

杏叶斑蛾 Illiberis psychina Oberthür /158

朽木夜蛾 Axylia putris (Linnaeus) /195

秀夜蛾 Apamea sordens (Hüfnagel) /198

绣线菊叉丝单囊壳 Podosphaera minor How. /7

绣线菊麦蛾 Compsolechia metagramma Meyrick /139

绣线菊蚜 Aphis citricola van der Goot /75

锈斑楔天牛 Saperda balsmifera Motschulsky /123

锈玫舟蛾 Rosama ornata (Oberthür) /177

锈胸黑边天蛾 Haemorrhagia staudingeri staudingeri (Leech) /209

旋花白锈菌 Albugoipomoeae panduranae (Chw.)Sw /2

旋目夜蛾 Speiredonia retorta (Linnaeus) /192

旋皮夜蛾 Eligma narcissus (Cramer) /192

旋幽夜蛾 Scotogramma trifolli Rottemberg /192

炫夜蛾 Actinotia polyodon Clerck /194

雪毒蛾 Stilpnotia salicis (Linnaeus) /181

雪尾尺蛾 Ourapteryx nivea Butler /167

血翅纵天牛 Nivellia sanguinosa (Gyllenha) /118

Y

芽白小卷蛾 Spilonota lechriaspis Meyrick /145

亚枯叶尺蛾 Gandaritis fixseni Bremer /163

亚梨威舟蛾 Wilemanus bidentatus ussuriensis (Püngeler) /177

亚麻篱灯蛾 Phragmatobia fuliginosa (Linnaeus) /184

亚美棒锤角叶蜂 Clavellaria amerinae Linnaeus /221

亚洲小车蝗 Oedaleus decorus asiaticus B.-Bienko /60

亚洲玉米螟 Ostrinia furnacalis (Guenée) /156

烟扁角树蜂 Tremex fuscicornis (Fabricius) /221

烟草脆裂病毒 Tobacci rattle virus (TRV) /50

烟草花叶病毒 Tobacci mosaic virus (TMV) /50

烟粉虱 Bemisia tabaci (Gennadius) /67

烟实夜蛾 Heliothis assulta Guenée /193

延安红脊角蝉 Machaerotypus yananensis Chou et Yuan /63

岩松鼠 Sciurotamias davidianus Milne-Edwards /228

眼斑芫菁 Mylabris cichorii Linnaeus /97

艳金舟蛾 Spatalia doerriesi Graeser /177

燕麦镰刀菌 Fusarium avenaceum (Fr.) Sacc /31

杨白剑舟蛾 Pheosia fusiformis Matsumura /173

杨白纹潜蛾 Leucoptera susinella Herrich-Schaffer /135

杨薄盘菌 Cenangium populneum (Pers.) Rehm /6

杨柄叶瘿绵蚜 Pemphigus matsumurai Monzen /69

杨大透翅蛾 Aegeria apiformis Clerck /157

杨盾蚧 Quadraspidiotus slavonicus (Green) /82

杨二尾舟蛾 Cerura menciana Moore /173

杨褐枯叶蛾 Gastropacha populifolia (Esper) /214

杨黑枯叶蛾 Pyrosis idiota Greaser /216

杨黑星菌 Venturia populina (Vuill.)Fabr. /15

杨红颈天牛 Aromia moschata orientalis Plavils /119

杨黄褐锉叶蜂 Pristiphora conjugata (Dahlbom) /219

杨黄卷叶螟 Botyodes diniasalis Walker /157

杨姬尺蛾 Scopula caricaria Reutti /163

杨锦纹截尾吉丁虫 Poecilonota variolosa (Paykull) /105

杨壳多隔孢 Stagonospora populi (Cda.) Sacc. /40

杨壳针孢 Septoria populi Desm. /40

杨柳虎天牛 Chlorophorus motschulskyi (Canglbauer) /120

杨柳小卷蛾 Gypsonma minutana Hübner /143

杨柳叶螨 Eotetranychus populi Koch. /237

杨绵蚧 Pulvinaria costata Borchs /81

杨目天蛾 Smerinthus caecus Ménétriés /209

杨盘二孢菌 Marssonina popili (Lib.) Magn /36

杨平翅绵蚜 Phloeomyzus passerinii zhangwuensis Zhang /71

杨潜叶跳象 Rhynchaenus empopulifolis Chen /130

杨扇舟蛾 Clostera anachoreta (Fabricius) /178

杨裳夜蛾 Catocala nupta (Linnaeus) /200

杨梢叶甲 Parnops glasunowi Jacobson /107

杨生壳针孢 Septoria populicola Peck /40

杨尾孢菌 Cercospora populina Ell. /26

杨小舟蛾 Micromelalopha troglodyta (Graeset) /179

杨雪毒蛾 Stilpnotia candida Staudinger /180

杨叶甲 Chrysomela populi Linnaeus /110

杨叶小卷蛾 Epinotia (Steganoptycha) nisella Clerck /147

杨逸色夜蛾 Ipimorpha subtusa (Schiffermüller) /192

杨银潜蛾 Phyllocnistis saligna Zeller /136

杨枝瘿绵蚜 Pemphigus immunis Buckton /69

腰带燕尾舟蛾 Harpyia lanigera (Butler) /173

野蚕蛾 Theophila mandarina Moore /212

野杆菌 Agrobacterium sp. /42

野蛞蝓 Agriolimax agrestis L. /240

野油菜黄单胞菌秋海棠致病型 Xanthomonas campestris prbegoniae (TaKimoto) Dye /42

叶点霉 Phyllosticta spp. /38

叶点霉一种 Phyllosticta sp. /34

叶点霉一种 Phyllosticta sp. /34

叶点霉一种 Phyllosticta sp. /37

叶橄榄色盾壳霉 Coniothyrium aleuritis Teng /30

腋斑芫菁 Mylabris axillari (Billberg) /97

一点钻夜蛾 Earias pudicana pupillana Staudinger /190

伊锥歧角螟 Cotachena histricalis (Walker) /150

依叶斑蛾 Illiberis sp. /158

异孢镰刀菌 Fusarium heterosporum Nees et Fr. /31

异色蝽 Carpocoris pudicus Poda /92

异纹夜蛾 Euchalcia variabilis Piller /200

疫霉一种 Phytophthora sp. /3

意大利青霉菌 Penicillium italicum Wehmer /37

银锭夜蛾 Macdunnoughia crassisigna (Warren) /199

银二星舟蛾 Lampronadata splendida (Oberthür) /176

银实小卷蛾 Petrova splendida Okn /145

银杏大蚕蛾 Dictyoploca japonica Moore /214

隐纹花松鼠 Tamiops swinhoei Milne-Edwards /229

印铜夜蛾 Poylchrisia moneta (Fabricius) /199

樱桃卷叶蚜 Tuberocephalus liaoningensis Zhang /78

樱桃球腔菌 Mycosphaerella cerasella Aderh /13

樱桃球腔菌 Mycosphaerella cerasella Aderh. /11

樱桃双斜卷蛾 Clepsis (Siclobola) imitator Walsingham /142

鹰翅天蛾 Oxyambulyx ochrace (Butler) /206

瘿螨一种 Eriophyes sp.(1) /238

瘿螨一种 Eriophyes sp.(2) /239

瘿螨一种 Eriophyes sp.(3) /239

瘿螨一种 Eriophyes sp.(4) /240

瘿螨一种 Eriophyes sp.(5) /240

油菜筒喙象 Lixus ochraceus Boheman /127

油葫芦 Gryllus testaceus Walker /61

油杉长足大蚜 Cinara keteleeriae Zhang /72

油松毛虫 Dendrolimus tabulaeformis Tsai et Liu /217

油松球果小卷蛾 Gravitarmata margarotana Heinemann /145

有丝分裂真菌 Coniothyrium sp. /23

有丝分裂真菌一种 Fmago sp. /32

榆白边舟蛾 Nericoides davidi (Oberthür) /175

榆白长翅卷蛾 Acleris ulmicola (Meyrick) /140

榆凤蛾 Epicopeia mencia Moore /161

榆黄叶甲 Pyrrhalta maculicollis Motschulsky /112

榆黄足毒蛾 Ivela ochropoda (Eversmann) /181

榆剑纹夜蛾 Acronicta hercules Felder /191

榆津尺蛾 Jinchihuo honesta (Prout) /169

榆枯叶蛾 Phyllodesma ilicifolia (Linnaeus) /218

榆蛎盾蚧 Lepidosaphes ulmi (Linnaeus) /81

榆绿天蛾 Callambulyx tatarinovi (Bremer et Grey) /209

榆绿叶甲 Pyrrhalra aenescens(Sairmaire) /112

榆绵蚜 Eriosoma dilanuginosum Zhang /71

榆全爪螨 Panonychus ulmi Koch /236

榆锐卷象 Tomapoderus ruficollis (Fabricius) /129

榆三节叶峰 Arge captiva Smith /220

榆四脉绵蚜 Tetraneura ulmi Linnaeus /71

榆叶斑蛾 Illiberis ulmivora Graeser /158

榆隐头叶甲 Cryptocephalus lemniscatus Suffrian /109

榆掌舟蛾 Phalera fuacescens Butler /175

榆织蛾 Cheimophila salicellus Hübner /139

榆紫叶甲 Ambrostoma quadriimpressum Motschulsky /112

榆棕长翅卷蛾 Acleris proximana (Caradja) /140

玉米丝核菌 Rhizoctonia zeae Voorhees /38

鸢尾微斑花叶病毒 IMMV /51

元参棘趾野螟 Anania verbascalis Schiffermüller et Denis /154

芜菁花叶病毒 TuMV /51

芫天牛 Mantitheus pekinensis Fairmaire /116

圆盾蚧 Aspidiotus hederae Wall. /83

圆弧青霉菌 Penicillium islandium Sopp /37

圆长孢霉一种 Gloesporium sp. /34

圆锥绿象 Chlorophanus circumcinctus Gyllenhyl /125

缘点尺蛾 Lomaspilis marginata amurensis Heydemann /166

月季白轮盾蚧 Aulacaspis rosarum Borchs /81

月季花叶病毒 RMV /51

月季长管蚜 Macrosiphum rosivorum Zhang /78

晕风舟蛾 Fentonia ocypeteyun Yang et Lee /175

云斑车蝗 Gastrimargus marmoratus (Thunberg) /60

云杉大墨天牛 Monochamus urussov (Fischer) /118

云杉黄卷蛾 Archips piceana Linnaeus /141

云杉毬小卷蛾 Pseudotomoides strobilellus Linnaeus /146

云杉腮扁叶蜂 Cephalcia abietis (Linnaeus) /219

云杉梢斑螟 Dioryctria schuetzeela Fuchs /150

云星黄毒蛾 Euproctis niphonis (Butler) /182

云舟蛾 Neopheosia fasciata (Moore) /176

Z

枣豹蠹蛾 Zeuzera sp. /135

枣尺蛾 Sucra jujuba Chu /172

枣疯病病原植原体 Ca Phytoplasma ziziphi (16SrV) /54

枣树花叶病毒 Jujibe mosaic virus /52

枣桃六点天蛾 Marumba gaschkewitschi gaschkewitschi (Bremer et Grey) /207

枣叶盾壳霉 Coniothyrium fuckelii Sacc. /30

枣叶盾壳霉 Coniothyrium fuckelii Sacc. /26

枣叶橄榄色盾壳霉 Coniothyrium aleuritis Teng /26

枣奕刺蛾 Iragoides conjuncta (Walker) /160

枣瘿蚊 Contarinia sp. /223

柞蚕 Antheraea pernyi Guérin—Méneville /213

柞栎象 Curculio arakawai Matsumura et Kono /125

柞树叶斑蛾 Illiberis sinensis Walker /159

柞新小卷蛾 Olethreutes subtilana Falkovitsh /145

栅锈菌多种 Melampsora. Spp. /18

蚱蝉 Cryptotympana atrata (Fabricius) /63

窄肾长须夜蛾 Herminia stramentacealis Bremer /199

樟蚕 Eriogyna pyretorum Westwood /213

掌尺蛾 Buzura recursaria superans Butler /171

折带黄毒蛾 Euproctis flava (Bremer) /183

针叶霜尺蛾 Alcis secundaria Esper /171

针叶小爪螨 Oligonychus ununguis (Jacobi) /236

榛叉丝壳 Microsphaera coryli Homma /9

榛褐卷蛾 Pandemis corylana Fabricius /142

榛金星尺蛾 Calospilos sylvata Scopoli /166

榛象 Curculio dieckmanni Faust /125

芝麻鬼脸天蛾 Acherontia styx Westwood /204

直带小卷蛾 Orthotaenia undulana Deniset Schiffer—müller /148

直脉青尺蛾 Hipparchus valida Felder /162

直同蝽 Elasmostethus interstinctus (Linnaeus) /93

植原体一种 Phytoplasma(1) /54

植原体一种 Phytoplasma(2) /54

植原体一种 Phytoplasma(3) /54

植原体一种 Phytoplasma(4) /54

植原体一种 Phytoplasma(5) /55

植原体一种 Phytoplasma(6) /55

中国方喙象 Cleonus freyi Zumpt /126

中国黑芫菁 Epicauta chinesis (Laporte) /96

中国槐蚜 Aphis sophoricola Zhang /75

中国梨木虱 Psylla chinensis Yang et Li /67

中国绿刺蛾 Parasa sinica Moore /159

中国螳瘤蝽 Cnizocoris sinensis Kormilev /86

中国菟丝子 Cuscuta chinensis Lam. /226

中华鼢鼠 Myospalax frontanieri Miine-Edwards /233

中华弧丽金龟 Popillia quadricguttata Fabricius /102

中华剑角蝗 Acrida cinerea Thunberg /61

中华锯花天牛 Apatophysis sinica (Semenov) /116

中华萝摩叶甲 Chrychus chinensis Baly /107

中华拟菱纹叶蝉 Hishimonoides chinensis Anufrie /65

中华钳叶甲 Labidostomis chinensis Lefevre /108

中华长毛象 Enaptorrhinus sinensis Waterhouse /126

中金弧夜蛾 Diachrysia intermixta (Warren) /198

肘纹毒蛾 Lymantria bantaizana Matsunura /182

皱背叶甲 Abiromorphus anceyi Pic /107

皱大球蚧 Eulecanium kuwanai (Kanda) /83

皱霜尺蛾 Boarmia displiscens Butler /170

皱纹琵琶甲 Blaps rugose Gebl /94

朱砂叶螨 Tetranychus cinabarinus (Boisduval) /235

珠蝽 Rubiconia intermedia (Wolff) /92

猪秧赛天蛾 Celerio gallii (Rottemburg) /211

竹赤霉菌 Gibberella pulicaris (Fr.) Sacc. /14

竹纹枯叶蛾 Euthrix laeta (Walker) /218

缀叶丛螟 Locastra muscosalis Walker /150

子囊菌一种 Erysiphe cichorarcearum DC. /6

子囊菌一种 Oidiwm chrysanthemi Rabend /6

子午沙鼠 Meriones meridianus Pallas /232

紫斑谷螟 Pyralis farinalis L. /150

紫翅果蝽 Carpocoris purpureipennis (De Geer) /92

紫光盾天蛾 Phyllosphingia dissimilis sinensis Jordan /208

紫黑扁身夜蛾 Amphipyra livida Schiffermüller /191

紫金翅夜蛾 Plusia chryson (Esper) /199

紫蓝曼蝽 Menida violacea Motschulsky /90

紫苏野螟 Pyrausta phoenicealis Hübner /151

紫穗槐带化植原体 Shrubby Amorpha fascination /54

紫条尺蛾 Calothysanis amata recompta Prout /163

紫薇长斑蚜 Tinocallis kahawaluokalani (Kirkaldy) /79

棕背䶄 Clethrionomys rufocanus Sundevall /234

棕色田鼠 Microtus manderinus Milne-Edwards /233

纵坑切梢小蠹 Tomicus piniperda Linnaeus /130

嘴壶夜蛾 Oraesia emarginata Guenée /203

座腔菌一种 Botryosphaeria sp. /5

参考文献

1. 徐梅卿. 中国木本植物病原总汇 [M]. 哈尔滨：东北林业大学出版社，2008.

2. 戴芳澜. 中国真菌总汇 [M]. 北京：科学出版社，1979.

3. 邓叔群. 中国的真菌 [M]. 北京：科学出版社，1963.

4. 魏景超. 真菌鉴定手册 [M]. 上海：上海科学技术出版社，1979.

5. 邵景文. 森林昆虫分类与鉴定 [M]. 北京：中国林业出版社，1996.

6. 陈俊愉. 中国花经 [M]. 上海：上海文化出版社，1990.

7. 郑万钧. 中国树木志（1—3卷）[M]. 北京：中国林业出版社，1997.

8. 贺士元. 河北植物志（1—3卷）[M]. 石家庄：河北科学技术出版社，1991.

9. 周尧. 中国蝴蝶原色图鉴 [M]. 郑州：河南科学技术出版社，1999.

10. 袁嗣令. 中国乔、灌木病害 [M]. 北京：科学出版社，1997.

11. 中国科学院动物研究所. 中国蛾类图鉴 [M]. 北京：科学出版社，1981.

12. 萧刚柔. 中国森林昆虫（第二版）[M]. 北京：中国林业出版社，1991.

13. 徐公天. 中国园林害虫 [M]. 北京：中国林业出版社，2007.

14. 雷朝亮. 普通昆虫学 [M]. 北京：中国农业出版社，2003.

15. 卯晓岚. 中国大型真菌 [M]. 郑州：河南科学技术出版社，2000.

16. 北京农业大学. 华北灯下蛾类图志（上、中）[M]. 北京：北京农业大学，1978.

17. 戴玉成. 中国林木病原腐朽菌图志 [M]. 北京：科学出版社，2005.

18. 邱强. 中国果树病虫原色图鉴 [M]. 郑州：河南科学技术出版社，2004.

19. 邱强. 花卉病虫原色图鉴 [M]. 北京：中国建材工业出版社，1999.

20. 任国栋. 小五台昆虫 [M]. 保定：河北大学出版社，2013.

21. 张培毅. 高黎贡山昆虫生态图鉴 [M]. 哈尔滨：东北林业大学出版社，2011.

22. 张培毅. 雾灵山昆虫生态图鉴 [M]. 哈尔滨：东北林业大学出版社，2013.

23. 徐志华. 果树林木病害生态图鉴 [M]. 北京：中国林业出版社，2000.

24. 徐志华，等. 小五台山昆虫资源（1—2卷）[M]. 北京：中国林业出版社，2013.